成/人/高/等/教/育/护/理/学/专/业/教/材

总主编／陈金宝 刘 强

# 老年护理学

## GERONTOLOGICAL NURSING

### 第 2 版

—— 主 编 ——
王艳梅

—— 副主编 ——
穆晓云

上海科学技术出版社

图书在版编目(CIP)数据

老年护理学/陈金宝,刘强总主编;王艳梅主编.—2版. —上海:上海科学技术出版社,2017.1(2020.10重印)
成人高等教育护理学专业教材
ISBN 978-7-5478-3301-8

Ⅰ.①老… Ⅱ.①陈…②刘…③王… Ⅲ.①老年医学-护理学-成人高等教育-教材 Ⅳ.①R473

中国版本图书馆 CIP 数据核字(2016)第 250901 号

---

**获取《成人高等教育医学专业教材·考前模拟试卷》指南**

扫描封面二维码→点击第一条"考前模拟试卷使用指南",了解使用方法→刮开封底涂层,获取购物码→点击第二条"考前模拟试卷"PDF 文件,立即购买→选择"使用购物码支付"→输入购物码并使用→立即查看后成功获取。

---

老年护理学(第2版)
总主编 陈金宝 刘 强
主 编 王艳梅

上海世纪出版(集团)有限公司 出版、发行
上 海 科 学 技 术 出 版 社
(上海钦州南路71号 邮政编码200235 www.sstp.cn)
常熟市兴达印刷有限公司印刷
开本 787×1092 1/16 印张:13.75
字数 360 千字
2010 年 8 月第 1 版
2017 年 1 月第 2 版 2020 年 10 月第 11 次印刷
ISBN 978-7-5478-3301-8/R·1255
定价:30.00 元

本书如有缺页、错装或坏损等严重质量问题,
请向工厂联系调换

成人高等教育护理学专业教材

# 编委会

**主　编**
　　王艳梅

**副主编**
　　穆晓云

**编　委**　（以姓氏笔画为序）
　　马晓璐　王艳梅　石玉慧　刘　伟
　　刘丽娟　孙向红　葛莉娜　穆晓云

成人高等教育护理学专业教材

# 再版前言

成人高等教育医学系列教材出版发行已经6年有余了。该系列教材编排新颖，内容完备，版式紧凑，注重实践，深受学生和教师好评，在全国成人医学高等教育中发挥了一定作用。为了适应发展需要，紧跟学科发展动向，提升教材质量水平，更好地把握21世纪成人高等教育医学内容和课程体系的改革方向，使本系列教材更有利于夯实能力基础、激发创新思维、培养合格的医学应用型人才，故决定对其进行全面修订。

再版系列教材将继续明确坚持"系统全面、关注发展、科学合理、结合专业、注重实用、助教助学"的编写原则，分析不足，丰富内容，完善体系，在保持原教材优点的基础上，删去了一些叙述偏多的与各学科交叉的内容，充实和更新了一些新知识、新技术、新工艺和新方法，使其能充分发挥助教助学的功能，真正成为课程的载体、师生的益友。

本系列教材每章仍由三大部分组成：第一部分是导学，告知学生本章需要掌握的内容和重点难点，以方便教师教学和学生有目的地学习相关内容；第二部分是具体教学内容，力求体现科学性、适用性和易读性的特点；第三部分是复习题，便于学生课后复习，其中选择题和判断题的参考答案附于书后。

本系列教材包括成人高等教育基础医学教材、成人高等教育护理学专业教材和成人高等教育药学专业教材，使用对象主要为护理学专业及药学专业的高起本、高起专和专升本三个层次的学生。其中，对高起本和专升本层次的学习要求相同，对高起专层次的学习要求在每章导学部分予以说明。本套教材中的一些基础课程也适用于其他相关医学专业。

除了教材外，我们还将通过中国医科大学网络教育平台（http://des.cmu.edu.cn）提供与教材配套的教学大纲、网络课件、电子教案、教学资源、网上练习、模拟测试等，为学生自主学习提供多种资源，建造一个立体化的学习环境。

为了方便学生复习迎考，本套教材的每门学科都免费赠送5套考前模拟试卷，并配有正确答案。学生只要用手机微信扫描封面的二维码,输入封底刮开涂层的授权码即可获取。学生可以做到随时随地练习,反复实战操练,掌握做题技巧及命题规律,轻松过关。

本系列教材的再版发行再一次得到了以中国医科大学为主,包括沈阳药科大学、天津中医药大学、辽宁中医药大学、辽宁省肿瘤医院等单位专家的鼎力支持与合作,对于他们为此次修订工作做出的巨大贡献,谨致深切的谢意。

由于整体修订,工程巨大,任务繁重,在教材修订中难免存在一些不足,恳请广大教师、学生和读者惠予指正,使本套教材更臻完善,成为科学性更强、教学效果更好、更符合现代成人高等教育要求的精品教材。

陈金宝　刘　强<br>2016 年 6 月

# 再 版 说 明

人口老龄化是当前和今后相当长的时期内护理学专业人员面临的严峻挑战,实现健康老龄化是解决人口老龄化问题的必然选择。延缓衰老,提高老年人的健康水平,延长寿命,提高生活质量,增强自理能力,减轻社会负担,是每一位护理工作者的责任和义务。培养能够适应社会需要的老年专科护理人员,以满足老年人群的健康需求,提高老年护理的质量,已是当务之急。

本教材以老年护理学的基础理论为主,帮助学生在了解有关老化、老年护理的基本知识和老年护理技能,以及发展概况的基础上,进一步学习老年人的健康保健与护理、老年患者的护理,还简要介绍了老年康复和临终关怀的知识。本书的主要特点有:①以提升护理学专业人员的老年护理知识为目的,使其达到本科教育水平,注重知识的系统性。②以健康为中心,体现对老年人的生理、心理和社会多方面的全面护理。③生活护理和疾病护理并重。④将健康自理的理念贯穿在全书中。⑤注重帮助学生学习老年护理中的相关伦理和法律问题,以及沟通交流、健康教育等重要技能,以提高学习者的工作技能。⑥介绍老年护理养护机构管理的相关知识,使学生掌握更全面的知识和技能。⑦介绍学科发展的新进展,帮助学生把握学科发展的动态,获取最新信息。

本次教材修订仍由中国医科大学护理学院、卫生部中日友好医院、辽宁中医药大学护理学院、中国医科大学第一临床学院、中国医科大学盛京医院参与,仍实行主编负责制,按照专业特点分工编写修订,书稿完成后由主编审定。本教材第一章、第三章、第八章由王艳梅编写修订,第二章由马晓璐编写修订,第四章、第五章、第七章由穆晓云编写修订,第六章由石玉慧编写修订,第九章第一节到第五节由葛莉娜编写修订,第九章第六节到第十节由刘丽娟编写修订,第十章、第十一章由孙向红编写修订。

本书为成人高等教育护理学专业教材,也可作为从事老年护理的专业人员的参考书。

本书在编写过程中,得到了各位编者所在学校和医院相关领导和教师的大力支持和鼓励,在此一并表示诚挚的谢意!

由于编者的能力和水平有限,书中难免错误与疏漏之处,恳请读者指正。

《老年护理学》编委会

2016年8月

成人高等教育护理学专业教材

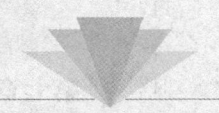

# 目 录

| | |
|---|---|
| **第一章　绪论** | 1 |
| 第一节　老化与人口老龄化 | 1 |
| 　一、老化的概念和特点 | 1 |
| 　二、人口老龄化 | 2 |
| 第二节　老年护理学概述 | 8 |
| 　一、老年护理学及其相关概念 | 8 |
| 　二、老年护理的发展 | 9 |
| 　三、老年护理的目标和原则 | 10 |
| 　四、从事老年护理的专业人员应具备的素质 | 11 |
| **第二章　老化的理论** | 14 |
| 第一节　生物学观点的老化理论 | 14 |
| 　一、基因理论 | 15 |
| 　二、分子串联理论 | 15 |
| 　三、免疫理论 | 16 |
| 　四、游离放射物质理论 | 16 |
| 　五、神经内分泌理论 | 16 |
| 　六、其他理论 | 17 |
| 　七、生物学观点老化理论在护理实践中的应用 | 17 |
| 第二节　心理学观点的老化理论 | 18 |
| 　一、人类基本需要层次理论 | 18 |
| 　二、自我概念理论 | 18 |
| 　三、人格发展理论 | 19 |
| 　四、心理学观点老化理论在护理实践中的应用 | 19 |
| 第三节　社会学观点的老化理论 | 19 |
| 　一、隐退理论 | 20 |
| 　二、活跃理论 | 20 |
| 　三、次文化理论 | 20 |
| 　四、持续理论 | 20 |
| 　五、年龄阶层理论 | 21 |
| 　六、社会学观点老化理论在护理实践中的应用 | 21 |
| **第三章　老年护理中的相关议题** | 25 |
| 第一节　老年护理中的道德与法律 | 26 |
| 　一、老年护理中的道德 | 26 |
| 　二、老年护理中的法律 | 28 |
| 第二节　老年护理中的伦理 | 30 |
| 　一、护理伦理基本原则 | 30 |
| 　二、护理伦理的具体原则 | 31 |
| 　三、老年护理常见的伦理问题 | 32 |
| 　四、老年人的护理伦理问题的处理策略 | 33 |
| 第三节　老年护理中的人际沟通 | 34 |
| 　一、衰老对沟通的影响 | 34 |
| 　二、与老年人沟通的技巧 | 34 |
| 第四节　老年护理中的健康教育 | 37 |
| 　一、老年健康教育的方法和形式 | 37 |
| 　二、老年健康教育的内容和原则 | 39 |
| 　三、老年健康教育的程序 | 40 |
| **第四章　老年人的护理评估** | 45 |
| 第一节　概述 | 46 |

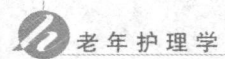

　　一、老年人护理评估的内容和原则　46
　　二、老年人护理评估的注意事项　46
第二节　老年人的生理健康评估　47
　　一、健康史的评估　47
　　二、体格检查　47
　　三、功能状态评估　48
第三节　老年人的心理健康评估　50
　　一、认知状态评估　50
　　二、情绪与情感评估　52
　　三、压力与应对评估　56
第四节　老年人的社会健康评估　57
　　一、角色功能的评估　57
　　二、环境评估　57
　　三、文化与家庭评估　58

## 第五章　老年保健与照护　62

第一节　老年保健　62
　　一、老年保健的概念与目标　62
　　二、老年保健原则　63
　　三、老年保健的任务　63
　　四、老年保健的发展概况　64
　　五、老年保健的发展策略　65
第二节　老年自我保健　66
　　一、自我保健和自我保健医学的概念　66
　　二、自我保健在预防疾病中的作用　67
　　三、提高老人自我保健意识和能力的方法　68
第三节　老年照护体系的建设　68
　　一、老年照护体系的组成　68
　　二、护理专业在老年照护体系建设中的作用　70

## 第六章　老年人的心理健康及社会适应　74

第一节　老年人的心理健康　74
　　一、老年期的心理特征　74
　　二、老年人心理变化的影响因素　75
　　三、老年人常见心理问题　76
　　四、维护和促进老年人的心理健康　77
第二节　老年人的社会适应　80
　　一、老年人社会角色与功能的变化及护理　80
　　二、老年人的社会支持系统　83

## 第七章　老年人的日常生活护理　86

第一节　老年人的活动保健　87
　　一、老年人的活动需求　87
　　二、影响老年人活动的因素　87
　　三、老年人活动的原则和注意事项　88
　　四、老年人常用的健身方法　89
第二节　老年人的饮食保健　90
　　一、老年人的营养代谢特点　90
　　二、老年人的营养需要　91
　　三、老年人的饮食护理　92
第三节　老年人的休息与睡眠　94
　　一、休息　94
　　二、睡眠　94
　　三、老年人睡眠的护理　96
第四节　其他日常生活的护理　97
　　一、生活节律安排　97
　　二、清洁卫生与衣着　99
　　三、性生活　100
　　四、辅助生活用品　101
　　五、老年人的排泄　104

## 第八章　老年患者的临床护理　112

第一节　老年患者临床护理特点　112
　　一、老年人患病的特点　112
　　二、老年患者的临床治疗和护理特点　114
　　三、老年临床护理实践中应遵循的原则　115
第二节　老年人的用药护理　115
　　一、老年人的药物代谢特点　115
　　二、老年人用药的原则　117
　　三、用药老人的护理　118

## 第九章　老年人常见疾病的护理　122

第一节　呼吸系统疾病老人的护理　122

一、老年呼吸系统结构和功能
　　　　的变化　122
　　二、常见呼吸系统疾病及其特点　123
　　三、常见护理问题及护理措施　126
第二节　循环系统疾病老人的护理　128
　　一、老年循环系统结构和功能
　　　　的改变　128
　　二、常见循环系统疾病及其特点　128
　　三、常见护理问题及护理措施　132
第三节　消化系统疾病老人的护理　133
　　一、老年消化系统结构和功能
　　　　的改变　133
　　二、常见消化系统疾病及其特点　134
　　三、常见护理问题及护理措施　137
第四节　泌尿系统疾病老人的护理　139
　　一、老年泌尿系统结构和功能
　　　　的变化　139
　　二、常见泌尿系统疾病及其特点　140
　　三、常见护理问题及护理措施　141
第五节　内分泌系统疾病老人的护理　143
　　一、老年内分泌系统结构和功能
　　　　的变化　143
　　二、常见内分泌系统疾病及其特点　144
　　三、常见护理问题及护理措施　146
第六节　运动系统疾病老人的护理　148
　　一、老年运动系统结构和功能
　　　　的变化　148
　　二、常见运动系统疾病及其特点　149
　　三、常见护理问题及护理措施　152
第七节　神经精神系统疾病老人的护理　153
　　一、老年神经精神系统结构和功能
　　　　的变化　153
　　二、常见神经精神系统疾病及其
　　　　特点　154
　　三、常见护理问题及护理措施　157
第八节　血液系统疾病老人的护理　158
　　一、老年血液系统结构和功能
　　　　的变化　158
　　二、常见血液系统疾病及其特点　159
　　三、常见护理问题及护理措施　161
第九节　感觉器官疾病老人的护理　163
　　一、老年感觉器官结构和功能
　　　　的变化　163
　　二、常见感官系统疾病及其特点　164
　　三、常见护理问题及护理措施　166
第十节　肿瘤疾病老人的护理　167
　　一、老年肿瘤发病的危险因素　167
　　二、老年肿瘤的临床特点　169
　　三、老年肿瘤患者的心理护理　170
　　四、老年肿瘤患者疼痛的护理　171
　　五、老年肿瘤患者的放化疗护理　171

# 第十章　老年人的康复护理　183

第一节　概述　183
　　一、康复医学相关概念　183
　　二、老年病康复的原则　184
　　三、老年病康复的要点　184
第二节　老年康复护理　185
　　一、老年病康复护理的进展　185
　　二、老年人康复护理原则　185
　　三、康复护理人员的职责和任务　186
　　四、常用的老年康复治疗方法　187

# 第十一章　老年人的临终护理　191

第一节　概述　191
　　一、临终和临终护理的含义　191
　　二、临终护理的意义　192
　　三、临终护理的内容　193
　　四、临终护理的原则　193
第二节　临终老人的护理　194
　　一、临终老人的生理护理　194
　　二、临终老人的心理护理　195
第三节　临终老人家属的居丧护理　197
　　一、临终老人家属的悲伤护理　197
　　二、临终老人家属居丧的表现　198
　　三、居丧悲伤的心理辅导　198

# 参考答案　202

# 参考文献　205

# 第一章

# 绪　论

## 导学

**内容及要求**

老年护理学的绪论主要包括两部分内容：老化与人口老龄化、老年护理学概论。

老化与人口老龄化部分主要介绍老化的基本概念、老龄人口年龄的划分标准、老龄化地区和国家的划分标准、世界和我国人口老龄化的特点和趋势、人口老龄化带来的问题及相关对策。在学习中，应重点掌握老化的概念、老龄人口的年龄划分标准、老龄化国家或地区的划分标准；熟悉世界和我国人口老龄化的特点和趋势；了解世界和我国应对人口老龄化的措施。

老年护理学概论部分主要介绍老年护理学的相关概念、国内外老年护理学的发展、老年护理的目标和原则、老年专科护理人员应具备的素质。在学习中，应重点掌握老年护理学的定义、老年护理的目标和原则、老年专科护理人员应具备的素质；熟悉老年护理学的相关概念；了解国内外老年护理学的发展概况。

**重点、难点**

本章的重点是第一节中老化的概念、人口老龄化的划分标准，第二节中老年护理学的定义、老年护理的目标和原则、老年专科护理人员应具备的素质。

## 第一节　老化与人口老龄化

### 一、老化的概念和特点

老化（senility，aging）是指人生长到成熟期后，随着年龄的增长，产生一系列人体结构和功能上的进行性、衰退性变化的现象。老化是生物种类在生命活动过程中的一种现象，可以引起机体内外环境适应能力的逐渐减退。老化的过程由遗传性内因决定，环境因素可以影响老化的进程。

老化的过程具有以下特点：①累积性：老化是在日复一日、年复一年的岁月更替中，机体结构和功能上的微小变化逐渐积累的结果，当这种累积达到一定程度，则出现了明显的老化征象。②普遍性：包含两种含义，一是老化不是某种生物或某个个体特有的表现，而是生物界共有的规律；二是任何生物的每个个体在大致相似的时期内都会出现老化，同种生物具有大致相同的寿限，只有极少量

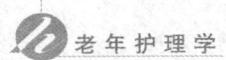

个体能够突破。③渐进性：老化是持续渐进的变化过程，而非跳跃式发生，往往在不知不觉中出现了老化的征象。④内生性：老化源于生物本身固有的特性，同一物种所表现出来的老化的征象相同，环境因素只能影响老化的进程，或加速老化，或延缓老化，但不能阻止老化。⑤危害性：老化的过程是人体结构和功能衰退的过程，在这一过程中，个体处于退化状态下，往往或多或少、或轻或重地患有不同的疾病，老化往往与疾病共同作用，导致人体死亡。

## 二、人口老龄化

### （一）老年人的年龄划分

老化是一个渐进累积的过程，它受到先天性的遗传因素和后天性的环境因素等多方面因素联合作用的影响。因此，每个个体老化的进度不尽相同，存在较大的个体差异。即使在同一个体身上，各种脏器与各个系统的衰老变化也并不完全一致，故很难确定个体进入老年的时间。

为开展老年问题的科学研究和制定相关政策所需，常常以大多数人的变化规律作为标准。世界卫生组织（WHO）对老年人的年龄起点有两个标准：发达国家的老年人年龄起点为 65 岁，发展中国家的老年人年龄起点为 60 岁。又根据现代人生理结构和心理结构的变化，将人的年龄界限进一步划分为：44 岁以下为青年人；45~59 岁为中年人；60~74 岁为年轻老人；75~89 岁为老老年人；90 岁以上为长寿老人。这个标准区别对待发达国家和发展中国家的人口状况，考虑到了人类平均预期寿命不断延长的发展趋势，也考虑到了人类健康水平日益提高的必然结果。

我国关于老年人的年龄起点和各年龄段的划分界限说法不一，民间多习惯以"花甲之年"，即 60 岁为老年人的起点，以每十年为一个年龄界限，三十而立，四十而不惑，五十而知天命，六十花甲，七十古稀，八十、九十岁合称耄耋，百岁为期颐。1982 年，中华医学会老年医学学会建议，我国以 60 岁为老年人年龄起点，并将年龄分期，45~59 岁为老年前期，60~89 岁为老年期，90 岁以上为长寿期。中国国家统计局在发表老年人口统计数字时，为了兼顾国内问题研究和与国外统计数字相匹配的需要，常常以 60 岁和 65 岁两种标准同时公布。

### （二）老龄化国家（地区）的划分

随着经济和科学技术的发展，生活水平的提高，人口的预期寿命逐渐延长，使得人口结构类型发生了变化，出现了老龄化的国家（地区）。这是社会进步的象征，体现了人类衰老的延迟、寿命延长、死亡率下降。对于一个国家（地区）来说，当人口结构达到老龄化国家（地区）标准时，就称为老龄化国家（地区）。评价老龄化国家（地区）的依据是老年人口在总人口中所占百分比。WHO 规定的老龄化国家（地区）的标准有两个，发达国家的标准是：该国家（地区）65 岁及以上人口数量占人口总数的比例超过 7%；发展中国家的标准是：该国家（地区）60 岁及以上人口数量占人口总数的比例超过 10%。

其他年龄类型国家（地区）的标准为：发达国家的 65 岁及以上人口占总人口的 4% 以下，为青年型国家（地区），4%~7% 为成年型国家（地区）；发展中国家的 60 岁及以上人口占总人口的 8% 以下为青年型国家（地区），8%~10% 为成年型国家（地区）。

### （三）人口老龄化发展的现状和趋势

随着经济的发展和科学的进步，人类通过计划免疫、改善营养和食品供应及有效地治疗疾病等手段，使人口死亡率大幅度下降，也提高了人口的平均预期寿命。老龄化是世界人口发展的普遍趋势，是所有工业化国家的共同现象，是科学与经济不断发展进步的标志。

1. 世界人口老龄化的趋势和特点

（1）人口老龄化的速度加快：自 20 世纪 50 年代以来，全球人口老龄化趋势日益明显。联合国人口发展基金会的统计数据显示，2012 年全球 60 岁以上的人口已达到 8.1 亿。预计到 2050 年，老人人数将猛增到20.3亿人,占世界总人口的22%,平均每年增长9000万。其中,经济发达地区的老人总数将由目前的2.36亿人增加到3.95亿人,占该地区总人口的比例将由目前的20%增加到33%。经济欠发达地区将由目前的3.93亿人猛增到15.69亿人,占总人口的比例将由目前的8%增加到19%。

(2) 老年人口重心向发展中国家转移:从1950年到1975年,老年人口比较均匀地分布在世界各个地区,而近年来,由于发展中国家的经济发展和人民生活水平的提高,老龄化的程度日趋明显。尽管发展中国家的老年人比例较低,但其老年人口总数已超过发达国家。到2050年,预计全球超过80%的老年人将生活在发展中国家。有预计称,从1950年到2050年,发达地区的老龄人口将增加3.8倍,而欠发达地区的老龄人口数将快速增加14.7倍,增长速度远远大于发达地区。

(3) 人口平均预期寿命不断延长:人口平均预期寿命是通过回顾性死因统计和其他统计学方法,计算出一定年龄组的人群能生存的平均年数。随着世界各国经济的发展、人民生活水平和医疗水平的不断提高,人均寿命迅速增加,这是世界人口老龄化的主要原因。资料显示,从20世纪初到1990年的90年时间,发达国家男性平均预期寿命增长66%,女性增长71%,而东亚地区人口平均预期寿命增长较快,从1950年的45岁提高到71岁以上。根据联合国的统计,世界人均寿命1950年只有44岁,20世纪末则达到60~70岁,到2050年时将增加到77岁。

(4) 高龄老年人口数量增长快:人口平均预期寿命的不断延长使高龄老年人口数量增长速度加快。联合国报道的数据显示,2006年80岁以上的老年人已经占到老年人总数的13%,到2050年这一数字将增加到20%。百岁以上老人也将从2006年的28.7万增加到2050年的370万,多达13倍的增幅。1950~2050年间,80岁以上人口以平均每年3.8%的速度增长。

(5) 老年人口中性别比失衡:由于女性的预期寿命大于男性,使得女性老年人数量的增长速度加快,出现性别比失衡,女性偏多。60岁以上的老年人的男女性别比例是82:100。80岁以上人群中这一比例只有55:100。

2. 我国人口老龄化趋势和特点　我国老龄工作委员会办公室于2006年2月发布《中国人口老龄化发展趋势预测研究报告》指出,我国1999年即进入老龄国家。1990年第四次人口普查报告显示,65岁及以上老年人口达6299万,2000年的第五次人口普查结果显示,65岁及以上老年人口已达8811万人,占总人口的比例由5.57%上升到6.96%。预计到2040年,65岁及以上老年人口占总人口的比例将超过20%。联合国2015年的预测,我国2035年后将面临更为严重的人口老化问题,中国人口学家最新研究预计,到2025年,中国65岁以上的老年人口将达到3.6亿,占总人口比重超过1/4。

21世纪的中国将是一个不可逆转的老龄社会。在这一个世纪中,人口老龄化发展历程可以划分为三个阶段:①从2001年到2020年是快速老龄化阶段。这一阶段,我国将平均每年增加596万老年人口,年均增长速度达3.28%,大大超过总人口年均0.66%的增长速度,人口老龄化进程明显加快。到2020年,老年人口将达到2.48亿,老龄化水平将达到17.17%,其中,80岁及以上老年人口将达到3067万人,占老年人口的12.37%。②从2021年到2050年是加速老龄化阶段。随着20世纪60年代到70年代中期我国第二次生育高峰人群进入老年,老年人口数量加速增长,平均每年增加620万人。同时,总人口逐步零增长并开始负增长,人口老龄化将进一步加速。到2023年,老年人口数量将增加到2.7亿。到2050年,老年人口总量将超过4亿,达到总人口的30%以上,其中,80岁及以上老年人口将达到9448万,占老年人口的21.78%。③从2051年到2100年是稳定的重度老龄化阶段。2051年,老年人口规模将达到4.37亿,成为峰值并基本稳定,占总人口的31%左右,80岁及以上高龄老人占老年总人口的比重将保持在25%~30%,进入一个高度老龄化的平台期。

与发达国家相比,我国的人口老龄化具有以下特征。

(1) 老龄人口绝对数多：2004年报告，我国的60岁及以上老年人口为1.43亿，占总人口的11%；截至2008年底，全国65岁及以上人口10 956万人，占全国总人口的8.3%，比上年上升了0.2个百分点，60岁及以上人口15 989万人，约占全国总人口的12%，比上年上升了0.4个百分点。预计到2025年将达到24%，即每4～5个人中，就有1个是老年人。并且呈现出加快增长的趋势，高龄老人、生活不能自理老人、空巢老人数量庞大。

(2) 人口老化速度快：自1982年第三次人口普查到2004年的22年间，我国老年人口平均每年增加302万，年平均增长速度为2.85%，高于1.17%的总人口增长速度。2004年底，我国60岁及以上老年人口达到1.43亿，占总人口的10.97%。65岁以上老年人占总人口的比例从7%提升到14%，发达国家大多用了45年以上的时间，其中，法国经历了115年，瑞典85年，美国66年，英国45年。我国只用27年就可以完成这个历程，并且在今后一个很长的时期内都保持着很高的递增速度，属于老龄化速度最快国家之列。

(3) 经济环境尚不发达：发达国家是在基本实现现代化的条件下进入老龄社会的，属于先富后老或富老同步，而我国则是在经济尚不发达的情况下到来的，是典型的"未富先老"。发达国家进入老龄社会时人均国内生产总值一般都在5 000～10 000美元以上，而我国目前人均国内生产总值才刚刚超过1 000美元，仍属于中等偏低收入国家行列，应对人口老龄化的经济实力还比较薄弱，应对养老保障和医疗卫生消费等各项支出压力的能力还较弱。

(4) 地域分布不均衡：我国人口老龄化发展具有明显的由东向西的区域梯次特征，东部沿海经济发达地区明显快于西部经济欠发达地区。上海在1979年即成为老年型城市，截止到2014年底，上海户籍人口中，60岁及以上人口有413.98万，占总人数的28.8%，65岁及以上人口270.06万，占总人口的18.8%。预计到2025年将达到600万。而西北地区的宁夏在2009年才成为老年型地区，成为我国最迟进入人口老年型行列的地区。两者的时间跨度长达30年。

(5) 城乡倒置显著：这是我国人口老龄化不同于发达国家的重要特征之一。在发达国家，一般是城市人口老龄化水平高于农村，我国的情况则不同。目前，农村的老龄化水平高于城镇1.24个百分点，呈现城乡倒置的态势，而且这种状况将一直持续到2040年。到21世纪下半叶，城镇的老龄化水平将可能超过农村，并逐渐拉开差距。

(6) 女性老年人口数量偏多：我国老年人口中女性比男性多出464万人，2049年将达到峰值，多出2 645万人。21世纪下半叶，多出的女性老年人口基本稳定在1 700万～1 900万人。需要注意的是，多出的女性老年人口中50%～70%都是80岁及以上年龄段的高龄女性人口。

### （四）人口老龄化带来的问题

人口老龄化是经济发展和社会人口发展达到一定阶段后的产物，它标志着经济、文化、卫生和社会安定的水平。世界人口老龄化发展的历史表明，人口老龄化对人类生活的经济、社会、政治和文化等各方面，都会产生重大的影响。

1. 对经济和社会的影响　人口老龄化使劳动年龄人口比重下降，对老人的赡养比上升，导致劳动人口的经济负担加重；据一项研究测算，2000年我国每100位劳动年龄人口只需负担15.6位老年人，2050年则要负担48.5位老人。人口老龄化对投资、消费、储蓄和税收都带来相关影响，老年人口增加，使劳动人口减少，单纯消费人口增加，成为劳动力人口提供税收的享受者，税收减少，储蓄率下降，投资减少，单纯消费增加。从近期效应看，可以刺激消费，扩大内需，但从长远效应看，则会削弱经济发展需要的强大动力。人口老龄化使政府用于老人的财政支出增加，政府负担加重。

2. 对老龄工作的影响　人口老化的速度如此之快，全世界各国的经济实力参差不齐，尤其是发展中国家，还不够富足，老龄工作刚刚起步，基层服务网络薄弱，专业工作人员缺乏，老龄工作资源不足，对老年人的服务项目少，服务水平低，服务对象覆盖面窄，老年人的参与率和受益率不高。

3. **对家庭结构和赡养功能的影响**　随着人口老龄化、高龄化,三代或四代同堂的家庭增多,家庭少子使家庭对老人的赡养功能减弱,急需社会养老功能的极大发挥,以弥补家庭养老功能的不足。

4. **对保健服务的影响**　老年人口是社会的脆弱人群,无论是生理上,还是心理上,都存在各种各样的健康问题,除了有与其他人群共同的需求之外,还有一些特殊的需求,如饮食、运动、心理、精神等方面,对保健行业的需求加大。

### (五) 当前人口老龄化问题的解决对策

1. **国际行动**　人口老龄化问题引起了国际社会的关注。1956年,联合国一份题为《人口老龄化及其社会经济含义》的研究报告问世,标志着对人口老龄化问题的研究进入了一个新的时期。1969年,在24届联合国大会(联大)上,马耳他率先提出了老龄问题,呼吁国际社会和各国政府关注老年人口迅速增长的趋势及随之出现的一些问题。1978年,联合国在第33届大会上决定举行一系列老龄化问题世界大会,以唤起包括发展中国家在内的国际社会关注世界人口中数量日益增长的老年人群所面临的严重问题,并提供一个论坛以拟定出一项国际行动纲领来保证老年人有机会对他们本身的发展做出贡献。经过多年的酝酿,1982年,联合国在维也纳召开了人类历史上第一次专门研究老龄问题的世界大会,有124个国家和地区的代表参加了会议,这次大会通过了联合国系统指导老龄工作的第一个纲领性文件——《维也纳老龄问题国际行动计划》,至此,世界老龄问题列入联大的历届议题。在以后16年的历届大会上都涉及了老龄化问题,并先后作出了一系列重大决议,如《维也纳老龄问题国际行动计划》《十一国际老人节》《联合国老年人原则》等。1990年,联大通过了《国际老人节》的决议,确定每年的10月1日为国际老人节。1991年,联大通过了《联合国老年人原则》,这是一份带有指导意义的纲领性文件,其内容涉及老年人的独立、参与、照顾、自我实现和尊严等。1992年,联大通过了《1992年至2001年解决人口老龄化问题的全球目标》和《世界老龄问题宣言》,并决定将1999年定为"国际老人年"。

由于世界人口老龄化问题发生很大变化并普遍趋于严重,在第一届世界老龄大会召开的20年后,2002年第二届世界老龄大会在西班牙首都马德里举行。156个国家的国家元首、政府首脑、政府部长和有关专家5 000多人出席了大会。本届大会研讨和修订了《老龄问题国际行动计划》(1982年),并制订了一个关于世界人口老龄化问题的长期战略。大会通过了《政治宣言》和《老龄问题国际行动计划》等重要文件,这些文件主要强调,消除贫困、巩固和完善退休金制度、建立灵活的退休年龄制度、全社会要善待老人、保障老年人的医疗服务以及加强国际合作等是今后老龄问题国际行动计划的主要目标。会议强调要将老龄问题发展战略纳入各国社会和经济发展战略之中,摆在各级政府工作的主要议程之上并特别关注解决发展中国家的老龄问题。世界各国在老龄问题世界大会的影响下,积极探索适合本国国情的应对策略,如建立马耳他国际老龄问题研究所、成立榕树基金——世界老龄基金等。欧洲从19世纪末开始建立老年社会保障制度,25个成员国均建立了面向劳动者和所有国民的养老保障体系,并且成为社会福利制度甚至福利国家的重要支柱,一度对社会发展发挥了重要作用。当前正在积极探索如何应用老人的人力资源,使老年人重新参与发展。有些国家为了使老年人享受更美好的生活,在积极制定一种鼓励和促进老年人参与社会发展的政策,使老年人既是社会发展的行动者,也是社会发展的受益者。各国政府根据各自不同的情况,考虑如何保持和提高老年人适当的经济和社会保障,有机会享有一切基本社会服务,包括社区、医疗、娱乐等服务,具有同样的机会获得教育、技术和专门技能的权利,并鼓励他们为社会发展做出贡献。同时,也强调家庭成员有责任和义务赡养老人,政府为家庭提供有利的条件,确保对家庭的支持。

2. **我国的老龄事业**　在我国,随着经济建设的良好发展,老龄事业得到了党中央、国务院的高度重视和全社会的关心和支持,中央和各地政府成立了老龄工作的组织协调机构及其办事机构,形成了"党政主导,社会参与,全民关怀"的工作格局,确定了"老有所养,老有所医,老有所教,老有所学、老有所为、老有所乐"的工作目标,老龄事业已经成为我国社会主义事业的重要组成部分。

首先,建立和完善组织机构和老龄政策体系,标志着我国的老龄事业步入了正确的轨道,开始走向新的起点。1999年1月,江泽民同志提出要"加强老龄工作,发展老龄事业"。胡锦涛同志在庆祝1999年"国际老人年"电视讲话中指出"尊重老年人就是尊重人生和社会发展的规律,就是尊重历史"。习近平总书记强调,坚持党委领导、政府主导、社会参与、全民行动相结合,坚持应对人口老龄化和促进经济社会发展相结合,坚持满足老年人需求和解决人口老龄化问题相结合,努力挖掘人口老龄化给国家发展带来的活力和机遇,努力满足老年人日益增长的物质文化需求,推动老龄事业全面协调可持续发展。为加强老龄工作,发展老龄事业,党和政府不断设立、健全老龄工作机构,出台了一个又一个惠及老年人的政策、法规。1999年10月,我国正式成立全国老龄工作委员会,统筹规划和协调指导全国的老龄工作,研究、制定老龄事业发展战略和重大政策,协调和推动有关部门实施老龄事业发展规划,指导、督促和检查各地老龄工作。全国各省、自治区、直辖市也相继成立了相应的老龄工作机构,并随着我国改革开放事业不断发展壮大。同时,我国的老龄政策体系逐步建立并不断得到完善。1996年8月,国家颁布第一部关于老年人的法律——《中华人民共和国老年人权益保障法》;2000年8月,中共中央国务院颁布《关于加强老龄工作的决定》;2005年至2007年,国家先后出台了《关于加快发展养老服务业的意见》《关于加强基层老龄工作的意见》《关于加强老年人优待工作的意见》《关于加快推进居家养老服务的意见》等。老龄政策体系的建立为老龄事业的发展提供了制度上的可靠保证。

其次,着力解决老年人的"养"和"医"。在养老保障体系方面:①建立城镇养老保险体系。近年来,政府逐步建立覆盖城镇各类企业职工、个体商户和灵活就业人员的统一的城镇企业职工基本养老保险制度,并建立基本养老金正常调整机制。国家多渠道筹集基本养老保险金,努力增加应对人口老龄化的资金储备。积极发展补充性养老保险,鼓励开展个人储蓄性养老保险,多渠道加强老年人的生活保障。②探索建立农村养老保障体系。发挥土地养老的保障作用,探索建立农村社会养老保险制度,积极发展多种形式的保障制度,把农村特殊老年群体优先纳入社会保障范围。③建立贫困老年人救助制度。建立城市居民最低生活保障制度。对农村贫困人口实行定期定量救助和临时性生活救助制度等,鼓励地方政府采取有效措施开展扶贫救助、也积极发挥社会力量的作用。在医疗保健方面:①加强城乡老年人医疗保障。国家建立社会统筹与个人账户相结合的城镇职工基本医疗保险制度,并采取多种补充性医疗保障措施,努力减轻老年人的医疗费负担,如大额医疗费用补助办法等。对农村人口实行新型农村合作医疗制度,积极建立农村医疗救助制度。②发展老年医疗卫生服务。国家加强对老年医疗卫生工作的规划和领导,制定实施了一系列发展规划和政策性文件,鼓励有条件的医疗机构开设老年病专科或老年病门诊,积极为老年人提供专项服务,加快建设城市社区卫生服务体系,努力为老年人提供安全、有效、便捷、经济的卫生服务,积极开展卫生保健宣传,推广健康的生活方式。③推动老年群众性体育健身活动,努力增强老年人体质,提高健康水平。

第三,健全法律法规保障老年人的合法权益。自1996年《中华人民共和国老年人权益保障法》颁布以来,全国已有30个省、自治区、直辖市制定实施了保护老年人合法权益的地方性法规。目前各省、自治区、直辖市都制定了保护老年人合法权益的专项性法规。2005年,国家21个部门联合下发了《关于加强老年人优待工作的意见》,截至2005年底,各地发放老年人优待证达1 600多万份。我国对老年人参与社会发展高度重视,将参与社会发展作为老年人享有的一项基本权利。《中华人民共和国老年人权益保障法》强调,要重视和珍惜老年人的知识、经验和技能,要积极创造条件,发挥老年人的专长和作用,鼓励和支持老年人充分融入社会,继续参与社会发展。目前,我国基层老年人协会已达79.21万个,占行政村和居委会总数的64.67%。城镇老年人继续从事有收入工作的达14.7%,农村老年人从事农业劳动的占40.4%。据统计,城市老年人参加过社会公益活动的超过1/5。

尤为引人注目的是从2003年起开展的"银龄行动",老年志愿者为受援地群众治病达20多万人次,培训医务骨干和中小学教师3.8万人。目前,全国开展"银龄行动"的省份已扩展至24个。如今,在一些城市街道居委会和农村,老年人已经成为社会事务的重要力量,他们积极配合村(居)委会,承担了社区环境治理、治安巡逻、移风易俗、文明风尚宣传、邻里纠纷调解、关心教育下一代等方面的大量工作,为和谐社区和新农村建设贡献了自己的力量。

目前是老龄工作快速发展的最好时期,主要的发展策略包括:①把老龄事业纳入当地的国民经济和社会发展的规划中。城市初步建立养老保险制度和包括老年人在内的医疗保险制度,以及居民最低生活保障制度;农村实行以土地保障为基础的"家庭养老为主与社会扶持相结合"的养老保障制度。许多地方还对救助贫困老年人和高龄老年人采取了特殊措施。②加强社区建设,进一步完善社区为老年人服务的功能。例如,社区老年福利服务的"星光计划",计划三年内将集中100亿元在城乡现有设施基础上新增建10万个老年福利服务设施。③发展老年人的福利事业,扩大敬老养老的范围,包括兴办为老年人服务的福利设施。④加强社会教育,大力营造全社会的敬老、养老、助老的风气。例如,许多地区建立了老年维权组织,制定了老年人看病、购物、乘车、参观旅游等方面的优惠政策。全国各地、各有关部门在文件精神指导下,完善了老龄政策法规,老年人养老、教育、文化、卫生、体育、福利及设施建设等都取得了极大的进步。

今后,针对我国人口老龄化的发展趋势,需要做好以下工作:①要把人口老龄化作为21世纪中国的一个重要国情认真对待。我国已经进入并将长期处于老龄社会,各级政府和有关部门及全社会必须充分认识人口老龄化挑战的严峻性,树立老龄意识,增强应对人口老龄化和老龄社会挑战的紧迫性和自觉性。在研究制定经济社会发展战略时,要切实从老龄社会这一基本国情出发,把应对老龄社会的挑战列入未来中国的发展战略。②要充分利用25年战略机遇期做好应对老龄社会的各项准备。从现在开始的未来25年,是应对老龄社会的关键准备期,也是仅有的战略机遇期,"十一五"时期尤为重要。各级政府要充分认识和把握老龄社会的挑战和机遇,把解决老龄社会的各种矛盾和问题纳入全面建设小康社会和社会主义现代化建设的总体发展战略,制定发展规划,完善法律法规,调整社会经济政策,做好应对老龄社会的各项准备。要制定应对老龄社会挑战的中长远战略规划。要立足当前,在完善政策、加大投入、加快发展老龄事业的同时,健全和完善适应世界老年人口第一大国这一国情的老龄工作机制。③加快老年社会保障体系建设。建设完善的老年社会保障体系,是从根本上解决老龄社会日益突出的养老医疗问题的制度安排。要在健全和完善城市社会养老保险、医疗保险体系的同时,大力推广城乡困难群众的医疗救助制度。在建设社会主义新农村新形势下,努力完善农村"五保"供养制度,普遍实行农村新型合作医疗制度,并在有条件的地方建立农村居民最低生活保障制度和试点,推行社会养老保险制度。在2030年人口老龄化最严峻时期到来以前,在全国城乡基本建立起符合我国国情、适应社会主义市场经济体制要求的老年社会保障体系,确保城乡老年人养老、医疗问题的妥善解决。④大力发展老龄产业。发展老龄产业是应对老龄社会、满足庞大老年人群需求、促进经济社会协调发展的重要内容。要制定老年服务业发展规划,实施国家对老年服务业的扶持保护政策,建立老年服务业发展管理体制。立足城乡社区,发展为老服务业,培育老年服务中介组织,培养专业化的为老社会服务队伍,在2030年以前,使老年服务业有较大的发展。同时,大力研制开发老年消费品,培育老年用品市场。⑤加强对老龄社会的前瞻性和战略性研究。老龄社会的挑战是史无前例的,发展中国家特别是像我国这样一个大国,如何在尚未实现现代化的条件下应对老龄社会的挑战,还没有成功的经验可借鉴。因此,必须要加强对老龄社会特点和规律的研究,加强对建设有中国特色老龄事业的研究。创造条件,建立综合性国家级研究机构,组织相关学科研究人员,把人口老龄化和老龄社会作为国家的重大宏观战略课题,立项进行攻关研究,为应对人口老龄化的严峻形势提供科学依据。

## 第二节 老年护理学概述

### 一、老年护理学及其相关概念

#### (一) 老年学

老年学(gerontology)是研究人类老化规律的科学,即研究人类个体和群体老龄化现象、过程和规律以及人口老龄化与社会发展相互关系及其对策的科学。一般来说,老年学由衰老生物学、老年医学、老年心理学和老年社会学四部分组成,是一门兼有自然科学和社会科学两大门类的综合科学。老年学的渊源久远,可以追溯到古代东西方炼丹术及对人的长寿研究,但形成老年学这一综合性学科则在近现代。20 世纪 40 年代,生物学家根据拉丁文 geron(老人)与 logos(学科)创造了一个新词汇"老年学"(gerontology)。此后,老年学便统括对人的老龄化和老年人的研究,成为一个综合性的学科名词。自 20 世纪 40 年代,伴随人口老龄化的日趋明显,老龄问题的研究向多领域发展,形成独具特色的综合性学科。1950 年,在比利时召开了第一次国际老年学会议。20 世纪 50 年代,"老年学"一词引进我国。1982 年中国社会学会设立了老龄问题研究组。1985 年全国性的中国老年学会正式成立。1981 年,我国第一次参加国际老年学会议。

#### (二) 老年医学

老年医学(geriatrics)既是老年学的一个分支,也是医学科学的一个组成部分,是一门研究对老年人的身体、心理、社会及生活功能作全方位医疗照护的学科,其目的在于照顾老年人因老化所产生的健康问题,并改善其日常生活活动的功能,最终以改善老年人的生活质量为目标。作为比较古老而简单的老年医学,2000 年前已有记载。近代老年医学则始于 20 世纪初期,1909 年纳歇尔(Nascher)医师首次使用 geriatrics(老年医学或老年病学)一词,随着时代的进步,其内容也在逐渐扩大。如 20 世纪 20 年代开始了临床研究和观察,40 年代主要是病理形态的研究,50 年代以生理功能及生物化学的研究为主,60 年代以后发展到细胞生物学与分子生物学的研究。在我国,20 世纪 60 年代开始有少数学者研究,1964 年召开第一次全国老年医学会议,1981 年建立了中华医学会老年医学学会,近 20 年发展迅速。

目前老年医学已包括老年基础医学、老年临床医学、老年流行病学、老年预防医学(包括老年保健)及老年社会医学等。老年基础医学主要研究老年人体各器官系统的组织形态、生理功能和生化免疫等的增龄变化,探索衰老的机制及延缓衰老的方法。老年临床医学主要研究老年人常见病和多发病的病因、病理和临床特点,寻找有效的诊疗和防治方法,其中包括老年人的护理和康复医疗。老年流行病学通过调查老年人的健康状况、常见病和多发病的分布以及老年人死因,研究遗传、环境、生活、卫生和心理等各种因素对衰老和老年疾病的影响,为老年人的防病治病和卫生保健提供科学依据,其中包括长寿地区的调查研究。老年预防医学研究如何预防老年病,老年保健工作是通过各种努力尽量保持老年人身体各器官的正常功能,维护老年人身体健康。两者密切相关,重点在于研究抗衰老措施,普及卫生知识,对已患的疾病,即使不能治愈也要争取减少病残。许多老年病是中年患病延续下来的,而多病的中年也难得有健康的老年,所以老年预防医学和老年保健研究都要涉及中年期的防病和保健。老年社会医学是近年来才发展起来的学科,是从社会的角度来探讨老年医学,根据管理学、统计学、流行病学和社会学等学科的方法和成果来研究环境对老年人健康的影响,同时也涉及老年人的各种保健和福利事业。

#### (三) 老年护理学

老年护理学是研究、诊断和处理老年人对自身现存的和潜在的健康问题的反应的学科。它是护理学的一个分支,与社会科学、自然科学相互渗透。老年护理学强调保持、恢复、促进健康,预防和控制由急、慢性疾病引起的残障,发挥老年人的日常生活能力,实现老年机体的最佳功能,保持生命尊严和舒适生活直至死亡。老年护理学研究的重点在于从老年人生理、心理、社会文化以及发展的角度出发,研究自然、社会、文化教育和生理、心理因素对老年人健康的影响,探讨用护理手段或措施解决老年人的健康问题。老年护理学起源于现有的护理理论和生物学、心理学、社会学、健康政策等学科理论。美国护士协会(American Nurses Association,ANA)1987年提出用"老年护理(gerontological nursing)"代替"老年病护理(geriatric nursing)",因为老年护理涉及的护理范畴更广泛。包括评估老年人的健康和功能状态,制定护理计划,提供有效护理和其他卫生保健服务,并评价照顾效果。

## 二、老年护理的发展

### (一)国外老年护理的发展

老年护理作为一门学科最早出现在美国。1900年,老年护理作为一个独立的专业需要被确定下来。1904年,美国护理杂志发表了第一篇关于老年护理的文章;1950年美国出版第一部老年护理教材;到20世纪的60年代,美国已经形成了较为成熟的老年护理专业。1961年美国护理协会设立老年护理专科小组;1966年晋升为"老年病护理分会",确立了老年护理专科委员会,使老年护理真正成为护理学中的独立分支。1970年正式公布老年病护理执业标准,1975年开始为从事老年护理实践的护理人员颁发老年护理专科证书,同年《老年护理杂志》创刊,"老年病护理分会"更名为"老年护理分会",服务范围也由老年患者扩大至老年人群。1976年美国护理学会提出发展老年护理学,关注老年人对现存的和潜在的健康问题的反应,从护理的角度和范畴执行业务活动。至此,老年护理显示出其完整的专业化发展历程。1984年,成立了美国老年护理学会。近几十年来,取得了巨大的成就,制定了老年护理实施标准;出版了老年护理学杂志;将"老年病护理"更名为"老年护理",培养老年护理专科人才并颁发老年护理专科护理人员证书。美国的老年护理发展,带动了世界各国的老年护理发展,许多国家的护理院校设置了老年护理课程,并有老年护理学硕士和博士项目。

### (二)国内老年护理的发展

传统医学中有关老年人的强身、养生活动已有3 000多年历史,但作为现代科学研究,则开始于20世纪50年代中期,在20世纪的80年代得以蓬勃发展。老年护理作为老年医学的重要组成部分也随之产生和发展。尤其是20世纪80年代以来,政府十分关注老龄事业,加大领导力度,给予政策引导,并在机构发展、人才培养和交流、科研等各方面给予了大力的支持。我国老年护理实践的最初形式是医院的老年患者的护理,如综合医院成立老年病科,开设老年门诊与病房,按专科收治和管理患者;或者建立老年病专科医院,按病情不同阶段,提供不同的医疗护理。也有城市成立老年护理医院,以适应城市人口老龄化的需要,为老年人提供医疗护理、生活护理、心理护理和临终关怀等服务。近年来,为了满足社区老人的健康服务需求,还成立了老年护理中心、护理院,为社区内的高龄病残、孤寡老人提供上门医疗服务和家庭护理;对老年重病患者建立档案,定期巡回医疗咨询,老人可优先得到入院治疗、护理服务和临终关怀服务。

老年护理的专业教育在20世纪的90年代迅速发展,老年护理学成为高等护理院校专业教育的必修课,有关老年护理的教材、专著等相继出版。关于老年护理的论著、经验总结、科研论文也陆续发表。一些院校还开设了老年护理方向的硕士研究生教育,培养了一批老年护理的专业人才。有少数护理院校已在专科层次教育开设老年护理专业。随着我国老年护理教育和科研的发展,对外交流不断增多,开展了与不同国家的合作性项目,进一步推进了我国老年护理专业的发展。

### 三、老年护理的目标和原则

#### （一）老年护理的目标

1. **增强自我照顾能力** 护理的根本目的是调动老年人的自我健康负责的意识和能力，最终达到自觉采取健康的生活方式，充分发挥自身力量，维护个人的日常生活能力。因此，护理人员要通过健康教育的方式，调动老年人的自身资源，帮助他们建立生活自理的自信，维持和提高老年人的自理能力。

2. **延缓恶化及衰退** 老年人一般患病时间较长，机体因受到疾病的长期困扰，导致各项功能减弱。一旦病情发作，机体的代偿和修复能力较差，容易出现病情恶化和功能的迅速衰退。护理人员要能够发现潜在的健康问题，积极采取三级预防策略，管理老人的健康，避免和减少健康危险因素的危害，早期发现、早期诊断和早期治疗，积极预防并发症，防止病情恶化和导致伤残。

3. **提高生活质量** 老年人往往出现身心健康减退，从而影响老年人的生活质量。老年护理的目标不仅有疾病的转归和寿命的延长，而且有促进老年人在生理、心理和社会适应方面的完美状态，提高生活质量，体现生命意义和价值。护理人员应帮助老人积极参与各种力所能及的娱乐、社交、家庭活动，使其获得愉悦的心情，做到年高不老，寿高不衰，更好地参与社会。

4. **做好临终关怀** 医疗护理技术的限制和人类遗传因素决定，人的生命终会完结。当老人不得不面临死亡时，护理人员的任务是综合评估老人的各种需求，采取恰当的护理方法，从生理、心理和社会全方位为他们服务，识别、预测并满足其需求，缓解疼痛，保存精力，尽量舒适，并且帮助老人正确看待死亡，尊重老人的意愿，帮助老人安详而有尊严地走完一生。

#### （二）老年护理的原则

老年护理主要针对老年人群，由于老年人的生理、心理和社会适应等方面具备独特的特点，护理工作需要遵循下列原则。

1. **满足老年人的需求** 根据马斯洛的理论，人的基本需要的满足程度与健康相关。因此，护理人员应全面评估老人的各层次基本需要，及时发现老年人现存的和潜在的健康问题，制定合理的护理计划，采取有效的护理措施，来满足老年人的各项需要，维护老年人的健康。

2. **提供社会化的护理** 这一原则有两层含义，一方面，老年护理的对象既包括老年人个体，也包括老年人的家庭及所生活的社区，既有老年患病人群，也有健康的老人。因此护理人员在提供服务时必须兼顾老人及其家庭和社区，兼顾医院内和医院外。另一方面，护理人员在提供护理服务时，要利用一切可能的社会资源，多学科、多专业、多人群共同参与，为老人提供长期、稳定、持续、有效的护理。

3. **贯彻整体护理理念** 随着老化，老年人会出现生理、心理、社会适应能力等各方面的健康问题，而且，各种健康问题又会相互影响。因此，护理人员必须树立整体护理的理念，分析各种影响老年人健康的因素，对老年人全面负责，注重身心健康的统一，为老人提供多层次、全方位的护理。同时，整体护理还要求护理工作的各个环节密切配合，将临床护理实践与护理管理、护理教育、护理科研等相结合，全面提高整体护理质量。

4. **提供个性化护理** 尽管老化普遍存在，但是，老化的进程和表现却因人而异，影响老化和健康的因素也复杂多样，老人机体出现的病理性改变存在较大的个体差异。加之老人的生活经历各不相同，诸如性格特点、生活压力、家庭结构、职业、生活方式、经济状况等心理和社会因素不同，使得老人的护理变得更加需要既遵循常规性的护理原则，又要因人而异，执行个体化护理的原则，做到针对性和实效性相结合。

5. **尽早防护** 老化是多重因素共同作用、经过长时间积累的过程，老年期的健康问题，大多起于中青年时期。因此,老年健康问题的护理强调早期干预,一些疾病,如高血压、高血脂、动脉粥样硬化、糖尿病、骨质疏松症等均需要自中青年期就进行有效的预防,加强健康教育,指导人们采取健康的生活方式。进入老年期,则应更加予以重视,了解老年人常见病的病因、危险因素和保护因素,采取有效的预防措施,防止老年疾病的发生和发展。对于慢性病患者、残疾老人,根据情况实施康复医疗和护理的开始时间也越早越好。

6. 持之以恒　老年人所患疾病大多为慢性疾病,病程长、并发症多、后遗症多,容易导致生活自理能力下降,严重者甚至出现严重的生理功能障碍。护理人员需要为老年人提供连续性照顾,从院内延展到院外。因此,护理人员要注意各岗位人员工作的协调配合,保持连续性,以保证老年人的健康问题在各个时期都能得到有效的护理,减轻老人的痛苦,提高生活质量。

### 四、从事老年护理的专业人员应具备的素质

1. 高度的责任心、爱心、耐心及奉献精神　这是从事老年护理的专业人员要具备的首要素质。老年人群对护理人员的依赖性较大,其生理、心理都复杂多变,增加了老年护理的难度,所以,要求护理人员要以高度的责任感关注老人,不论其地位高低,收入多少,都应一视同仁,严格履行岗位职责,以足够的爱心、耐心对待老人,把满腔的热情融入老年护理的全过程中,不计个人的得失,全身心地投入到护理服务中。

2. 博、专兼备的专业知识　这是对护理人员的业务素质要求。老年人多数都身患多种疾病,多脏器的功能受损,因此,要全面掌握专业知识,能够将其融会贯通,全系统、全方位地分析问题、处理问题,同时,还要精通某一专科领域的知识和技能,有重点地为老年人解决问题。护理人员还必须掌握相关学科的知识,如心理、伦理、社会等学科知识,以及医疗、护理发展的新动向、新观念、新方法等,以便采取最好的方法帮助老人实现健康方面的需求。

3. 准确、敏锐的观察力和正确的判断力　这是对护理人员的能力要求。老年人的机体代偿能力相对较差,健康状况容易发生改变,要求护理人员具备敏锐的观察力和准确的判断力,能够及时发现老人的问题及各种细微的变化,以便及早发现问题,并且根据出现的变化,能够对老人的状况做出正确的判断,及早采取正确有效的措施,保证护理质量。

4. 良好的沟通技巧和合作精神　对老年人群的诸多问题,需要最多的护理措施就是沟通交流。良好的沟通交流可以使护理人员准确全面地评估老人的健康状况,为提出护理诊断提供重要依据,也为护理措施的正确有效实施提供保证,而且,沟通本身就具有良好的护理功效。通过交流,可以灌输知识,可以提供心理支持。同时,老年护理需要多学科合作,护理人员是连接各专业人员的桥梁,因此,护理人员必须具备良好的沟通交流技巧和合作精神,促进专业人员、老人及其照顾者之间的沟通与交流,让他们互相理解,协议讨论,共同解决老人的问题。

---

### 复 习 题

【A 型题】

1. 根据世界卫生组织的规定,发达国家老年人的年龄起点是:　　　　　　　　　　　　(　　)
   A. 50 岁　　　　B. 55 岁　　　　C. 60 岁　　　　D. 65 岁　　　　E. 70 岁
2. 根据世界卫生组织的规定,发展中国家老年人的年龄起点是:　　　　　　　　　　　(　　)
   A. 50 岁　　　　B. 55 岁　　　　C. 60 岁　　　　D. 65 岁　　　　E. 70 岁
3. 老化是日复一日逐渐积累的过程,表明了老化过程的哪项特点?　　　　　　　　　(　　)
   A. 累积性　　　B. 普遍性　　　C. 渐进性　　　D. 内生性　　　E. 危害性

4. 世界卫生组织关于年龄的划分,下列不正确的是: （ ）
   A. 35 岁以下为青年人  B. 45~59 岁为中年人  C. 60~74 岁为年轻老人
   D. 75~89 岁为老老年人  E. 90 岁以上为长寿老人
5. 世界卫生组织确定老龄化国家的标准是: （ ）
   A. 发达国家 60 岁及以上人口占总人口数的比例≥7%
   B. 发达国家 65 岁及以上人口占总人口数的比例≥7%
   C. 发达国家 65 岁及以上人口占总人口数的比例≥10%
   D. 发展中国家 60 岁及以上人口占总人口数的比例≥7%
   E. 发展中国家 65 岁及以上人口占总人口数的比例≥10%
6. 联合国的第一份指导老龄工作的纲领性文件《维也纳老龄问题国际行动计划》,颁布年份是: （ ）
   A. 1956 年   B. 1969 年   C. 1978 年   D. 1982 年   E. 1990 年
7. 我国老龄事业的工作格局是: （ ）
   A. 政府主导、社会参与、个人承担    B. 专人管理、系统健全、保障完备
   C. 政府主导、明确责任、强化监督    D. 党政主导、社会参与、全民关怀
   E. 长远规划、逐步落实、评价效果
8. 当前我国老龄工作的主要发展策略不包括: （ ）
   A. 把老龄事业纳入国民经济和社会发展规划中    B. 加强社区建设
   C. 发展老年人的福利事业    D. 营造敬老、养老、助老的社会风气
   E. 培养老年照护专业人才
9. 老年护理的对象包括老年人个体、老年人的家庭和社区,反映了哪项老年护理原则的含义? （ ）
   A. 贯彻整体护理理念原则    B. 满足老年人需求原则    C. 提供个性化护理原则
   D. 提供社会化护理原则    E. 尽早防护原则
10. 世界卫生组织规定的发达国家划分为青年型国家的标准是: （ ）
    A. 65 岁及以下人口数不足总人口的 2%    B. 65 岁及以下人口数不足总人口的 3%
    C. 65 岁及以下人口数不足总人口的 4%    D. 65 岁及以下人口数不足总人口的 5%
    E. 65 岁及以下人口数不足总人口的 6%

【判断题】
1. 老化是随增龄而出现的人体结构进行性衰退的过程。 （ ）
2. 老化的累积性特征说明老化是持续渐进而非跳跃式发生的过程。 （ ）
3. 世界卫生组织界定的发展中国家的老年人年龄起点是 65 岁。 （ ）
4. 中华医学会老年医学学会建议的年龄分期确定 50~59 岁为老年前期。 （ ）
5. 近年来世界老龄人口重心向发展中国家转移。 （ ）
6. 世界老龄人口变化趋势特点之一是高龄人口数量增长快。 （ ）
7. 我国将于 2021 年到 2050 年进入稳定的重度老龄化阶段。 （ ）
8. 我国人口老龄化发展趋势特点之一是经济环境尚不发达。 （ ）
9. 我国老龄政策体系的建立为老龄事业的发展提供了制度上的可靠保证。 （ ）
10. 老年护理学的研究重点是探讨人体衰老的发生机制。 （ ）

【填空题】
1. 老化的过程具有_____、_____、_____和_____的特征。
2. 世界卫生组织将人的年龄界限划分为：_____岁以下为青年人，_____岁为中年人，_____岁为年轻老人，_____岁为老老年人，_____岁以上为长寿老人。
3. 中华医学会老年医学学会建议，我国以_____岁为老年人起点,将年龄分期，_____岁为老年前期，_____为老年期，_____岁以上为长寿期。
4. 我国的人口老龄化带来的问题包括：_____，_____，_____，_____。
5. 我国形成了_____、_____和_____的工作格局。
6. 我国的老龄事业确定的工作目标是_____、_____、_____、_____、_____和_____。
7. 老年护理的目标有_____、_____、_____和_____。
8. 老年护理的原则有_____、_____、_____、_____和_____。

【名词解释】
1. 老化　　2. 老年护理

【问答题】
1. 简述老化过程的特点及其含义。
2. 简述世界人口老龄化的趋势和特点。
3. 与发达国家相比,中国的人口老龄化具有哪些特征？
4. 人口老龄化会带来哪些问题？
5. 简述我国的老龄事业的发展状况。
6. 目前我国老龄工作主要的发展策略有哪些？
7. 针对我国人口老龄化的发展趋势，今后还需要做好哪些工作？
8. 简述老年护理的目标。
9. 简述老年护理的原则及其含义。
10. 老年护理的专业人员应具备哪些素质？

# 第二章

# 老化的理论

## 导学

**内容及要求**

老化的理论包括三部分的内容,生物学观点的老化理论、心理学观点的老化理论和社会学观点的老化理论。

生物学观点的老化理论主要介绍基因理论、分子串联理论、免疫理论、游离放射物质理论、神经内分泌理论、其他老化理论以及生物学观点老化理论在护理实践中的应用。每个理论包括该理论的观点、发展形成过程,以及护理人员如何借助此理论为老年人提供护理服务。在学习中,应重点掌握每个理论的观点;熟悉如何应用每个生物学理论为老年人提供生理方面的指导;了解每个理论的发展形成过程。

心理学观点的老化理论主要介绍人类基本需要层次理论、自我概念理论、人格发展理论以及心理学观点老化理论在护理实践中的应用。每个理论主要介绍该理论的主要观点、发展形成过程,以及护理人员如何借助此理论为老年人提供护理服务。在学习中,应重点掌握每个理论的观点;熟悉如何应用每个心理学理论为老年人提供心理方面的指导;了解每个理论的发展形成过程。

社会学观点的老化理论主要介绍隐退理论、活跃理论、次文化理论、持续理论、年龄阶层理论以及社会学观点的老化理论在护理实践中的应用。在学习中,应重点掌握每个理论的观点;熟悉如何应用每个社会学理论为老年人提供社会适应方面的指导。

**重点、难点**

老化的理论的重点是第一节中的基因理论、分子串联理论、免疫理论、游离放射物质理论、神经内分泌理论;第二节中的人类基本需要层次理论、自我概念理论、人格发展理论和第三节中的隐退理论、活跃理论、次文化理论、持续理论、年龄阶层理论。其难点是各种理论在护理实际工作中的应用。

## 第一节 生物学观点的老化理论

生物学观点的老化理论(biological theories of aging)重点研究和讨论老化过程中生物个体(包括人类)的生理改变特性和原因。这些理论主要解释:细胞如何老化?是遗传因素还是环境因素影响了生物个体的寿命？启动老化过程的关键因素是来自于机体内部的病理变化还是外界环境因素的刺激？总之，生物学观点的老化理论用于解释生物体老化的生理变化。

## 一、基因理论

基因理论(genetic theories)强调基因在机体老化过程中的重要作用，代表理论有细胞定时老化论和基因突变论。

1. 细胞定时老化论　Leonard Hayflick 于1962年提出细胞定时老化论(program theory of aging)。Hayflick 通过对人体细胞进行培养发现，人体细胞的分化能力具有一个上限，接近50次的分裂后，细胞的分裂频率就会变得非常慢，逐步表现为不规则的形式，并呈现出扭曲的颗粒形态，这种形态的变化在一种暗淡的细胞衰老的状态(细胞的分裂周期被抑制了)中出现，随后发生的就是细胞凋亡。即使 Hayflick 将已分裂了20次的细胞冻存起来，结果也是一样，一旦这些冻存的细胞被融化，它们仍然记得还有30次的分化机会，并按照此频率进行分化。

在此研究基础上，他认为每种生物个体的生命周期就如预先设定好时间的时钟，体内细胞的基因有固定的生命期限，并以细胞分化次数来决定个体的寿命。例如：人类的基因，其最长生命期限被设定为110年，在这110年中，正常细胞分裂约50次，达到极限分裂次数就停止正常分化，细胞开始退化、衰老，人也开始老化，最终死亡。不同种类的生物，其细胞最高分化次数有所不同，细胞分化次数越高的物种，其寿命也越长。同一种生物有着大致相同的最高寿命。例如狗的潜在寿命大约是20年，蝴蝶的寿命是几周，而普通果蝇的寿命仅仅有35 d。这些都是 Hayflick 所称的"生物钟"在生物体内运行过程中表现出来的生物种属的特异性变化。对于人类的单卵双胎者，其寿命大致相同。长寿家庭的后代，多长寿者。此理论可用于解释细胞基因的遗传可决定各种生物的寿命长短，常用来解释不同种类的生物有不同的寿命。

但同一种生物的寿命和老化速度并不完全一样，衰老速度与寿命密切相关，如通过对世界各国平均寿命的统计可以看出，女性的寿命一般比男性长，这是男女在遗传上有所不同的缘故——男女染色体成分有区别。女性第23对染色体都是 X 染色体，而男性的第23对染色体由 X 染色体和 Y 染色体构成。因此，如果女性的一套染色体发生损伤，可以由另一套提供相同的遗传信息加以修复，而男性若损伤发生在第23对染色体中的 X 染色体上，将无法修复。

2. 基因突变论　基因突变论(genetic mutation theory)主张：生物体的老化是由于体细胞突变或细胞 DNA 复制错误引起的损伤，进而导致老年人体内细胞特性的改变，从而影响细胞的正常功能所造成。随着年龄的增长，老年人体内细胞的功能与特性逐渐发生变化，因而使得老年人在心理、智力、行为方面的表现不同于成年人。如老年人的记忆力衰退、学习和适应新事物的能力降低、个性变得较为保守、固执等。

## 二、分子串联理论

分子串联理论(cross-linkage theory)由 Johan Bjorksten 在1942年提出。该理论认为：蛋白分子(例如在我们皮肤中发现的胶原质)和结构蛋白与带有过量葡萄糖的脂肪所形成的络合物之间的交联破坏了这些分子的活性，损伤了细胞的功能，即正常状态下分离的细胞分子结构因某些化学作用而结合在一起。根据分子串联理论的观点，串联后的分子成分附着于 DNA 分子的单链上，并对其造成损害。正常状态下，人体的自然防御功能可修复损害。但随着年龄的增长，人体的防御功能逐渐减弱，串联分子结构继续产生作用，直至不能修复损害并导致细胞突变，使细胞丧失正常运输电子和排泄废物的能力，胶原蛋白失去弹性和功能，终致组织和器官衰败。此理论适用于解释老年人为什么容易发生动脉硬化及皮肤松垂等现象。

## 三、免疫理论

Walford 于 1962 年提出免疫理论(immunity theory)。该理论认为：人体对疾病的抵抗能力主要来源于体内的免疫能力,这种免疫功能随着年龄的增加而逐渐降低,故老年人的免疫功能不佳。如位于人咽喉底部的胸腺(或称青春腺),从婴儿期(大约 250 g)到成人期(大约 3 g)大大地减小。在人体自动免疫(机体抵抗疾病的重要防卫系统)过程中,胸腺起着重要的作用。机体胸腺的体积随着年龄的增加而减小这一现象与机体免疫系统功能的降低相一致。这表明,在人类衰老过程中胸腺起着十分重要的作用,即免疫系统在人体老化过程中扮演着重要的角色。其主要观点是老化与免疫功能减退有关以及自身免疫在老化过程中起到重要作用。

在人体衰老过程中,免疫细胞的构成发生了变化：T 细胞、B 细胞的绝对数量明显减少,其亚群也有变化；免疫功能下降：T 细胞对有丝分裂原刺激的增殖能力下降,B 细胞对外来抗原反应能力降低而对自身抗原反应能力增加,NK 细胞活性明显下降。免疫活性细胞各种功能发生很大改变,出现对抗原的精细识别能力下降、精确调控功能减弱,以及免疫应答紊乱、低效和无效,使免疫系统的三大功能(防御、自稳、监视)失调或减弱,最终导致老年人感染性疾病及癌症的发生率明显增加。

在正常的情况下,机体的免疫系统不会对自身的组织成分产生免疫反应,但随着年龄的增加,体内细胞产生突变的概率也随之增加。突变细胞是一种不同于正常细胞的异常蛋白,被体内免疫系统识别为外来异物,当此异常的蛋白质在体内出现时,将会激发体内免疫系统反应,而产生抗体,该反应称为自身免疫。当自体免疫反应发生时,会造成一系列的细胞损害。在机体老化过程中,T 细胞功能下降,不能有效地抑制 B 细胞,导致自身抗体产生过多,使机体自我识别功能障碍,不能准确地识别自己和非己,从而诱发一些严重疾病,加剧组织的老化。如老年人常见的风湿性关节炎被认为是免疫系统自身攻击的结果。

## 四、游离放射物质理论

游离放射物质理论(free radical theory)于 1954 年由生物化学家、医学教授 Denham Harman 博士提出。游离放射物质是在原子分裂时,所产生出来的一种高度不稳定及易反应的氧化分子,可因正常的新陈代谢、接触放射线物质、接触其他游离放射物质的连锁反应、环境污染(如臭氧、杀虫剂、空气污染)而产生。游离放射物质带有额外的电能或游离电子,因此会伤害其他分子或 DNA,这些不可控制的侵害所导致的残杀损害了蛋白质、脂肪、糖类和细胞核酸等重要细胞分子的完整性,造成杂质堆积在细胞核和细胞质而产生基因型病变,使正常细胞功能受损而死亡,当损伤持续性发生时,老化就发生了。所堆积的杂质即是被称为脂褐质的色素,大多存在于脂肪或蛋白质细胞,外观表现为皮肤上的老人斑,细胞中脂褐质的沉积是细胞老化的具体表现。由于游离放射物质是一种氧化分子,所以抗氧化物(如 β 胡萝卜素、维生素 C 和 E)可以对抗它,减少体内游离放射物质的产生与堆积。

随着年龄的增长,人体的防御功能逐渐减弱,抗氧化物减少,而接触产生游离放射物质的概率增加,导致体内游离放射物质增加。当人体不能及时清除过剩的游离放射物质时,则导致脂褐质沉积,细胞损伤增加,老化现象随之出现。随着时间的流逝,这种累积性损伤就会改变分子的结构,破坏细胞的功能。然后,这种影响将会扩展到机体的组织和器官,加速机体衰老的进程,最终导致某种退化性疾病的发生。

## 五、神经内分泌理论

神经内分泌理论(neuroendocrine theory)主张老化现象是由于大脑和内分泌腺体的改变所致。在中枢神经系统的控制下,通过神经内分泌系统的调节,机体完成其生长、发育、成熟、衰老乃至死亡的一系列过程。下丘脑是调节全身自主神经功能的中枢,起着重要的神经内分泌换能器的作用。随着年龄的增长,下丘脑发生细胞受体的数量减少、反应减退、与神经内分泌调控有关的酶合成功能减退、神经递质含量及代谢的改变等明显的老年性改变,这些改变影响了其他内分泌腺的功能及多种代谢,使机体的新陈代谢减慢及生理功能减退,机体出现衰老和死亡。90岁时人脑的重量较20岁时减轻10%～20%,造成减重的原因主要在于神经细胞的丧失。这种丧失有区域的特异性,如大脑不同区域细胞减少程度不同。从大体解剖上看,老年人后脑膜加厚,脑回缩小,沟、裂宽而深,脑室腔扩大。在显微结构上可见神经细胞尼氏体减少,脂褐质沉积。在功能上则见神经传导速度减慢,近期记忆比远期记忆减退得严重,生理睡眠时间缩短;感觉功能如温觉、触觉和振动感觉都下降,味觉阈升高,视听敏感度下降;反应能力普遍降低,特别是在要求通过选择做出决定的情况下反应更为迟缓。

## 六、其他理论

1. 端粒理论　建立端粒理论(telomere theory)的科学家们以 Hayflick 提出的细胞定时老化论为基础,进一步推断 Hayflick 所提出的生物钟很可能就位于染色体的端粒(一种盘绕于人体细胞核内的、微细形状的遗传物质)上。人体的细胞有 23 对染色体,每一对染色体都包含被称为端粒的分子"帽"。这种分子帽的作用很像我们鞋带上起保护作用的塑胶帽。端粒在细胞分裂的过程中起重要的作用。机体细胞每复制一次,端粒就变短一点。在经过大约50次的分化过程后,这些分子帽就仅仅剩下一个小小片段了。科学家们现在认为,端粒的长度可能是决定机体生物钟运行时间长短的机制,它限制细胞的进一步分化,向细胞发出细胞寿命即将结束信号。

2. 细胞损耗理论　Weismann 于 19 世纪末提出细胞损耗理论(wear-and-tear theories)。该理论认为:细胞老化现象的产生是由于受损的细胞,或细胞分子结构的生成速度以及被破坏速度的增快,或细胞来不及完全修复所致。每一个生命体都有一定的储存能量,而这些能量应按预定计划消耗,当大量细胞损耗而不能及时得到修复时,机体功能就会受到影响,生命也将随之终结。

3. 差错灾难理论　Medvedev 和 Orgel 提出差错灾难理论(error theories),该理论认为:在 DNA 复制、转录和翻译中发生误差,这种误差可以不断扩大,造成细胞衰老、死亡。如 DNA 转录成 mRNA 的过程发生微小的差异,带有该微小差异的 mRNA 会翻译出进一步偏离的蛋白质,该蛋白质如果属于 DNA 聚合酶会合成差异程度更大的 DNA,这样的差错经过每一次信息传递都扩大一些,形成恶性循环,使细胞内积累许多差错分子造成灾难,细胞正常功能不能发挥,致使细胞衰老、死亡。

4. 预期寿命和功能健康理论　预期寿命和功能健康理论(active life expectancy and functional health theories)强调对老年人提供的优质护理应着重于维护其功能健康,提高其生活质量。为老年人提供优质护理,最重要的是将仅仅注意疾病的病理过程或机体器官的疾病,转向促使个体尽力恢复其因疾病失去的健康。因此,护理人员需要最大限度地恢复和维持老年个体的功能状态和独立性,协助其延长寿命与维护功能健康。

## 七、生物学观点老化理论在护理实践中的应用

生物学观点老化理论主要研究和解释老化过程与生理功能之间的关系,主要观点包括:①生物老化影响所有有生命的生物体;②生物老化是随着年龄的增长而发生的自然的、不可避免的、不可逆的、渐进的变化;③因年龄增长引起个体老化改变的原因,根据每个人的特点而各自不同;④机体内不同器官和组织的老化速度各不相同;⑤生物老化受非生物因素的影响;⑥生物老化过程不同于病理过程;⑦生物老化可增加个体对疾病的易感性。生物学观点老化理论,有助于护理人员正确认识人类的老化机制,在护理实践工作中更好地服务于老年人群。如正确区分老年人的某些症状、体征

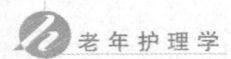

是"生理老化"的结果,还是"疾病病理改变"所致。

护理人员可借助基因理论,指导老年人正确面对老化甚至死亡,让他们知道每一种生物都有其大致的年龄范围,老化是由基因决定的一种客观必然过程,不是偶然的机遇,人不可能"长生不老""返老还童"。免疫理论可用于解释老年人对某些疾病易感性的改变,指导护理人员在老年护理工作中有意识地防范感染,并注意观察老年人早期出现的感染症状,以便早发现、早诊断、早治疗。神经内分泌理论帮助护理人员正确理解老年人为何常常出现多疑、忧郁、孤独、失去自我控制能力等心理特征,以便有的放矢地做好老年人的心理护理,促进老年人的心理健康。预期寿命和功能健康理论启发护理人员不仅要了解老年的生物学改变,还要用整体观来考虑老年护理工作中的问题。护理人员在思考如何延长老年人寿命的同时,更应关注老年人生活质量的提高。由于健康行为与个体的健康状态和寿命呈正相关,所以护理人员要协助老年人建立健康的生活方式,消除不良的生活习惯。例如,加强对各种健康长寿保健知识的宣传,使老年人自觉做好自我保健,正确调理饮食,合理搭配膳食,少抽或不抽烟,控制饮酒,处理好家庭关系,调整性格、心理状态等,促进生活质量的提高。

## 第二节 心理学观点的老化理论

心理学观点的老化理论重点探讨和研究老年期的行为与发展的关系。相关的理论主要解释行为是否受老化的影响?老化如何影响行为?行为的改变有特定的方式吗?老年人如何应对老化?

### 一、人类基本需要层次理论

人类需要理论(human needs theories)中最有代表性的是著名心理学家马斯洛(Maslow)的人类基本需要层次理论(hierarchy of basic human needs theory),主要强调动力和人的本能。马斯洛深入研究人类行为动机后,认为人类受许多基本需要的支配,若要生存和发挥其功能,必须满足这些基本需要,包括生理的需要、安全的需要、爱与归属的需要、自尊的需要、自我实现的需要。卡利什(Richard Kalish)将其理论进一步修改,并加入另一需要层次。这个新的层次介于生理与安全的需要之间,包括活动、探险、操纵、好奇以及性的需要。老年人如果没有机会去发展自己的环境及操纵外界的事物,当环境的改变不够或刺激不足时,老年人在身体、心理及社会发展上便无法达到成功老化,甚至出现严重的心理问题。

### 二、自我概念理论

自我概念理论(self-concepts theory)强调一个人的自我包括思想、情感和行为三个方面,因此一个人的态度和信念也是自我的一部分。自我概念是个人对自己角色功能的认知与评价。由于人类能意识到自己意识的存在,不仅能认识自己、评价自己、反省自己存在的价值和发展目标,也能产生自我发现、自我设计、自我确立、自我教育、自我发展等一系列能动性活动。因此,自我是有组织性、动力一致性和连续性的心理组织,但是它并非出生时就已经存在,相反,它是在与社会互动和与社会沟通中,随着个体的心理成长和人格发展逐步形成。

每个人在社会上同时扮演许多不同的角色,在不同的阶段扮演的角色也不同,由于扮演的角色不同,自我概念也随之不同。进入老年期,个体的工作角色发生转变,从全职工作中退出,或成为部分或全部退休者;家庭角色也面临多重改变,由原来的主要经济收入者转变为次要经济收入者,由照顾者逐渐转变成被照顾者,从父母角色逐渐转换成祖父母角色。老年人常常由于所扮演社会角色的改变,加上生理功能的衰退,健康状况的下降,致使对自己角色功能的认知与评价减弱,随之出现老化心态。

### 三、人格发展理论

心理学家发现个体的整个人生过程可以分为几个主要的发展阶段。每一个发展阶段有其特定的发展任务，若能顺利完成或胜任该任务，个体将呈现正向的自我概念及对生命的正向态度，人生则趋向成熟和完美；反之，个体将呈现负向的自我概念及对生命的负向态度，人生则出现失败的停滞或扭曲发展的现象。此相关理论称之为人格发展理论（life-course and personality development theories），又称为发展理论。

在众多的相关发展理论中，精神科医生艾瑞克生（Erikson）的人格发展理论描述的最为完整。他将整个人生过程从出生到死亡分为8个阶段：婴儿期、幼儿期、学龄前期、学龄期、少年期、青年期、成年期和晚年期。晚年期的任务是发展自我整合，否则会出现绝望。他认为老年人在此期会回顾和评价自己过去的经历，寻找生命价值，以便接受逐渐死亡的事实。他们想努力达到一种统合感，一种生活的凝聚及完整感。自我整合也是接纳生命的意思，这是前7个阶段的成熟期，包含完整的意思，表示能以成熟的心灵和威严，不畏惧死亡的心态来接纳自己的生命作为自我肯定。也意味着对过去所发生的事件，不心存懊悔，且对未来生活充满乐观和进取的心态，学习面对死亡。如果老年人对自己的一生评价是自我整合，则将展现出人生智慧，对老年生活具有适应且满足的生活态度；若是对以往懊悔，失去完整自我，则对老年生活产生失望、愤怒与惊恐的不适应现象与行为表现。因此，老年人能否成功整合，将会影响其老年期的心理健康状态、幸福感和生活质量。

### 四、心理学观点老化理论在护理实践中的应用

根据心理学观点老化理论，护理人员为老年人提供服务时，可以把老化的心理学理论作为临床工作的框架，不仅要关注老年人的机体结构和生理功能的退行性改变，还应注意老年人的心理健康问题。老化的心理学理论作为临床实践活动的指南之一，为护理人员提供评估心理健康的方向，指导健康问题的分析与诊断，帮助制定科学合理的护理计划，指导护理效果的评价。

人类基本需要层次论既适用于对住院老年患者进行指导，也适用于指导居家的老年人。当老年人对各种层次的需要有所追求，并逐渐得到满足后，才能保持老年人的良好功能状态。只有完全成熟的个体，并具有自主、创造、独立以及良好的人际关系的个体，才会有自我实现的需要。而老年人属于成熟的个体，对高层次的需要更为迫切。成功老化的个体能获得自我实现需求的满足。因此，当老年人较低层次的需要得到满足后，护理人员应鼓励老年人追求更高层次的需要。自我概念理论指出进入老年期，个体的社会角色、家庭角色发生多重改变，自我概念也随之不同。护理人员要协助老年人适应角色的改变，使老年人对自己角色功能做出正确的认知与评价。人格发展理论强调老年人应该利用一定的时间和精力来回顾和总结自己的一生，进行自我整合，将其生命中发生的事情按时间顺序列出，并和过去的悲伤、懊悔达成妥协。因此，护理人员要协助老年人完成生命总结回顾的过程，使老年人坦然地接受它们的存在，肯定自己生命历程的价值，促进老年人的心理健康发展，提高老年人的生活质量。

## 第三节　社会学观点的老化理论

老化的社会学理论主要探讨和研究社会互动、社会期待、社会制度与社会价值对老化过程适应的影响。

## 一、隐退理论

隐退理论(disengagement theory)由卡明(E. Cumming)和亨利(W. Henry)于1961年提出。该理论主张:社会平衡状态的维持,决定于社会与老年人退出相互作用所形成的彼此有益的过程。这一过程是社会自身发展的需要,也是老年人本身衰老的必然要求。隐退理论的前提是:①隐退是逐渐进行的过程;②隐退不可避免;③隐退是双方皆感满意的过程;④所有社会系统都有隐退的现象;⑤隐退是一种常模。此理论认为,老年期不是中年期的延续,老年期有自身的特殊性,老年人逐步走向以自我为中心的生活,生理、心理以及社会等方面的功能也逐步缺失,有渐渐远离社会的要求,因此,对老年人最好的关爱应该是让老年人在适当的时候以适当的方式从社会中逐步退离,不再像中年期或青年期那样做中流砥柱。此外,一个社会要保持持续的发展,就必须不断地进行新陈代谢。进入老年阶段,老年人从社会角色中隐退,这是成功老化所必须经历的过程,也是一种有制度、有秩序、平稳的权力与义务的转移。这个过程是促进社会进步、安定、祥和的完善途径,也是人类生命世代相传、生生不息的道理。此理论可用以指导老年人适应退休带来的各种生活改变。该理论的缺陷是很容易使人将老年人等同为无权、无力、无能的人,使社会对老年人的漠视、排斥和歧视变得合情、合法、合理。

## 二、活跃理论

活跃理论(activity theory)于1963年由Habighurst等提出。该理论认为:老年人的生理、心理及社会的需求,不会因为生理、心理及身体健康状况的改变而改变,一个人到老年时仍然期望能积极参与社会活动,保持中年生活形态,维持原有角色功能,以证明自己仍未衰老。人们对生活的满意度与社会活动紧密联系在一起,社会活动是老年人认识自我、获得社会角色、寻找生活意义的主要途径。老年人若能保持参与社会活动的最佳状态,就可能充分地保持老年人生理、心理和社会等方面的活力,更好地促进老年人生理、心理和社会等方面的健康发展。现实中,我们常会看到有些老年人"不服老",有一种急迫的"发挥余热"的冲动。对他们来说终日无所事事令人难过。老年人为了证明自己生活的价值,仍期望能参与社会活动,维持原有角色功能,所以一旦失去原有角色功能常常使老年人失去生活的信心与意义。有关研究证实老年人参加自己有兴趣的非正式的活动,比参加许多工作更能提高老年人的生活品质与满意度。

活跃理论的不足之处在于没有注意到老年人之间的个体差异,不同的老年人对社会活动的参与要求不同。而且,活跃理论也没有注意到年轻老年人与高龄老年人的差别,这两个年龄组的老年人在活动能力和活动愿望上差别都很大,不可一概而论。

## 三、次文化理论

次文化理论(subculture theory)由美国学者罗斯(Rose)于1962年提出。该理论认为:老年人在社会团体中属于一群非主流人群,有自己特有的文化特征,拥有独特的生活信念、习俗、价值观及道德规范,成为一个次文化团体。在老年人的团体中,个人的社会地位由以往的职业、经济收入、教育程度、健康状态或患病情形等决定。随着老年人口数量的增加,老年人次文化团体也随之壮大,许多相关的组织也随之设立,如退休协会、老年大学、老年人活动中心、老年人俱乐部等。该理论指出,同一文化团体中的群体间的相互支持和认同能促进适应成功老化。

次文化理论过分强调老年次文化,在一定程度上可能唤醒社会对老年这个特殊群体的关注,使这个已经与主流社会产生疏离的群体被进一步从主流社会推开,加剧老年人与主流社会的疏离感。

## 四、持续理论

持续理论(continuity theory)于1986年由Neugarten等人提出。该理论更加注重老年人的个体性差异,它以对个性的研究为理论基础。该理论主要阐述老年人在社会文化约束其晚年生活的行为时,身心及人际关系等方面的调适。根据该理论,个体在成熟过程中会将某些喜好、特点、品味、关系及目标纳入自己人格的一部分。当人们进入老年期时,他们经历了个人及人际关系的调适,表现出有助于调适过去生活经验能力的行为。一个人的人格及行为特征由环境与社会共同影响而塑造出来。Neugarten认为人的人格会随着老化过程而持续地动态改变,如个体能适时改变人格,适应人生不同阶段的生活,则能较成功地适应老化过程。有研究报告指出,一般人认为老年人常有的人格行为,可能是一种适应年龄增长后,人格改变所表现出来的行为。老年人会觉得自我精力、自我形态以及性别角色知觉降低。男性较倾向于被照顾、忍耐的角色,而女性则扮演较具领导性的角色。

### 五、年龄阶层理论

年龄阶层理论(age stratification theory)于1972年由美国学者赖利(MW. Riley)等人提出。该理论的主要观点有:①同一年代出生的人不但具有相近的年龄,而且具有相近的生理、心理特点和社会经历;②新的年龄层群体不断出生,他们所置身的社会环境不同,因而对历史的感受不同;③社会根据不同的年龄及其扮演的角色被分为不同的阶层;④每一个人都从属于一个特定的年龄群体,随着他的成长,接续地进入另一个年龄群体,社会对不同的年龄群体所赋予的角色、所寄托的期望不同,因此,一个人的行为变化必然会随着所属的年龄群体的改变而发生相应的改变;⑤人的老化过程与社会变化之间的相互作用呈动态性,所以老年人与社会总是不断地相互影响。同一年龄阶层的老年人之间会相互认为老年人的人格与行为特点是一种群体相互影响的社会化结果。年龄阶层利用了社会学中阶级、分层、社会化、角色等理论,力图从年龄的形成和结构等方面来阐述老年期的发展变化,它被认为是新近发展起来的较全面的、颇具发展前景的一个理论。

年龄阶层理论,注重个体动态的发展过程以及社会的历史变化,但过于强调整体性和统一性,而对个体性和差异性关注较少。年龄阶层理论可以解释不同年龄层之间的差异,但对于同一个年龄层中不同个体所表现出的差异却缺乏说服力。

### 六、社会学观点老化理论在护理实践中的应用

社会学观点的老化理论帮助护理人员从"生活在社会环境中的人"这个角度看待老年人,了解社会对老年人的影响。在老化的社会学理论中,影响老化的因素有人格特征、家庭、教育程度、社会规范、角色适应、家庭设施、文化与政治经济状况等。在护理实践活动中,护理人员可应用社会学理论协助老年人适应晚年生活。

护理人员可以应用隐退理论帮助那些正在经历离退休的老年人,提供足够的支持和指导,以帮助其适应;应用活跃理论辨别那些想要维持社会角色功能的老年人,并评估其身心能力,帮助老年人选择力所能及且感兴趣的活动;应用持续理论了解老年人的人格行为,评估老年人的发展及其人格行为,并制定切实可行的计划,协助老年人适应这些变化;应用次文化理论理解老年人拥有自己特有的生活理念、习俗、价值观及道德规范等文化特征,其护理措施可能不同于青年人或中年人;应用年龄分层理论认识不同的社会存在不同的阶级制度,由于阶级制度不同,社会对老年人的角色期望与行为也有所不同。因此,护理人员要充分利用社会学观点的老化理论来评估老年人的基本资料与成长文化背景,做到个别化护理。

目前虽然有众多的研究人员从不同的领域、角度对老化过程进行了较为广泛深入的研究,今后,还要注意各理论在应用方面的局限性,护理人员要准确理解老化理论的含义,选择运用恰当的理论指导实践,促进其成功老龄化。

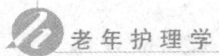

## 复习题

【A 型题】

1. 关于细胞定时老化理论的内容,叙述不正确的是: ( )
   A. 基因程序预先设定了动物的生命周期
   B. 体内细胞的基因有固定的生命周期
   C. 认为老化是细胞突变造成老年人体内细胞特性改变
   D. 以细胞分化的次数来决定个体的寿命
   E. 细胞分裂达到一定次数即停止分化,细胞开始衰老

2. 基因突变理论认为老化的原因是: ( )
   A. 基因程序预先设定了动物的生命周期
   B. 体细胞突变造成老年人体内细胞特性改变
   C. 体内细胞的基因有固定的生命周期
   D. 以细胞分化的次数来决定个体的寿命
   E. 细胞分裂达到一定次数即停止分化,细胞开始衰老

3. 认为突变细胞被免疫系统辨认为外来异物发生自体免疫反应过程导致衰老的理论是: ( )
   A. 神经内分泌理论  B. 细胞损耗理论  C. 细胞定时老化理论
   D. 基因突变理论  E. 免疫理论

4. 根据游离放射物质理论,在细胞核和细胞质内堆积,带有色素的杂质是: ( )
   A. 游离放射物质  B. 脂褐质  C. 耗损的细胞
   D. 串联的分子  E. 突变的细胞

5. 主张老化现象是由于大脑和内分泌腺体的改变所致的理论是: ( )
   A. 免疫理论  B. 细胞损耗理论  C. 神经内分泌理论
   D. 基因突变理论  E. 细胞定时老化理论

6. 解释老年人发生动脉粥样硬化及皮肤松弛的理论根据是: ( )
   A. 分子串联理论  B. 细胞损耗理论  C. 游离放射理论
   D. 脂褐质理论  E. 神经内分泌理论

7. 认为生命的死亡是由于组织细胞耗损后不能再生的理论观点是: ( )
   A. 分子串联理论  B. 细胞损耗理论  C. 游离放射理论
   D. 脂褐质理论  E. 神经内分泌理论

8. 根据游离放射物质理论,细胞老化的具体表现是: ( )
   A. 细胞中游离放射物质的沉积  B. 细胞内耗损细胞的沉积  C. 细胞中串联分子的沉积
   D. 细胞中脂褐质的沉积  E. 细胞中突变细胞的沉积

9. 根据游离放射物质理论,体内带有额外电能或游离电子的致衰老物质是: ( )
   A. 突变的细胞  B. 耗损的细胞  C. 脂褐质
   D. 串联的分子  E. 游离放射物质

10. 根据游离放射物质理论,导致脂褐质的沉积,细胞损伤的机制是: ( )
    A. 人体不能及时清除过剩的游离放射物质  B. 人体不能及时清除过剩的耗损细胞
    C. 人体不能及时清除过剩的脂褐质  D. 人体不能及时清除过剩的串联分子
    E. 人体不能及时清除过剩的突变细胞

11. 为老年人提供护理服务时可以作为临床工作框架的是: ( )

A. 老化的心理学理论   B. 隐退理论   C. 活跃理论
D. 持续理论   E. 次文化理论

12. 人的需求理论主要强调的是： （ ）
    A. 基本动力   B. 动力和人的需求   C. 人的基本需求
    D. 自我实现的需求   E. 人格发展的需求

13. 最具代表性的人类需求理论创建者是： （ ）
    A. Havighurst   B. Cumming   C. Maslow   D. Weismann   E. Erikson

14. 根据马斯洛的人类基本需要层次理论，产生自我实现需要的前提是： （ ）
    A. 强调动力和人的需要概念，促发人的本能的个体
    B. 人类受许多基本需要支配，引导人类产生人际关系需要的个体
    C. 从低到高都完全实现了，自然产生自我实现需要的个体
    D. 人生中各层次的需要不断变化，实现人际间关系需要的个体
    E. 完全成熟的，具有自主、创造、独立、良好的人际关系的个体

15. 关于自我概念理论的主要内容，正确的是： （ ）
    A. 自我实现的基础是满足生理需要
    B. 随着年龄增长，虽然生理健康衰退但自我概念是信念
    C. 自我概念就是自我坚定信念，达到自我实现
    D. 实现理想中的自我是一个信念
    E. 一个人的信念与态度也是自我的一部分

16. 关于自我概念的叙述，不正确的是： （ ）
    A. 自我概念的发展分为8个主要发展阶段
    B. 自我概念是个人对自己角色功能的认知与评价
    C. 自我概念是随个体心理成长、人格发展而逐步形成的
    D. 自我概念是通过社会互动和社会沟通而形成的
    E. 自我概念随年龄增长生理功能衰退而减弱

17. 根据艾瑞克生的人格发展理论，个体呈现负向的自我概念及对生命的负向态度，是因为：（ ）
    A. 它不能通过社会互动与社会沟通而形成积极态度
    B. 它不能随个体心理成长、人格发展而形成积极态度
    C. 人生过程必须经过8个主要发展阶段心理负担太重
    D. 个体能够顺利完成人生每一个发展阶段特定的发展任务
    E. 个体不能胜任人生每一个发展阶段特定的发展任务

18. 关于自我概念的叙述，错误的是： （ ）
    A. 自我概念是个人对自己角色功能的认知与评价
    B. 自我概念这种心理组织在人出生时就已经存在
    C. 自我概念是随个体心理成长、人格发展而逐步形成的
    D. 自我概念是通过社会互动和社会沟通而形成的
    E. 自我概念随年龄增长生理功能衰退而减弱

19. 根据艾瑞克生的人格发展理论，人生能够趋向成熟和完美是因为： （ ）
    A. 通过社会互动与社会沟通而形成良好的人际关系
    B. 随个体心理成长、人格发展而可以形成完美人生
    C. 个体能够顺利完成或胜任人生每一个发展阶段特定的发展任务
    D. 人生过程必须经过并完成8个主要发展阶段

E．个体不能胜任人生每一个发展阶段特定的发展任务
20．活跃理论认为： （ ）
A．社会与老年人之间有相互影响
B．应该协助老年人适应退休后所面临的生活改变
C．参与社会活动会让老年人对晚年生活满意度增加
D．老年人在社会团体中是一群非主流人群
E．必须将人群按一定年龄间隔分成不同的年龄阶层
21．次文化理论认为： （ ）
A．应将人群按一定年龄间隔分成不同的年龄阶层，组成老年团体
B．文化可以用来协助老年人适应退休后所面临的生活改变
C．老年团体参与社会活动会让老年人对晚年生活满意度增加
D．老年人在社会团体中是一群非主流人群，有自己特有的文化特质
E．社会与老年人之间有某种间的相互影响
22．年龄阶层理论认为： （ ）
A．社会与老年人之间的相互影响
B．可以用来协助老年人适应退休后所面临的生活改变
C．参与社会活动会让老年人对晚年生活满意度增加
D．老年人在社会团体中是一群非主流人群
E．老年人的人格与行为特点是一种群体相互影响的社会化结果
23．根据艾瑞克生的人格发展理论，人在晚年期的主要发展任务是： （ ）
A．建立亲密关系　　　　B．发展自我整合　　　　C．自我认同
D．独立与自主感　　　　E．自发与主动感

【填空题】
1．提出以细胞分化次数来决定个体寿命的理论是_____。
2．游离放射物质是在原子分裂时，所产生出来的一种高度不稳定及易反应的_____。
3．认为老化是体细胞突变或细胞DNA复制错误引起损伤的理论是_____。
4．大多存在于脂肪或蛋白质细胞，外观显示为皮肤上的老人斑的物质是_____。
5．Maslow提出的人类基本需要层次理论中最基本的需要是_____。
6．个体呈现正向的自我概念及对生命的正向态度是因为_____。
7．老化的社会学理论可用于解释_____。
8．隐退理论观点认为该理论_____。
9．生物学观点的老化理论有_____、_____、_____和_____等。

## 第三章

# 老年护理中的相关议题

### 导 学

**内容及要求**

老年护理中的相关议题主要包括四部分内容：老年护理中的道德与法律、老年护理中的伦理、老年护理中的人际沟通、老年护理中的健康教育。

老年护理中的道德部分主要介绍老年护理道德的特点、老年护理道德原则、老年护理道德要求。老年护理中的法律部分主要介绍老年护理人员的执业范围、美国护理协会提出的老年护理执业标准、老年护理中常见的法律问题、老年护理中法律问题的防范。学习过程中，应重点掌握老年护理道德原则、老年护理的道德要求、老年护理中法律问题的防范；熟悉老年护理道德特点及其含义、老年护理人员的执业范围、设立执业标准的意义、老年护理中常见的法律问题；了解美国护理协会制定的老年护理执业标准内容。

老年护理中的伦理部分主要介绍护理伦理基本原则及其含义、护理伦理的具体原则、老年护理中常见的伦理问题、老年人的护理伦理问题的处理策略。本部分的学习应重点掌握我国护理伦理的基本原则及其含义，老年护理伦理问题的处理策略；熟悉护理伦理的具体原则；了解老年护理中常见的伦理问题。

老年护理中的人际沟通部分主要介绍衰老对沟通的影响、与老年人沟通的技巧。在学习过程中要重点掌握与老年人沟通的技巧，并将其运用到护理实践中；了解衰老对沟通的影响。

老年护理中的健康教育技巧主要介绍老年健康教育的方法和形式、老年健康教育的内容和原则、老年人健康教育的程序。本部分的学习中要求重点掌握老年健康教育的方法和各种方法运用时的注意事项，老年人健康教育的原则及其含义；熟悉老年健康教育的内容，老年人健康教育的程序；了解老年健康教育的组织形式。

**重点、难点**

本章的重点是第一节中老年护理道德原则、老年护理的道德要求、老年护理中法律问题的防范；第二节中我国护理伦理的基本原则及其含义，老年护理伦理问题的处理策略；第三节中与老年人沟通的技巧；第四节中老年健康教育的方法和各种方法运用时的注意事项，老年人健康教育的原则及其含义。

本章的难点是我国护理伦理的基本原则及其含义和老年人健康教育的原则及其含义。

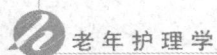

# 第一节 老年护理中的道德与法律

## 一、老年护理中的道德

老年护理道德，又称老年护理工作的职业道德，是指护理工作者在从事老年护理、健康咨询、健康宣教等工作中，用以协调护理人员与患者、家属以至社会之间、护理人员与护理人员之间、护理人员与其他医务人员之间的各种人际关系时，所应遵循的行为规范与道德准则。老年护理道德以医德理论和护理道德规范基本原则为指导，用以处理老年护理工作中的人际间相互关系。它是护理人员道德行为、道德关系在老年护理工作中的规律性的反映，也是社会对老年护理职业道德行为的基本要求的概括。

### （一）老年护理道德特点

1. **福利性** 社会的福利应表现在使其社会成员能幸福地度过晚年。联合国于1982年通过《维也纳老龄问题国际行动计划》，其主旨是敦促各国政府不断创造条件，保障老年人在社会上能充分享受衣、食、住、行和健康保健等应有的生活福利。同时，老年医学的基本原则是对老年人提供照顾，除疾病的治疗和护理外，还要关注体力、精神、社会、心理及环境因素的相互关系。为老年人提供保健和基本医疗护理服务，是医疗卫生机构、社会保险和家庭共同关心的福利事业。

我国政府将老有所养、老有所医、逝有善终作为工作目标之一。尊老、敬老、爱老、护老是中华民族的传统美德和行为规范。老年护理服务能够消除或减轻老年人功能上的障碍，帮助老人在其身体条件许可的范围内，最大限度恢复生活自理能力和参加社会生活。对老年人关心尊重，精心护理，使老年人延年益寿，生活得更有意义，这是社会主义社会维护老人利益和发挥社会主义卫生制度优越性的体现，更是社会福利性的体现，是护理人员必须承担的道德责任。

2. **艰巨性** 老年人大多患有多种慢性疾病，常常因疾病而导致恐惧、焦虑、抑郁等不良情绪，老年期也有人发生人格改变，变得固执、多疑、任性、自尊、好强，对外界环境和新事物的适应和接受能力差，不易合作，再加上年老体弱，力不从心，使得老年护理具有艰巨性。其产生的原因有以下几点。

（1）慢性病多：老年人患有高血压、冠心病和糖尿病之类的慢性疾病较多，多数老人同时患有多种疾病。长期疾病缠身对老人构成了巨大的心理压力，疾病所致的身体不适，检查和治疗过程带来的痛苦和麻烦，也会对老人产生不利影响。老人所患的慢性疾病大多不能根治，需要长期用药。有些老人因不相信病情会好转而放弃治疗，不执行医嘱，不配合各项医疗护理活动；有的老人会把一些不良情绪转而发泄到护理人员身上，责怪医护人员医术不高，照料不周；有的老人过度低估个人的自理能力，过分依赖护理人员。这些状况都需要护理人员有针对性地加以处理。

（2）危重病多：老年人心脑血管疾病、恶性肿瘤等较为常见，病情危重者偏多，有的老人悲观失望，无生存下去的信心，担心死亡过早来临，感情脆弱，易怒。有的老人则沉默不语，对周围一切人包括家属和医护人员拒绝、厌烦甚至敌视。这都要求护理人员格外谨慎，以高度的爱心、责任心、耐心对待老人，精心为老人提供服务。

（3）要求多：老年人患病后往往会有自理能力下降，耐受力降低，在接受各项检查、治疗和护理服务过程中，常常需要给予特殊处理和特殊照料等。这就要求护理人员必须从维护老人的健康角度出发，在可能的条件下，尽量满足他们的要求，对于无法满足的需求，要态度和蔼、诚恳耐心地给予解释。

（4）疑虑多：老人对周围的人、事、物缺乏信赖，尤其是在患病后。一方面由于疾病造成的痛苦或意识到自己疾病预后不良，另一方面是对环境的恐惧紧张、忧郁焦虑、惶恐不安，老年患者大多表现为精神过度紧张,反复询问自己的病因、病情发展、治疗、用药、手术的安全性和效果,也有的老人会对医护人员的判断提出质疑。护理人员必须要以科学的态度,实事求是地解答老人的询问、质疑,消除患者的疑虑。

(5) 自理能力减弱:老年人常常因增龄而导致身体功能衰退,感觉不灵敏,行动受限,自理能力减弱。同时,老化和一些器质性病变共同作用,也可能会引起老年人记忆力减退、情绪不稳等而影响生活自理。护理人员必须以强烈的道德责任感,体贴入微地关怀照料老人,尽职尽责地提供照护。

3. 科学性  随着老年医学的发展,老年护理逐步完善为独立的专科,有其独特的理论体系和专科技术。在解决老年人的健康问题的过程中,强调以科学理论为指导,以科学研究成果为依据,积累证据,揭示规律,正确认识老年人的生理和心理特点,保证所制定和实施的护理计划的合理性,严格执行操作规程,严格遵守工作制度,并以科学的态度不断累积,积极创新,探索老年护理的新理论、新方法。老年护理中坚持科学性,应该做到:①针对老年患者的特点,全面准确地掌握相关理论的全部条件和范围,保证理论与实践之间的统一性;②熟练掌握各种护理技术,操作准确,保证老人安全;③全面为老人负责,既要避免老人在不知情情况下进入试验性诊疗,又要防止老人及家属干扰治疗和护理的正常进行;④落实整体护理观念,躯体治疗和心理指导同步进行,提高老人的抗病意识和能力;⑤指导老人遵从医疗和护理方案,提高依从性。

### (二) 老年护理道德原则

护理人员的道德水平如何,关系到能否协调医生、护理人员、老人三者的关系,直接影响着服务质量。老年护理道德原则是护理人员在老年护理实践中需要遵循的道德原则,主要包括以下几点。

1. 关心  老年人年老体弱,缺乏自理能力,视、听、触、嗅等各种感觉减退。所以,在护理过程中,要热情关怀老人,尽力给予帮助,使老人处于康复所需的最佳心理和生理状态。要求医护人员做到"五知":一知主诉,二知不适,三知苦恼,四知生活不便,五知社会问题。详细了解老人病情、心理、个性和需要。根据需要加强床边护理,满足其合理要求,热忱为其服务。

2. 尊重  老年人操劳大半生,为国家、为家庭作出了贡献,理应受到尊重。尊重老年人,既能满足老年人心理需要,又能体现护理道德的风尚,也是社会主义道德的一个重要原则。护理人员要在护理工作中时时处处表现出对老人的尊敬和体谅,使老年患者产生安全感、信任感、亲切感、舒适感。

3. 主动  老年人常不能准确地说明自己的症状,对疾病的反应不敏感,容易延误或掩盖病情。这就要求护理人员必须主动观察,详尽掌握病史、症状和治疗反应,以及早发现问题;科学分析,主动与合作者沟通信息,以作出准确推断,及时处理危象和并发症。不因顾及个人得失和承担责任风险而置老人的病痛于不顾;不因疏忽大意而造成种种护理差错;不隐瞒事实,不说假话。

4. 平等  老年人享有平等接受医疗保健服务的权利。护理人员在任何情况下,都不应以社会职业、地位、民族、信仰、风俗、文化、性别、性格、态度、肤色、容貌等的不同而干扰和影响护理工作。不因病情重、职位低、态度坏、自我护理能力弱而疏远一些老年人,更不能利用老人求医治病心切,或医护职业的特殊作用而谋取私利,践踏护理道德原则。要一视同仁,公平公正地对待每一位老人。

### (三) 老年护理的道德要求

1. 护理及时  老年人出现健康问题的时间常模糊不清,有时即使病情危重,所表现出的症状和体征也不典型,给早期诊断、及时治疗、正确护理都带来一定的困难。因此,为老年人提供护理服务时,要专心致志,仔细观察老人生理和心理方面的微小变化,时时处处为老人的安全和舒适着想,完全符合老人的根本利益,才是道德的行为。任何粗心、疏忽,不专心致志而给老人带来不应有的损害,增加不应有的痛苦,不管主观动机如何都是不道德的。

2. 耐心冷静  老年人往往因为身心方面的原因,对自己的病史、症状、疗效等说不清楚,或者由于文化水平的限制,使老人听不懂护理人员的语言而答非所问或语无伦次,还有的老人因听力下降或失语等问题而影响沟通，或者抑郁烦躁等情绪表现突出。对待这样的老人，护理人员要耐心疏导，冷静处置，争取家属配合，共同做好工作。

3. **鼓励安慰** 老年人常因年老体衰或长期病痛折磨而引发悲观失望情绪，有时老人会选择放弃治疗，不配合执行各项护理措施，这些问题是不能依靠药物和手术来解决的。护理人员要给予老人悉心护理，多接近、多询问、多安慰和多鼓励。耐心细致地为老人调理生活，有的放矢地进行心理指导，准确无误地执行医嘱，准确地进行护理技术操作，使老人相信医护人员在尽全力解决他的健康问题，以此来帮助老人提高抗病能力和康复的自信心。

4. **虚心诚恳** 老年人阅历深、资格老、知识丰富，积累了较多的生活经验，有时会对护理工作提出个人的意见。护理人员要虚心诚恳地听取老人意见，谦逊和蔼地同老人沟通。对老人提出的合理建议和正确意见，应认真研究并及时付诸实施。对不能采纳的意见和建议，要耐心解释，讲清道理，以免造成误解和纠纷。对个别提出不合理要求的老人，要宽容对待，理解老人的行为，详细解释原因，取得老人的信任。

## 二、老年护理中的法律

随着我国各项法律的不断完善，老年人和护理人员运用法律手段保护自己的意识和行为能力都在逐步提高。老年护理的工作必然涉及法律问题，护理人员要认真学习相关法律法规，依法从业，保护老人和护理人员的合法权益。

### （一）老年护理人员的执业范围

越来越多的护理人员在老年人健康照顾服务中居领导地位。美国护理学会声称："老年人护理是医务工作中最具挑战性的专业之一。"1987年，美国护理学会界定了老年护理的执业范围有：①老年人健康和功能状态的评估，计划并提供适当的护理和其他健康服务，以及评估这些照顾服务的有效性。②强调增进日常活动的功能性能力。③促进、维持和恢复健康，包括心理健康。④预防和减少因急性或慢性疾病所造成的残障。⑤维持生命的尊严与舒适直到死亡。老年人护理着重在老年人及其家属两方面的照顾。

护理人员的角色除了照顾的提供者外，还要成为咨询者、经营者、研究者和管理者。护理人员工作的场所有医院、家庭、日间医院、老年人中心、康复部门、敬老院、日间照顾中心、保护性服务机构以及老年人门诊。此外，护理人员还要为老人的主要照顾者提供咨询和教育。

### （二）执业标准

随着老年人护理执业范围的扩展，老年专科护理不断成长。从法律方面来说，执业标准可以被用来作为护理人员在特殊专业领域中确认个人责任的指引。这个标准是一个概念框架，它提供护理人员有关老年专科护理人员能做什么和独特的贡献。

1. **设立执业标准的意义** 执业标准着重执业内容，它可以提供一个价值导向，告诉我们什么是执业中最重要的要素。执业标准可用于：①协助护理人员评价以及改善自己的工作；②当护理人员表现极佳的护理时，提供护理人员满足感；③提供客观的标准评估护理人员的表现；④决定临床护理人员的需要；⑤确认护理人员发展计划的需要和内容；⑥规划课程内容和评价学生的标准；⑦改善健康护理提供；⑧确立研究的重点。最有价值之处在于能够指引护理人员自我发展直到执业精熟的程度。

2. **老年护理执业标准内容** 目前我国尚无老年护理的执业标准，美国护理学会于1987年重新制定老年护理执业标准，明确了专业护理人员在提供老年护理服务时应负的责任。美国护理学会制订的老年护理执业标准，可以作为国内从事老年护理的专业人员的参考。

（1）老年护理服务的组织：所有的老年护理服务必须是有计划、有组织且是由专业护理人员执行管理。执行者必须具有学士以上学位且有老年护理及老年长期照护或急救机构的工作经验。

(2) 理论：老年护理人员参与理论的发展和检验以作为临床决策的基础，护理人员使用理论概念指引有效的护理工作。

(3) 收集资料：老年人的健康状态需要定期进行完整、详尽、正确且系统的评估。在健康评估中所获得的资料可以和健康照护小组的成员分享，包括老人及其家属。

(4) 护理诊断：护理人员根据健康评估所获得的资料为老人作出护理诊断。

(5) 护理计划及持续护理：护理人员与老人和参与照护老人的适当人选共同制定护理计划。计划包括共同的目标、优先顺序、护理方式以及评价方法，以满足老人治疗性、预防性、恢复性和康复性需求。护理计划可协助老人达到及维持最高程度的健康、安宁、生活质量和平静的死亡，并帮助老人得到持续的照顾，即使老人在不同地方居住也能获得持续照料，且在必要时修改。

(6) 护理措施：护理人员依据护理计划的指引提供护理措施，以恢复老人的功能性能力并且预防合并症和残障的发生。护理措施针对护理诊断且以老年护理理论为指导。

(7) 评价：护理人员持续地评价老人及家属对护理措施的反应，以决定完成目标的进度，并根据评价结果修正护理诊断和护理计划。

(8) 团队合作：护理人员与健康保健小组成员合作，在各种不同情况下给予老人照护服务。小组成员定期开会评价对老人及家属护理计划的有效性，并根据需要的改变调整护理计划。

(9) 研究：护理人员参与研究设计，以发展系统的老人护理知识，宣传并在临床应用研究成果。

(10) 伦理：护理人员使用美国护理学会所制定的"护理人员守则"作为临床伦理抉择的指引。

(11) 专业成长：护理人员不仅对护理专业的发展负有责任，而且应该对健康保健人员的专业成长做出贡献。护理人员参与团队的评论和其他评价方式以确保护理工作质量。

## (三) 老年护理中常见的法律问题

1. 执行医嘱　　医嘱是为老人施行诊断和治疗措施的依据，具有法律效应。在一般情况下，护理人员对医生下达的医嘱应不折不扣地执行，自主签改医嘱或无故不执行医嘱被认为是违法行为。但是护理人员若发现医嘱有明显错误，则有权拒绝执行。如果在护理人员提出明确申辩后，医生仍执意强制要求其执行，对由此而产生的一切不良后果，护理人员将不承担任何法律责任；反之，若明知该医嘱可能对老人造成损害却不提出，由此酿成的严重后果，将由护理人员与医生共同承担法律责任。

2. 护理操作　　护理人员执行的各项技术操作都有明确规范的操作规程。违反护理操作规程，不严格执行护理制度，是护理工作中引发法律问题最多的环节。例如，在护理操作中，没有认真执行"三查七对"制度，在查对药物名称时，只看头不看尾，只看包装不看药名；或者没有认真查对药物剂量、老人的姓名及床号等，都会造成差错而酿成伤害。因此，要求护理人员面对内容繁多的护理操作，既要有很强的责任心，工作细心认真，又要有扎实娴熟的临床操作技术，否则，就会给老人的治疗和康复带来危害。

3. 交流沟通　　在与老人沟通时出现的各种失误往往会导致法律问题的产生。如老人向护理人员讲述病情时，护理人员没有认真听，引起老人的不满，这就是对老人生命健康权的侵犯，若因此而延误了抢救时机，引起伤害，就是犯罪；又比如，护理人员没有较好地执行保护性医疗制度，向老人透露了不良的医疗后果，造成老人悲观失望，情绪抑郁，丧失治愈信心，甚至自杀；护理人员对老人的反常情绪或行为未认真观察，没有及时疏导，没有采取必要的防范措施而造成损伤性后果，护理人员应对此负一定的法律责任。

4. 疏忽大意　　护理工作内容繁多、琐碎，各项护理操作都与老人的治疗和康复息息相关，加上老年患者年老体弱，要求各项护理都必须细心认真，来不得半点疏忽大意，否则将会产生不良后果。例如，某护理人员在给一位老人用药后没有及时记录，造成老人重复用药；因疏忽大意而错给一位未做过青霉素过敏试验的老人注射了青霉素。若该老人幸好对青霉素无过敏反应,该护理人员只是犯了失职过错;若该老人对青霉素过敏,引起过敏性休克而死亡,则需追究该护理人员的法律责任。不按时为老人翻身,造成压疮;静脉输液时液体外漏于皮下,造成局部组织坏死;观察病情不细心,未按时巡视病房,病情变化或恶化时未能及时发现,失去抢救机会;执行医嘱不认真,抄错医嘱,遗忘医嘱等都是因疏忽大意造成的过失责任。

5. **护理记录** 临床护理记录是具有法律效力的医疗文件之一。它既是衡量护理质量高低的标准,又是医生观察治疗效果、调整治疗方案的主要依据。护理文件主要包括体温单、医嘱记录单、重危老人的监护记录,以及护理诊断、护理计划、护理措施和护理评价等护理专业记录。不认真记录或错记、漏记等均可能造成差错事故甚至犯罪。例如,体温曲线记录不全或失真可导致某一发热性疾病的误诊,甚至导致疾病的恶化。对脉搏的记录失真可影响对心力衰竭及其他疾病的正确判断。对大便次数记录不准,可使便秘老人延误治疗,引起病情恶化,甚至因用力排便引起脑出血死亡。

### (四) 老年护理中法律问题的防范

1. **增强法制意识** 从事老年护理的专业人员应当强化法制观念,认真学习相关的法律法规,明确专业活动与各项法律的关系,并将法律知识运用于老年护理实践中,依法从事老年护理实践,准确履行工作责任。

2. **规范护理行为** 制定和完善各项护理操作规范和质量标准,做好老年护理从业人员的岗位培训,保证每一位护理人员都掌握护理操作规程和质量标准,监督护理人员严格执行各项操作规范,严格质量监控。以此保证老人安全,防止法律纠纷的发生。

3. **建立良好的人际关系** 与老年人建立和维持良好的人际关系,是防止发生法律纠纷的有效措施之一。护理人员应尊重老人,与老人坦诚沟通,以极大的爱心、耐心,主动关心老人,以精湛的护理技艺为老人提供服务。应具备同理心,理解老人的言行,运用各种沟通技巧,获得老人的理解和支持。

4. **做好工作环境的管理** 安全而有保障的护理工作环境是保证护理质量的前提。专业人员应做好工作环境管理。配备适当数量和质量的专业人员,建立健全相应的工作制度及流程规范,各种设施完备且运行良好。强化专业人员的专业化培训,做好继续教育,帮助护理人员掌握专业发展的新知识和新技术。

5. **加强各专业间的合作** 老年护理工作需要多学科的共同合作,要强化各专业人员的合作意识,及时沟通,分享信息,澄清一些模糊不清的问题,保证老人的安全。

6. **做好护理文件记录** 护理文件是护理服务的实证性文件。要健全护理文件系统,及时、准确、详实地做好各项记录。一旦出现法律纠纷,客观详实的护理记录将成为重要的法律依据。

法律是强化护理管理,使老年护理专科走向法制化、规范化和科学化发展的重要保证。要不断强化老年护理专业人员的法律素养的培养,增强法制服务意识,自觉维护老年人及自身的正当权益。

## 第二节 老年护理中的伦理

### 一、护理伦理基本原则

#### (一) 护理伦理基本原则的含义

人们观察问题和处理问题的标准和准则称为原则。护理伦理学的基本原则是指在护理活动中用以调整护理人员与各相关人员之间相互关系的最基本的指导标准和准则,是衡量护理人员的道德品质和道德行为的最高标准。

护理伦理的基本原则是社会主义道德原则在护理领域中的具体体现,是护理伦理具体原则、规范、范畴的总纲和精髓,在护理伦理体系中处于首要地位,起主导作用。它是护理人员树立正确的道德观念,选择良好的护理道德行为,进行护理伦理评价和教育应遵循的原则。

### (二)护理伦理基本原则的内容

1981年召开了全国第一届医学伦理学学术会议,确立了社会主义医学伦理的基本原则——救死扶伤、防病治病,实行社会主义的人道主义,全心全意为人民的身心健康服务。

护理伦理是医学伦理的重要组成部分,离开了医学伦理的基本原则就不能归纳和概括出护理伦理的规范和范畴。因此,医学伦理的基本原则也就是护理伦理的基本原则。

1. 救死扶伤、防病治病　这是医疗卫生工作的根本任务,也是护理人员的重要职责,是医护人员完成全心全意为人民身心健康服务宗旨的具体途径和有效手段。护理人员的基本职责是:增进健康、预防疾病、恢复健康、减轻痛苦。护理人员要正确认识护理职责,树立正确的护理伦理价值观,在实践中把临床护理和预防保健护理工作相结合,生理护理和心理护理相结合,完成救死扶伤、防病治病,为人民身心健康服务的重任。

2. 实行社会主义的人道主义　社会主义的人道主义既继承了传统医学人道主义精华,又结合了新的历史时期给人道主义注入的新内涵,使其更为丰富。它体现了在社会主义制度下,对人的生命价值的尊重以及提高生命质量的重视。这一原则要求护理人员尊重患者的生命价值和人格。在工作中应不论患者病情的轻重,不论患者的民族、性别、职位高低、相貌美丑等应给予平等的对待,树立"以人为本"的理念,尊重和维护患者权利、人格和尊严,对患者一视同仁,平等相待,竭力提供优质的护理服务。

3. 全心全意为人民的身心健康服务　这是护理伦理的实质和核心,也是其根本宗旨所在,是护理人员工作的出发点和归宿。这一原则要求护理人员,首先明确服务对象是广大人民群众,而不是少数人;其次,明确服务目标既有为人民的身体健康服务,也有为人民的心理健康服务;第三,明确服务中要全心全意。因此,护理人员要树立高尚的职业道德,把患者的利益放在首位,刻苦钻研,在技术上精益求精,自觉服务。

## 二、护理伦理的具体原则

### (一)自主原则

自主原则是指尊重患者自己做决定的原则。在老年护理实践中,是指护理人员在为老年人提供护理服务之前,先向老人说明护理活动的目的、益处以及可能的结果,然后征求老人的意见,由老人自己做决定。自主权的建立有赖于正确的判断力,只适用于能作出理性决定的人。当老年人因各种原因出现认知功能障碍时,护理人员就要审慎对待老人的决定,不但不应给予自主权,反而应加以监督、保护。最常影响老人认知状况的疾病包括阿尔茨海默病、帕金森病、老年抑郁症等。

### (二)不伤害原则

不伤害是指不给老人带来完全可以避免的肉体和精神上的痛苦、损伤、疾病,甚至死亡,除了不伤害老人外,也包括不将老人置于受害的危险情境中。不伤害原则是一个相对的原则,这就要求护理人员在提供护理服务前应运用专业的知识技能和伦理规范,仔细评估,慎重考虑,权衡利弊,谨慎行事,预防可避免的伤害或将伤害减至最低。在工作中可能给老人造成伤害的行为有:护理人员业务知识和专业技能低下,对老人的请求置之不理;歧视、侮辱老人;拒绝给某些老人提供护理服务;不适当地限制老人的自由等。护理人员必须做到以下几点来避免伤害情况的发生:①培养为患者利益和健康考虑的动机和意向;②积极评估各项护理活动可能对老人造成的不良影响;③重视老人的愿望或利益；④提供最佳护理。

### (三) 公正原则

公正即公平，在医疗保健方面的公正是指每一位社会成员都具有平等享受或公平分配卫生资源的权利，而且对卫生资源的使用和分配，也具有参与决定的权利。在护理服务上，公正原则是指以公平合理的处世态度来对待老人及其家属和其他有关人员。这一原则要求护理人员要平等对待老人，尊重老人的人格尊严，以同样热忱的服务态度和认真负责的工作态度对待每位老人；任何老人的正当愿望和护理要求都应当予以尊重和满足；尊重和维护老人平等的基本医疗照护权。护理人员还要公正分配卫生资源。不能因个人的喜好与否或迫于某种外在的压力而有所改变。也不能将年龄、对社会的贡献等作为决策的影响因素，否则，就有失公正。

### (四) 诚实

诚实原则是指护理人员应该诚实地面对自己在照顾老人时应有的责任与义务。也就是在护理的过程中，医护人员应对自己的能力有所了解，不能对自己的能力有任何隐瞒。当老人需要护理时，护理人员应将老人的需求放在第一位，尽自己的全力提供服务，不能因为个人的好恶、情绪的好坏而提供不同程度的护理，无论老人的背景如何都应当提供自己所能达到的最高质量的服务。让老人相信护理人员会全力照顾他，他所获得的护理服务都是正确、适当的。

## 三、老年护理常见的伦理问题

关于老年护理伦理问题的讨论常限于学术界，在法律上没有明确的规范，使得临床护理人员常面临一些伦理难题。参考各国经验并结合典型案例，美国于1991年12月1日通过了"患者自决法案(the patient self determination act)"，这个法案的通过给予了临床医护人员行动的标准。在法案中对以下常见伦理问题作了规定。

### (一) 患者自决法案

1. 适用对象和时机　包括：①当患者入院时；②当护理之家的所有服务对象都迁入时；③非技术性的护理之家或疗养机构所有迁入的居民；④安宁护理机构所有参与安宁护理计划者。

2. 健康护理服务者的义务　包括：①应设有"预先声明"的书面文件、书写规范和相关医院政策；②提供患者的书面数据，告知在法律保护下，他或她应有的权利，包括接受或拒绝治疗的权利和设立"预先声明"的权利；③在病历上明确注明患者已经或不愿立下"预先声明"。④对机构内所有的医护人员进行有关"预先声明"的相关知识的教育。

3. 政府的义务　包括：①公布有关"预先声明"的文字资料和正式的法规资料文件；②提供相关教育和咨询给各大医院、院所。

### (二) 同意书

同意书表面上是对病情或医疗程序的解释，要求患者签名的书面文件，实际上涉及很多的法律和伦理上的问题。同意书需要依据法律程序和伦理要求而设立，用以确保医疗照护体系在提供健康护理的过程中尊重老人的自主权。任何医疗行为的实施或决定都应该符合下列情形：①患者应该有能力作决定或判断；②这个决定应出自自愿，而不是受胁迫的；③患者应该清楚地了解接受治疗和不接受治疗，对疾病本身或病程进展的好处或危险性。

### (三) 隐私权

隐私权是指一个人对自己的生命、生活、自由、财产有充分保密的权利，而且这个权利是受保护的。所以，没有经过患者的同意，医护人员或医疗照护机构不可以将患者的信息公布或拿来利用，病历或任何有关患者的病情、检查结果等，都不可以对外泄露，否则就是对隐私权的伤害。

### (四)决定力

决定力是指一个人有权为自己做决定,但是要由心智功能正常的人来为自己所处的情境做决定,这种情境下所做的决定是法律所接受或认同的。护理工作中,常需要患者进行的决定是接受或拒绝某一项治疗。在做出决定前,需要充分了解自己的状况、危险性和好处,因为这些决定常常是生死攸关的决定,一定要由一个有决定力的人来决定,再签署同意书。否则,即使签下同意书也不为法律所保护。

### (五)拒绝急救声明

拒绝急救声明是指患者在濒死之际可以有拒绝被急救的权利,患者立下"拒绝急救声明"的过程非常严谨,需要2位以上的证人,而且经公证后方可生效,取消声明非常简单,只要老年人在任何时候口头表示接受急救,所签下的拒绝急救声明即刻失效,这是对生命权和自主权的尊重。

### (六)预立遗嘱

预立遗嘱是指要老人签下一个文件,说明当自己不具有决定力时,所希望得到的医疗照顾或治疗。这一文件能够在老人病危或无能力做出决定时帮助老人,以落实老年人的自主权。

### (七)预先声明

预先声明是当一个人有能力为自己做决定时对自己所希望获得的治疗方案或医疗处置作一个预先的指示或说明,这种声明可以是正式的,也可以是非正式的。正式的预先声明就是"预立遗嘱"或找一位法律上的代理人,当自己变得没有决策力时,为自己做决定。非正式的预先声明可以是任何方式,例如口头向医师或家人表达的个人意愿,但是,只有正式的预先声明才具有法律效力。

## 四、老年人的护理伦理问题的处理策略

### (一)面对不具有决定力的老人时的处理策略

(1) 如果老人在具有决定能力时签下了预先声明或预立遗嘱,即使后来老人变得没有决定力,护理人员也应尽可能地遵照老人的意愿而不是遵照家属的意愿处理老人的事情。

(2) 如果老人没有了决定能力,却没有签下任何声明,则应该将这个决定权保留给家属。

(3) 如果家属无法为老人做决定,或所做的决定对老人有相当不利的影响,老人的决定权则交由法院监督,或者由法院指派监护人为老人做出最佳决定。

(4) 如果是在紧急情况下或者老人无监护人,本人又失去了决定力,必要时为老人提供健康护理的专业人员可以为老年人提供最佳的建议。

### (二)面对难以决策的家属时的处理策略

(1) 当老人失去决定能力,决定权落在家属手中时,常会给家属造成极大的心理压力。包括护理人员在内的所有的医疗专业人员可以参与决策过程,提供专业的意见和护理过程中对老人的了解,以协助他们做出最有利于老人的决定。

(2) 医疗专业人员在提供意见时,应该使用通俗的语言,避免使用难懂的专业词汇或术语,以免造成家属对老人病情的误解而做出不恰当的决定。

(3) 给予家属一定的时间去商议,并要求尽快将结果告知医护人员,以免老人的病情再发生改变;保证在决策过程中,医护人员全力提供必要的咨询支持。

医护人员虽然经过长期的专业培养,并不代表就可以轻松处理医学伦理或医学道德问题。面对伦理难题,可能永远都没有最佳答案。随着老龄化进程的加速,多种老年护理服务机构的出现,需要加强对老年伦理问题的关注。

# 第三节 老年护理中的人际沟通

## 一、衰老对沟通的影响

老年人随着机体的生理性老化,感觉器官的功能也逐渐减退或出现病变,如老年性白内障、青光眼、黄斑变性、糖尿病视网膜病变、眼底血管性病变以及老年性聋等,加上老年患者的记忆力下降,将严重影响患者与他人的沟通。下列因素对老年人的沟通产生影响。

1. 感、知觉功能降低　随着年龄的逐渐增加,老年人听力、视力等各种感知觉功能均渐进性减退,使老年人接受信息的能力减弱和变慢,所以老年人对信息的反应速度变慢,在一定程度上影响与他人沟通的能力。

2. 认知功能减退　一方面,机体老化和多种疾病的影响,尤其像高血压、脑供血不足等心脑血管疾病和神经系统疾病都能引起老年人记忆力减退、注意力不易集中、易疲劳等,影响老年人对某些信息的记忆和回忆,从而影响沟通效果。另一方面,随年龄的不断增加,机体对内外环境的适应能力降低,在接受信息时往往反应迟钝。总体来说,老年人对外界事物的灵敏性和反应速度下降,在不同程度上影响了老年人与他人的沟通。

3. 性格的变化　老年人的性格基本稳定不变,即有较强的对传统习惯、作风的保持性,常表现为保守、固执、顽强、容易怀旧但做事周到有条理、处事沉稳、谨慎;虽反应欠灵活、思维较缓慢,但经验丰富,对事物的判断准确。因此,老年人经常表现出沉默或多言,从而影响有效的沟通。

4. 情绪不稳定　老年人的情绪容易发生改变,可以影响信息的传递,如气愤时容易恶语伤人,兴奋时容易口无遮拦,低落时容易缄默不语,这些都会影响沟通效果。由于衰老和各种生理性疾病有时会引起老人出现不良的情绪状态,如焦虑、紧张、自卑、恐惧、孤独等,影响了老年人与人沟通时的信心,也影响老人对各种信息反应的敏感度。

## 二、与老年人沟通的技巧

老年人的生理、心理变化对沟通的建立和维持产生一定的影响,护理人员需要掌握必要的沟通交流技巧以达到有效的沟通。

### (一)语言沟通的技巧

语言沟通有口语沟通和书面沟通两种形式。口语的沟通方式有面谈、电话访问、通过录音机和电视等。书面沟通一般通过信件、记录和书籍等方式进行。语言性的沟通能精练、清楚、迅速地将信息传达给对方,但在沟通中一定要考虑沟通对象的个体特征,增强针对性,才会使沟通更有效。

1. 了解老人的语言表达特点　随着年龄的增加,老人的人格特征可能会变得比较内向和退缩,很多老人不愿意参与社会活动,更愿意一个人独处,与自己的内心交流。护理人员要了解老人的个性特征和表达习惯,采用恰当的方式与老人沟通。通常,性格外向的老人愿意选择口语沟通来表达情感和参与社交活动,而性格内向的老人更适合采用书信方式来表达自我。护理人员应为老人提供足够的交流机会,创造轻松的语言环境,鼓励老人主动沟通,畅所欲言。

2. 适当地采用电话访问　电话交流不受地理位置的限制,特别对患有某种疾病,行动不便的老人则更适用。交流的双方最好能建立彼此之间习惯性的电话问候与时间表,这样会使老人感觉到参与社会活动的喜悦。若有可视电话,则更能营造良好的沟通氛围。电话访问时应首先了解对方的作息规律、生活习惯等,尽可能避开老人用餐、睡眠或休息的时间。若有可能,可以邀请亲朋好友定期轮流给老人打电话,以此分享经验或讨论问题。

当老人有听力障碍、失语症或定向力混乱时,电话访问需要特别耐心并采用有效的方法以保证效果。例如:使用计速器提醒自己控制语速,尽可能吐字清楚;要求失语症的老人以他们特定的方式反馈,如敲听筒来表明接收到了信息。对于认知渐进性障碍的老人,在沟通开始时,需要明确介绍自己,说清与老人的关系,告知老人此次电话访问的目的。为减少误解的发生,还需以书信形式复述上述信息。对听力障碍的老人应鼓励安装电话扩音设备,以帮助老人听清信息。

### (二)非语言沟通技巧

非语言沟通更能够准确表达老人的真实感受和意愿,特别是对因渐进性的认知障碍而越来越无法表达和理解信息的老人更为重要。护理人员要达到持续的沟通,分享和了解老年人的思考、需要与感觉,必须强化非语言沟通技巧。

1. 触摸　触摸是非语言交流的特殊形式,护理人员在适当的时机或范围内给予老人触摸行为,如握手、抚摸身体的适当部位,可使老人感到关怀和慰藉。当老人伤心或害怕时,特别需要温暖而关爱的触摸。护理人员拍拍老人肩膀,可以具有传达陪伴与关爱,减低社会隔离与增加交流效果的作用。已有研究证明,触摸是老年人与外界沟通的最佳途径。

然而,如果触摸使用不当,可能会增加躁动,诱发性爱感受,刺激原始反射,或触犯老人尊严等。事实上,不少老人常常处于意识不清的状态,而容易对触摸产生误解。因此,在运用触摸技巧时应注意以下几点。

(1) 维护老人的尊严与尊重其社会文化背景:体格检查涉及老人隐私时,应征得老人的允许。认真细致地了解老人的民族禁忌、风俗习惯和文化背景,以避免因触摸不当而造成老年人不受尊重的感觉。

(2) 注意观察老人对触摸的反应:触摸应该在相互认识的基础上运用,并注意观察老人对触摸的接受程度。如果老人在被触摸后出现神情紧张或者身体僵硬,表明老人不适应被触摸。相反,如果老人被触摸后表现得轻松自然,则表示触摸被有效接受。

(3) 根据情境采取不同的触摸形式:只有采取与老人的情绪和环境场合相一致的触摸,才有可能得到积极的效果。例如,当老人得知了一个悲痛的消息,此时轻轻挽住老人的臂膀,可以使老人得到慰藉。当老人情绪激动、一脸怒气需要发泄时,采用这样的触摸就会适得其反。此时让他发泄愤怒比安慰的效果更好。

(4) 选择适当的部位:触摸身体不同部位具有不同的含义。一般面部、颈部、前胸为敏感区,生殖器为隐私区,口、手腕和足为需要经过允许而触摸区,而最易被接受的触摸部位是手,握手是最不受威胁的触摸,其他可以触摸的部位有手臂、肩、背。大部分老年人忌讳被触摸头部,护理人员应该慎重对待。

(5) 恰当的触摸方式和时机:护理人员可以在为老人提供护理服务的过程中,利用一些自然产生的触摸机会。例如,迎送老人、搀扶老人行走、帮助老人盥洗、按摩身体局部等,给予关怀性和慰藉性的触摸。通过专业护理活动与老年人直接接触,避免了双方的紧张。

(6) 避免老人受到威胁或受到刺激:护理人员要控制好触摸的力度,触摸要轻柔、不犹豫,显得稳重、坦诚,表达对老年人的关心和支持,真正起到给予老人保护、安抚、鼓励等积极作用。不要过度拉扯和摩擦,以免损伤皮肤。也不要过轻,会让老人感觉不情愿的触摸而影响相互的信赖。对于视力、听力逐渐减退的老人,因为对周围环境感觉不敏感,突然的触摸容易惊吓到老人。所以,触摸前要让老人感觉到护理人员已经来到近前,让老人感觉到护理人员的善意,并且尽量选择从功能良好的健侧接触老人。切忌突然从背后或患侧触摸。

(7) 正确对待老人给予的触摸:老年人作为长者,常常以抚摸表达对年轻人的关爱、肯定和鼓励,对他人表示谢意,甚至对医护人员表示请求帮助等。因此在护理服务过程中,要善意和正确理解老年人对护理人员的触摸,如拍肩、摸头、拉手等,不要误解或恶意理解老人意图。

2. **身体姿势** 适当的身体姿势可以有效地辅助语言的表达。在与老人沟通时,要仔细观察老人的身体姿势,理解老人试图表达的含义,必要时要加以核实,以确保信息真实。另一方面,护理人员要适度使用身体姿势,并配合语言交流,以保证老人真正理解信息内容。因此,与老人沟通时,要面对老人,既能看清老人的身体姿势,也能让老人看到我们的身体姿势,鼓励老人运用身体语言,以利于双向沟通。日常生活中能有效强化沟通内容且常见的身体姿势有:挥手问好或再见;招手做动作;伸手指出物品所在地,或伸手指认自己或他人;模仿和加大动作以指出日常活动,如洗手、刷牙、梳头、喝水、吃饭;挽着老人的手臂或让老人的手轻轻勾住护理人员的手肘,协助老人察觉同行的方向等。

3. **倾听** 有些老年人一直说话的原因是当他们能听到自己的声音时会感到安全。护理人员专心倾听老人的诉说,不仅能减轻老人的心理负担,消除紧张、焦虑等不良情绪反应,而且有利于沟通双方良好关系的形成与发展。与老人沟通时需要耐心地倾听并注意以下几点。

(1) 良好的态度:倾听是有效地用脑、眼、耳和心的过程。倾听老人谈话时,要心神专注,保持目光的接触,表情平和,表现出对老人所谈内容的极大兴趣。不能有注意力不集中的表现,如精神涣散、眼神游离、看表、与他人谈话或打断对方的谈话等。

(2) 核实信息的准确性:护理人员在听老人陈述时,还要注意观察其非语言的信息,以便对老人所谈的问题作全面深入的了解。如有模糊不清的信息,应通过进一步的询问,核实信息的准确性。

(3) 及时回应:对老人所发出的信息,要给予适时适度的回应,表明护理人员在认真倾听老人的讲述,并准确理解了其中的含义。给出的回应要与老人的信息相匹配,表示出护理人员对老人的同情、理解、支持、帮助等。面部表情要自然平和,声音平缓,身体略前倾,表示对老人的关注。适时鼓励与协助老人表达他们的担心和挫败,减轻其烦躁,并帮助护理人员判断老人对疾病的反应等。

### (三) 促进有效沟通的方法

1. **促进语言沟通的方法**

(1) 使用适宜的称谓称呼老人,需要经对方允许才能使用其姓名。

(2) 用词要通俗易懂,尽量使用全名或增加相关说明,避免代名词、抽象或专业术语。当老人表达出不恰当或不正确的信息和意见时,千万不可辩解或当场让老人困窘。没有完全理解谈话内容时,要直言澄清,不要轻易下结论和轻易回答。

(3) 经常向老人做自我介绍,说明彼此的关系和其他相关信息,以增强老人对环境的认识。

(4) 语言要简短得体,一次只发出一个指示,尽量将连续动作分解成几个单个的步骤,便于老人执行,如"取出一片药——端水杯——服药"。如果需要老人作出选择,一次最多给出两个备选内容,避免老人在理解上困扰。

(5) 主动倾听并畅所欲言的同时,可以适度使用幽默语言,以吸引老年人对谈话的注意力。

2. **促进非语言沟通的方法**

(1) 沟通环境应安静、光线自然充足、安全、温湿度适宜,护理人员在老人的视野内,与老人目光接触。护理人员不应在老人的面前与他人耳语或使用手势,以免老人产生不适当的联想。

(2) 保持对老人尊重的态度和稳定的情绪,适当引导老年人交流。在谈话中要有效控制个人的情绪反应,并留意老人的面部表情和身体语言。如果老人的情绪低落,可以适当转移注意力,耐心听取老人的表述。回应时要语调平和,音量适当,切勿大喊大叫,以免被老人误解而引起不良情绪。

(3) 提倡运用非语言交流方式辅助回答老人,如点头、拍拍老人的手或肩等表示认同或支持。

(4) 适当采用一些辅助物品,如日历、钟表、画报、图表等提示老人,降低老人记忆力减退对沟通效果的影响。采用辅助物品时注意:①字体颜色与背景颜色呈鲜明的对比色,且字体要大。②针对重要词语,增加辅助说明。③尽可能不用专业术语而使用一般用词,如必须使用专业术语,要给出词义的通俗解释。④运用简明的图表、模型或图片来解释必要的过程。⑤运用核对标签,如在小卡片上列出每日健康流程该做的事,并且贴于常见的地方。⑥以问答方式或特殊案例介绍健康信息。

### (四) 促进正向沟通的技巧

米勒(Miller)提出许多促进正向沟通的技巧,分述如下。

1. 展开会谈的话题

(1) 您有没有想过上次所讨论的事?

(2) 您今天想谈些什么呢? 由您做主好了。

(3) 您可以告诉我您现在想什么吗?

2. 鼓励进一步沟通的话题

(1) 您对这件事的看法如何? 为什么您会这样想?

(2) 这件事究竟怎么回事? 我不太明白,您可否再讲详细点儿?

(3) 非常好的见解,您打算怎么去做呢?

(4) 您觉得以前为什么会这样做? 那以后打算怎样去做呢?

(5) 您觉得他为什么这样对您? 您的感受是什么?

(6) 假设我是您女儿,您试着告诉我您想说的话,好吗?

(7) 您好像很生气,要不要谈谈究竟怎么回事?

(8) 您再多讲一点好吗? ……对呀! 然后呢?

3. 应对沟通中的沉默

(1) 鼓励的眼神或表示了解的点头或握住老人的手。

(2) 当老人讲完时,回答:是,我了解,还有呢,嗯,但是……等待老人再说话。

(3) 适时重复老人最后说的话或其中几个字,表示还要继续下去。

4. 避免妨碍沟通的对话方式

(1) 劝告或建议式:"我认为你最好去打电话给他"这样容易促成老人依赖他人的决定。

(2) 争论式:"事实明摆在眼前,你还……"这样的语句令老人反感或不敢说出自己的主张。

(3) 说教式:"明理的老人是不会这样做的"这会令老人感到羞愧、不悦。

(4) 分析式:"你就是怕配偶遗弃你"这会令老人不安、愤怒。

(5) 批判式:"你偷吃,所以血糖才这么高"这会使老人自卑、无望。

(6) 命令式:"时间到了,快去洗澡"这种命令的口气容易引起老人的抗拒、反感。

(7) 警告式:"再这样吵,就关掉电视"这会使老人更不合作。

(8) 责问式:"你怎么可以不按时服药"这会让老人觉得自己无能力、不被信任。

(9) 转移话题:"没时间了,我要忙别的事儿了"令老人感到自己不被重视。

在日常生活中,这些情景可能发生在忙碌或不经意时,所以,有效沟通需要不断地评估和修正。

## 第四节 老年护理中的健康教育

### 一、老年健康教育的方法和形式

#### (一) 老年人健康教育的方法

1. 健康咨询 健康咨询是一种被老年人广泛使用的健康教育方法,可以分为口头咨询、通讯咨询和媒体咨询等。

(1) 口头咨询:口头咨询是最适宜老年人使用的健康教育方法。根据每位老人需求的不同,有针对性地进行面对面讲解、解释、安慰、指导,不仅能帮助老人了解健康知识,也能体现对老人的关心,从而满足老人的心理需求。口头咨询对环境的要求较低,既可以设立咨询门诊,也可设咨询台,或者由提供导诊服务、候诊服务的人员兼职进行。开展健康咨询时,要注意以下几点:①有针对性地回答问题。咨询人员要仔细聆听老人的问题,快速思考答案,提供恰当的信息。②兼顾老人的身心特点。回答咨询要考虑到老人的承受能力,尽可能多地提供希望。③选择适宜的场所。根据咨询内容选择合适的场所,对涉及老人隐私的问题要注意保密。④提供咨询者要注意谈话的技巧。护理人员要真诚对待老人,回答问题准确。对自己当时回答不了的问题,要如实相告,并提供今后的答复渠道。

(2) 媒体咨询:就是通过媒体如广播、电视、网络等开设的健康咨询栏目,针对老年人的共性问题进行咨询教育,有条件的地方可以配合咨询热线,为老年人提供选择性的健康教育。

(3) 通信咨询:就是利用当代的高科技手段及发达的通信网络,通过通信设备为老人提供健康咨询服务,如信息、电话、语音提示等。

2. **老年保健讲座**　老年保健讲座可以对老年人进行系统的健康教育。通常是在特定的区域内,根据该地区的健康问题或某一特定老年人群的健康需求,有计划、有目的地针对老年人开展健康知识讲座,要求有教学计划、有专业教职人员、有专门的学习资料。可以在老年大学中进行,也可以在工厂、社团等组织中进行。为老人讲授健康知识。需要注意:①内容选择:根据老年人的需要或常见健康问题设计内容,且考虑老年人的文化水平,选择采用大众化、口语化的表达方式,避免专业术语,多结合日常生活中的事例说明和解释。②环境选择:注意调整教室的温度、湿度、通风、采光等,且连续讲授时间控制在15~20 min,提供讲授讲义或提纲。③技巧选择:为老人讲授时要注意放慢语速,提高音量,吐字清晰,配合非语言的表达,如手势、表情、眼神等,充分利用各种辅助教具,如图片、模型、多媒体资料等增强讲授效果。

3. **老年健康座谈会**　健康座谈会通常由专业人员组织实施,参与的老年人有相似的健康问题,召开座谈会可以帮助专业人员全面了解此类老人的健康需求,帮助他们制定有针对性的健康计划。参与座谈会的老人之间也可以相互交流经验,提供相互的支持。例如,组织患有糖尿病的老人召开的健康座谈会,可以指导老人控制血糖的具体措施,并针对老人的个体化问题提供帮助。组织老年人召开健康座谈会需要注意:①做好充分准备:拟定提纲,准备好座谈会主题的相关内容,了解参加座谈会老人的身体状况、精神状态、文化程度、社会背景、患病过程等。②按计划安排会议进程:组织者要执行拟定的计划,保证内容完整,重点突出。③鼓励老人积极参与:座谈会期间注意座位的安排要便于与会者参与,人数一般控制在8~10人,营造宽松平等的谈话氛围,尊重每一位老人的提问,向老人提出问题时先采用封闭式提问,后采用开放式提问。④恰当地结束谈话:谈话主题完成后,要选择恰当的方式结束谈话,给老人留下美好印象。

4. **老年健康教育宣传栏**　在老年人活动比较集中的场所,如老年大学、老年活动中心、老年人聚集居住区等地,开辟宣传栏,针对老年人的共性问题,利用文字、图片等向老人宣传普及卫生保健知识。宣传栏的内容可以定期或不定期更换,也可以针对老人当前的问题有针对性地组织教育内容。教育内容应通俗易懂、赏心悦目。注意选择好宣传栏设置地点,争取更多的老人有机会看到宣传内容,且对一些重点内容加以标注,提示老人重点阅读。

5. **健康书籍和报刊**　健康书籍和报刊适宜老年人自由选择时间阅读,尤其是有针对性地专刊更受老人的欢迎。利用书籍和报刊对老人进行健康教育时,必须为老年人创造有利的学习、阅读条件,如组织老人订阅报刊,在老人活动室陈列适宜老人阅读的各种书籍和报刊,在医院、社区服务中心等场所提供免费阅读的教育材料。也可在其他类型的报刊中设立健康专栏,针对老年人共同关心的问题进行解答和保健指导。鼓励老人阅读保健类书籍和报刊时应注意:①要根据老人的阅读能力选择适当难度的读物,强调读物的科普化和针对性。②向老人推荐读物时要说明读物的特点、阅读时应注意的问题、其中的重点内容、如何做好读书笔记等,还要指导老人制定阅读计划,循序渐进,不要急于求成。③及时了解阅读效果。护理人员可以通过多种方式了解老人的阅读效果,如果发现老人仍然对某些问题模糊不清,还可以推荐老人阅读其他更有针对性的书籍,或者将问题集中起来,由专业人员答疑。

6. 老年保健展览  根据老年保健的内容,用图表、图画、照片、模型、实物等形式举办老年保健展览。如果在展览期间再辅以健康咨询或放映电视、电影,则效果更为显著。展览物品的制作要精良,突出主要特征和关键步骤。在展览时要选择好摆放位置,保证老人能够看清楚展览的全部内容,特别是细节和重点部分,必要时要有专人提示。若是展览配合讲解,要选择合适的时机展示。若演示操作流程,要尽量简化操作步骤和方法,方便老人学习。

### (二) 老年健康教育的组织形式

1. 地方行政管理部门与健康教育专业机构共建的组织网络  以地区为单位,与当地的老干部管理局、老年协会、老年大学或居委会、社会团体配合,充分发挥社区卫生服务机构、社会团体等的主观能动性,引导大家参与到老年保健健康教育中来。通常以健康教育专业机构和人员为骨干,以医疗机构为主体,充分利用现行的卫生保健体系形成纵向网络;或者以社区各单位协同参加,形成健康教育的横向网络。这些组织网络形式的职责就是为老年人开展各种健康教育活动。

2. 利用老年人的专门组织开展健康教育  有许多专门为老年人设立的组织机构,如老年大学、老年协会、老年活动中心、单位的退休职工管理部门等,这些都可以成为老年健康教育基地,开展不同形式的健康教育。

3. 利用社会力量开展健康教育  利用广播、电视、报刊等途径,可以经常向老人传播健康知识。还可以开展多种形式的活动,如评选健康老人、为百岁老人庆生等活动,宣传保健知识和防病治病的知识。

## 二、老年健康教育的内容和原则

### (一) 老年健康教育内容

1. 日常生活保健常识  老年人的生理功能降低,以及日常生活中的不良卫生习惯,是引发某些老年易患疾病的重要因素。如果能指导老人建立科学的生活方式,在日常生活中养成良好习惯,就会降低患病的风险。

2. 心理保健常识  心理健康是老人保健的重要内容,重视老年人的心理特点,理解老人的心理变化,指导老人调整个人的心理状态,可以帮助老人维持良好的情绪和心境,对维护健康有着重要意义。

3. 体育锻炼及其安全常识  体育锻炼对老年人保持健康非常重要。有规律、持之以恒的锻炼可以增强老年人身体各系统的功能,延缓身体老化,增强体质。也可以充实生活内容,增加户外活动时间,使老人心情舒畅、精神饱满。因此,体育锻炼是帮助老人达到健康长寿的重要途径。

4. 疾病防治知识  随着年龄的增长和生理功能的减退,老人容易患有各系统疾病,在身体上和精神上带来很大痛苦,甚至威胁老人生命。对老年人开展常见病、多发病、慢性病的防治知识教育,让老年人学会积极防治疾病的方法,不仅有利于老年人的自我保健、增强体质、减少疾病、延年益寿、提高生活质量,还有利于国家经济和社会发展。

5. 合理用药知识  老年人的患病率要远远高于一般人群,有的老人会同时患有多种疾病,大多是慢性病,需要长期服药控制疾病进展。因为老人服药种类多、时间长,容易发生错服、漏服等意外,也不容易坚持服药。因此,需要对老人加强合理用药知识的教育。通常合理用药知识包括:老人常用药物的名称、作用、剂量、用法、注意事项等;常用药物的药效正常反应和异常反应;药物的相互影响;合理用药的方法;药物的贮存方法;发生服药意外后的处理等。

6. 死亡教育　老年人会更明显地感受到死亡的临近,需要指导他们如何看待生命的终结,以更平和的心态度过每一天,充实自己的生活,提高生活质量。

### (二) 老年人健康教育的原则

1. 引导原则　老年人不仅生理功能减退,而且个性和心理也会相应发生改变,再加上老年人所处的环境、所受的教育以及经历不同,因而对待老年时期的生活和环境等往往持不同的态度。有些老人遇到挫折时,产生悲观、消极、孤独、固执等各种不同的心态。因此,在为老年人进行健康教育的过程中,要针对老年人的不同状况,采用引导的方法,使他们正确对待衰老这一自然规律,树立正确的人生观,保持乐观、开朗的情绪,提高对健康教育的认识,自觉接受健康指导。

2. 劝说原则　老年人往往有多年形成的生活习惯,有些尽管不利于身体健康,也不容易改变。在健康教育过程中,护理人员要详细介绍各种保健知识和行为,耐心回答老人的各种问题,劝导老人相信科学,鼓励老人自觉将健康知识运用到生活中,如改变不良饮食习惯、戒烟限酒等,帮助老人逐步形成健康的生活方式。

3. 实用原则　老年人的健康教育要从老年人的实际需要出发,讲究实用性。根据老人的需要,向他们介绍能解决实际问题的健康知识。有研究证实,老年人对保护健康和安全的需要最为迫切。

4. 经济原则　老年人退休以后,社会角色发生改变,通常经济收入比起在职时有所减少,有的需要儿女的接济。针对老年人进行的健康教育,要考虑老人的经济承受能力,健康教育所提倡的保健措施应当是廉价高效,以便老人更好地运用。

5. 可操作原则　为老人进行的健康教育不应当只停留在理论和概念中,要把一些知识转化成老人可以看得见、摸得到的可操作的方法,增强老人的感性认识。如预防高血压疾病的措施之一是控制盐量,每日6g盐的概念要转化为指导老人在烹饪时究竟如何掌握盐的用量,组织老人亲身实践,保证健康教育效果。

## 三、老年健康教育的程序

老年健康教育是实施者与教育对象之间相互沟通、教学相长的学习过程。其程序是运用健康教育原理和方法有计划地开展健康教育活动的过程,通常包括以下步骤。

### (一) 老年人教育需求评估

评估教育需求,就是通过调查分析,了解教育对象需要学习什么知识或者获得何种技能的过程,这是实施健康教育的必要前提。评估内容包括受教育老人的学习需求、学习能力(如文化程度、阅读能力、理解能力等)、体力及运动能力等;家庭和社区环境中对老人的影响因素;社区老年人的整体概况,如老人数量、性别比例等。一般通过社区调查获得相应的信息。

### (二) 制定教育计划

根据评估结果制定教育计划。首先制定教育目标,制定教育目标要针对老人的个体差异,制定出不同老人的教育目标。目标应具体、明确和可测量,表明需要改变的行为、要达到目标的程度及预计时间。通常包含认知目标、情感目标和技能目标。明确教育目标后,再制定出实现目标的各项措施并做出相应的部署。计划应有具体、详细的安排,如内容进度、方法、时间、所需教学设备和教学资料等。计划应根据资源状况协调制定,并不断完善和修订,使计划更切实可行。

### (三) 实施计划

在实施教育计划前,应对实施健康教育的人员作相应的培训,使他们详细了解教育目标、计划和具体任务。在实施计划的过程中,要认真执行教育计划,落实计划的各项工作,注意各部门间的相互配合,并及时了解教育效果,以便及时调整教育计划。

### (四) 效果评价

健康教育评价需要贯穿在健康教育活动的全过程,评价的目的在于及时修改和调整教育计划、改进教育方法、完善教育手段等。老年人的健康教育评价可以分为过程评价和结果评价。

过程评价包括监测、评估健康教育执行过程中的各项活动是否按照计划要求进行,教育实施是否取得预期效果等。评价内容一般包括该教育项目是否被受教育的老年人所接受;教育计划的执行情况;教育材料的使用情况;人员出席情况;信息反馈系统的运行情况;影响教育计划执行的因素等。评价方法一般采用观察法、会议交流法、调查法等进行定量和定性的评价。

结果评价是针对健康教育活动的作用和最终效果进行评价,分为近期效果评价、中期效果评价和远期效果评价。近期评价主要评价老年人在知识、态度方面的变化,主要的指标有健康知识的知晓率、健康知识的合格率、健康知识的平均分数、健康信念形成率等。中期效果评价主要评价老年人行为的改变,评价指标主要有健康行为形成率和行为改变率。远期效果评价主要评价老年人在健康教育实施后产生的远期效应,主要指标有老年人群的健康状况、生活质量的变化等。

## 复习题

【*A 型题*】

1. 下列哪项说明了老年护理道德的福利性? ( )
   A. 老年人慢性病多护理难度增大    B. 老年人危重病多需要护理人员精心服务
   C. 为老年人提供服务需要以科学理论为指导    D. 老年护理是社会制度优越性的体现
   E. 老年护理要不断探索新理论新方法

2. 下列哪项不是老年护理道德具有艰巨性的原因? ( )
   A. 老年人自理能力减弱    B. 老年人疑虑多    C. 老年人危重病多
   D. 老年人慢性病多    E. 老年人感知觉障碍

3. 下列哪项不是老年护理道德原则? ( )
   A. 关心    B. 创新    C. 主动    D. 平等    E. 尊重

4. 要求护理人员在为老年人提供服务时做到"五知",遵循的老年护理道德原则是: ( )
   A. 关心    B. 主动    C. 平等    D. 尊重    E. 慎独

5. 下列哪项不是老年护理的道德要求? ( )
   A. 护理及时    B. 耐心冷静    C. 鼓励安慰    D. 虚心诚恳    E. 技术精湛

6. 下列哪项不是美国护理学会 1987 年界定的老年护理的执业范围? ( )
   A. 老年人健康问题的评估、计划和提供护理措施和评价效果
   B. 增进日常活动的功能性能力
   C. 促进、维持和恢复身心健康
   D. 预防各种传染性疾病的传播
   E. 维持生命的尊严与舒适直到死亡

7. 美国护理协会 1987 年制定的护理执业标准中规定,老年护理服务的管理人员必须是: ( )
   A. 医生    B. 卫生行政主管    C. 专业护理人员
   D. 医院院长    E. 专职护理管理者

8. 下列哪项不是老年护理实践中常见的法律问题? ( )
   A. 交流沟通    B. 护理记录    C. 执行医嘱

D. 护理操作　　　　　　　　　　E. 护理制度不严格

9. 护理伦理基本原则的实质和核心是：（　　）
   A. 救死扶伤　　　　　　　　　　B. 防病治病
   C. 全心全意为人民的身心健康服务　　D. 实行社会主义人道主义
   E. 以人为本

10. 下列说明护理伦理的具体原则中自主原则的是：（　　）
    A. 尊重老人自己的决定　　　　　　B. 避免给老人造成伤害
    C. 老人平等享用卫生资源　　　　　D. 诚实面对照顾老人应有责任与义务
    E. 不将老人置于受害的危险情境中

11. 影响老年人沟通的因素中需除外：（　　）
    A. 躯体不适　　　B. 认知功能减退　　C. 性格变化
    D. 情绪不稳定　　E. 感知觉功能降低

12. 对于老年人来说，最容易被接受的触摸部位是：（　　）
    A. 手臂　　　B. 肩　　　C. 背　　　D. 手　　　E. 颈部

13. 大部分老人忌讳被触摸的部位是：（　　）
    A. 手臂　　　B. 肩　　　C. 背　　　D. 头　　　E. 手

14. 最适宜老年人使用的健康教育方法是：（　　）
    A. 健康咨询　　　　　　B. 老年保健讲座　　　　C. 老年健康座谈会
    D. 老年健康教育宣传栏　　E. 健康书籍和报刊

15. 为老年人举办健康讲座时，通常连续讲授时间为：（　　）
    A. 10～15 min　B. 15～20 min　C. 20～25 min　D. 25～30 min　E. 35～40 min

16. 老年健康座谈会参与的老人数量一般控制在：（　　）
    A. 2～4人　　B. 4～6人　　C. 6～8人　　D. 8～10人　　E. 12～14人

17. 老年人的健康教育内容不包括：（　　）
    A. 日常生活卫生常识　　B. 心理卫生常识　　　C. 家庭关系协调
    D. 疾病防治知识　　　　E. 体育锻炼及其安全常识

18. 老年人的健康教育要从老年人的实际需要出发，讲究实用性。是遵循了下列哪项健康教育原则？（　　）
    A. 劝说原则　　　　　B. 引导原则　　　　C. 实用原则
    D. 经济原则　　　　　E. 可操作原则

19. 老年人教育程序的第一步骤是：（　　）
    A. 教育需求评估　　　B. 制定教育计划　　C. 实施计划
    D. 过程效果评价　　　E. 结果评价

20. 下列哪项指标是老年健康教育中期结果的评价指标？（　　）
    A. 健康知识的知晓率　　B. 健康知识的合格率　　C. 健康知识的平均分数
    D. 健康行为形成率　　　E. 健康信念形成率

【判断题】

1. 老年护理道德的主动原则要求医护人员要做到"五知"。（　　）
2. 若护理人员对医嘱提出质疑但医生仍执意强制执行，由此造成的后果由医护人员共同承担责任。（　　）
3. 临床护理记录不具有法律效力。（　　）

4. 护理人员在任何情况下都应遵从老人自己的决定。（　　）
5. 老年护理过程中应根据老人的患病种类确定资源分配的优先权。（　　）
6. 为取得老人的信任，护理人员可以适当隐瞒个人的护理能力。（　　）
7. 如果老人口头表示接受急救则表明先前所签下的拒绝急救声明即刻失效。（　　）
8. 在为老人提供护理的过程中，护理人员应尽量避免被老人触摸。（　　）
9. 对通过阅读健康书籍获得健康知识的老人，护理人员不要给予任何干预。（　　）
10. 老年人生活质量的改变是健康教育中期效果评价的指标之一。（　　）

## 【填空题】

1. 老年护理道德具有_____、_____和_____的特点。
2. 老年护理道德的原则有_____、_____、_____和_____。
3. 老年护理道德的要求包括_____、_____、_____、_____。
4. 我国护理伦理基本原则的内容包括_____和_____。
5. 护理伦理的具体原则包括_____、_____、_____、_____。
6. 影响老年人沟通的因素包括_____、_____、_____、_____。
7. 老年人健康教育的方法有_____、_____、_____、_____、_____和_____。
8. 健康咨询的形式可以分为_____、_____和_____。
9. 老年健康教育的组织形式有_____、_____和_____。
10. 老年健康教育的内容有_____、_____、_____、_____和_____。
11. 老年健康教育需要遵循_____、_____、_____、_____和_____的原则。
12. 老年人健康教育的程序主要包括_____、_____、_____和_____四个步骤。
13. 老年人健康教育效果评价的远期评价的主要指标有_____、_____等。

## 【名词解释】

1. 老年护理道德　　2. 护理伦理基本原则

## 【问答题】

1. 为什么说老年护理具有福利性？
2. 为什么说老年护理具有艰巨性？
3. 为什么说老年护理具有科学性？
4. 简要解释老年护理道德原则及其含义。
5. 老年护理的道德要求是什么？
6. 1987年美国护理学会界定的老年护理的执业范围包括哪些内容？
7. 设立老年护理执业标准有何意义？
8. 如何防范老年护理中的法律问题？
9. 护理伦理基本原则的内容是什么？
10. 护理伦理有哪些具体原则？
11. 面对不具有决定力的老人时，护理伦理问题的处理策略有哪些？
12. 面对难以决策的家属时，护理伦理问题的处理策略有哪些？
13. 衰老对沟通有哪些影响？
14. 简述与老年人进行语言沟通的技巧。
15. 与老年人沟通时运用触摸技巧的注意事项有哪些？

16. 鼓励老人阅读保健类书籍和报刊时的注意事项有哪些？
17. 老年健康教育通常包括哪些内容？
18. 简述老年健康教育的原则及其含义。
19. 详细论述老年健康教育的程序。

# 第四章

# 老年人的护理评估

## 导学

**内容及要求**

老年人的护理评估包括三部分内容：老年人的生理健康评估、老年人的心理健康评估和老年人的社会健康评估。

老年人的生理健康评估主要介绍健康史的采集、体格检查及功能状态的评估，其中功能状态评估包括日常生活能力评估、功能性日常生活能力评估、高级日常生活能力评估3个层次的评估。在学习中，应重点掌握躯体健康评估的内容和评估方法，学会使用评估常用量表。

老年人的心理健康评估主要包括认知能力、情绪和情感、压力与应对等方面的评估。老年人认知的评估包括思维能力、语言能力以及定向力3个方面的评估，最常用的评估量表有简易智力状态检查和简易操作智力状态问卷。情绪和情感评估主要包括焦虑和抑郁的评估，常用的评估工具有汉密顿焦虑量表、状态-特质焦虑问卷、汉密顿抑郁量表、老年抑郁量表。在学习中，应重点掌握评估的内容，学会使用评估常用量表，能够对量表进行分析。

老年人的社会健康评估内容包括角色功能、所处环境、文化背景、家庭状况等方面。角色功能评估主要介绍角色承担、角色适应、角色认知；环境评估主要介绍物理环境、社会环境评估，其中居家安全环境因素是评估的重点；文化与家庭评估主要介绍家庭关系和文化背景的评估，介绍了APGAR家庭功能评估量表。在学习中重点掌握评估的内容，熟悉常用量表的评估方法。

**重点、难点**

本章重点是老年人躯体健康评估的内容和评估方法、焦虑和抑郁的评估方法和结果分析、居家安全环境因素的评估内容和方法。难点是老年人心理健康评估的方法和结果分析、社会健康评估的内容、各种评估工具的使用方法。

## 第一节 概 述

### 一、老年人护理评估的内容和原则

#### （一）老年人护理评估的内容

世界卫生组织（WHO）将健康定义为：健康不仅是指没有疾病和身体缺陷，还要有完整的生理、心理状况和良好的社会适应能力。这一定义揭示了人类健康的本质，指出了健康所涉及的若干方面。因此，护理人员对老年人进行健康评估时，应该全面考虑，不仅要处理已经发生的问题，还要预防潜在问题的发生。老年人健康评估的内容主要包括躯体健康、心理健康、社会功能以及综合反映这三方面功能的生活质量评估。

#### （二）老年人护理评估的原则

（1）了解老年人生理、病理和心理变化的特点，准确区分正常老化与现存或潜在的健康问题，采取适宜的措施予以干预。

（2）重视老年人疾病的非典型性表现，注重客观检查，评估生命体征，及时判断病情，避免漏诊、误诊。

（3）理解老年人与其他人群实验结果的差异，正确解读老年人的实验室检查数据，结合病情变化，分析实验室检查值的异常是生理性老化还是病理性改变所致，以免延误诊断和治疗。

### 二、老年人护理评估的注意事项

运用护理程序，对老年人的健康状况进行全面的评估，可以帮助护理人员确定护理诊断，提供相应的护理措施。其基本方法与一般成人的评估过程相同，只是在评估内容和评估方法上，适当注意到老年人患病的特点，以及社会环境的变化等因素对老人的影响。针对老年人的生理和心理特点，评估时需要注意以下几点。

1. *提供适宜环境*　应尽量避免光线直接照射保持环境安静、无干扰。注意保暖，体检时室内温度以 22~24℃ 为宜。注意保护老年人的隐私，适当遮挡。保证老人在轻松、舒适的环境中自然地接受评估。

2. *选择恰当方法*　应根据评估的要求，对移动障碍或躯体活动灵活性较差的老年人，选择合适的体位。对老年人进行痛觉、温度觉检查时，因老年期感觉减退或消失，需要较强的刺激才能引出，应注意刺激强度适当，避免损伤老年人。进行口腔和耳部检查时应取下义齿和助听器。

3. *安排充足时间*　评估老人一般需要花费较长的时间，主要是因为老人的反应较慢、感官退化、行动缓慢，因此护理人员要有足够的耐心。时间长短要根据老人的身体承受能力适当调整，必要时，将评估分几次完成，以免老人疲劳而影响评估结果。在询问时，应让老年人有充足的时间回忆过去发生的事件，以获得正确的信息。

4. *运用沟通技巧*　在评估的过程中，要注意尊重老人，语气温和，语速放慢，音调平缓，吐字清楚，选用通俗易懂的语言，适时注意停顿和重复。适当运用倾听、触摸、拉近空间距离等技巧，注意观察非语言性信息。对认知功能障碍的老年人询问要简洁得体，必要时可由其家属或照顾者协助提供资料。

5. *评估对象*　尽量由老人自己回答问题，向认知功能障碍的老年人收集资料时，可以由主要照顾者或家人一起参加，但主要评估对象仍然是老人，可以向其他人核实资料的准确性，必要时，可以由主要照顾者或家人提供信息。

6. 评估目的  对老人的评估是全面完整的系统评估,除了发现其现存的健康问题之外,还要注意老人潜在的健康问题,重点放在问题预防上,而不是单纯处理已出现的问题。

## 第二节  老年人的生理健康评估

### 一、健康史的评估

护理人员在评估老年人健康史的过程中,应重点注意老年人的生理、心理状况,既往史和伴随症状,日常活动能力和社会活动情况,以及营养状况。健康史的评估内容主要包括:①一般资料;②现病史:评估老年人目前的健康状况和患病情况,目前个人日常活动能力(尤其是独立生活的能力)、心理状况和参与社会活动的情况;③既往史:评估老年人既往的健康状况、参与日常功能活动和社会活动的能力;手术史、外伤史、食物及药物过敏史;④家族史。

### 二、体格检查

#### (一)全身状态

1. 生命体征  包括体温、脉搏、呼吸、血压。老年人体温比青年人稍低。老年人脉搏速率接近正常成年人,测脉搏的时间应不少于30 s,注意脉搏的不规则性。老年人正常呼吸频率为16~25次/min,比正常成人稍快。老年人高血压和体位性低血压常见,评估时应测卧位血压和直立位血压。

2. 营养状况  包括身高、体重、皮下脂肪厚度、肌肉组织等。随着年龄的增长,老年人身高逐渐降低,体重逐渐增加,但80~90岁的老年人由于肌肉和脂肪组织的减少而体重明显减轻。

3. 智力、意识状态  意识状态主要反映老年人对周围环境的认识和对自身所处状况的识别能力,有助于判断有无颅内病变及代谢性疾病。

4. 体位、步态  疾病常可使体位发生改变,如心、肺功能不全的老年患者,可出现强迫坐位。步态的类型对疾病诊断有一定帮助,如慌张步态见于帕金森病,醉酒步态见于小脑病变。

#### (二)体表

老年人的皮肤干燥、皱纹多、弹性减低,可见老年色素斑、老年疣、老年性白斑和浅表的毛细血管扩张等。毛发稀少,白发或秃发。指甲变黄、厚、硬。

#### (三)头面部与颈部

1. 头发  随着年龄的增长,头发变成灰白,发丝变细,头发稀疏,并有脱发。

2. 眼睛  老年人眼睑皮肤松弛,皱纹增多,眼睑下垂;眼窝内的脂肪组织减少,眼球凹陷;瞳孔直径缩小,反应变慢;泪腺分泌减少,易出现眼干;随着年龄的增加,角膜周围有类脂性浸润,出现白灰色云翳;眼的调节能力逐渐下降,出现老视眼;区分色彩、暗适应的能力有不同程度的衰退或障碍。

3. 耳  外耳检查可发现老年人的耳郭增大,皮肤干燥,失去弹性,耳垢干燥。听力随年龄增大而逐渐减退,出现老年性聋,甚至听力丧失;检查耳部时,应注意取下助听器,以便充分暴露检查部位。可通过询问、控制音量、听手表的滴答声以及耳语来检查听力。

4. 鼻  鼻腔黏膜萎缩变薄、干燥,嗅觉减退。

5. 口腔  老年人唇周失去红色,口腔黏膜及牙龈呈苍白色;唾液分泌减少,口腔黏膜干燥;味蕾的退化和唾液的减少使味觉减低。老年人多有牙齿缺失,常有义齿,牙齿颜色发黄、变黑及不透明。

6. 颈部  颈部检查同成年人。注意老年人有无颈部强直的体征,该体征不仅见于脑膜受刺激,更常见于痴呆、脑血管病、颈椎病、颈部肌肉损伤和帕金森病患者。

## (四) 胸部

1. 胸、肺部 老年人胸腔前后径增大,胸廓横径缩小,胸廓常呈桶状改变;胸腔扩张受限,呼吸音强度减轻;由于生理性死腔增多,叩诊常呈过清音。

2. 心脏 因脊柱后弯或脊柱侧弯引起心脏下移,心尖搏动出现在锁骨中线旁;胸廓坚硬,使得心尖搏动幅度减小;听诊第一及第二心音减弱,心室顺应性减低,可闻及第四心音;静息时心率变慢。瓣膜僵硬或关闭不全,听诊时可闻及异常的舒张期杂音,并可传播到颈动脉。

3. 乳房 随年龄的增长,女性乳房变长、变平坦,乳腺组织减少。

## (五) 腹部

老年人腹部皮下脂肪堆积,腹壁肌松弛,肠功能减退;由于肺扩张,膈肌下降致肋缘下可触及肝脏。老年人膀胱容量减少,很难触诊到膨胀的膀胱。检查时应注意腹部有无压痛、肿块、肠鸣音减退或亢进。

## (六) 泌尿生殖器

老年男性阴毛变稀及变灰,阴茎、睾丸变小;双阴囊变得无皱褶和晃动。前列腺逐渐发生组织增生,引起排尿阻力增大,导致下尿道梗阻,出现排尿困难。

老年女性的外阴逐渐萎缩,阴毛稀疏,呈灰色;阴唇皱褶增多,阴蒂变小;阴道变窄,阴道壁干燥苍白,皱褶不明显。子宫颈变小,子宫及卵巢缩小。

## (七) 脊柱四肢

老年人关节活动受限;肌张力下降,导致颈部脊柱和头部前倾;脊柱变短,身高降低。检查时需注意关节及其活动范围,肢体有无水肿及肢体动脉搏动情况等。

## (八) 神经系统

老年人注意力不易集中,记忆力减退,反应变慢,动作不协调,生理睡眠缩短,感觉敏感性下降,特别是四肢末梢"恢复正常"反射减慢,可出现温度觉反应迟钝等。

## 三、功能状态评估

功能状态的评估,即评估老年人处理日常生活的能力。老年人自理功能状态是否完好很大程度上影响着老年人的生活质量。老年人由于生理性老化和长期慢性疾病的影响,可导致一些功能的丧失。定期评估老年人的功能状态,了解老年人的生活起居、判断功能缺失程度,对维持和促进老年人的自理能力有重要的指导作用。

### (一) 功能状态的评估内容

包括日常生活能力、功能性日常生活能力、高级日常生活能力 3 个层次。

1. 日常生活能力(activities of daily living,ADL) 即老年人最基本的自理能力,是指老年人每日需执行的进餐、更衣、移动、沐浴、如厕、大小便控制等活动。正常人应在毫无帮助的情况下独立完成,老年人或者因病造成身体功能受限的人,需要依赖他人或辅助器具才能完成。日常生活能力不仅是评估老年人功能状态的指标,也是评估老年人是否需要补偿服务或评估老年人死亡率的指标。

2. 功能性日常生活能力(instrumental activities of daily living,IADL) 老年人在家中或寓所内进行自我护理活动的能力,包括家庭清洁和整理、使用电话、做饭、洗衣、旅游等,这一层次的功能提示老年人是否能独立生活并具备良好的日常生活功能。

3. 高级日常生活能力(advanced activities of daily living,AADL) 反映老年人的智能能动性和社会角色功能,是指与生活质量相关的一些活动,包括参加社交、娱乐活动,职业等。随着老年期生理变化或疾病的困扰,这种能力可能会逐渐丧失。高级日常生活能力的缺失,要比基本日常生活能力和功能性日常生活能力的缺失出现得早,一旦出现,就预示着更严重的功能下降。一旦发现老年人有高级日常生活能力的下降,就需要进一步作日常生活能力和功能性日常生活能力的评估。

### (二) 功能状态的常用评估工具

在进行老年人功能评估时,有多种标准化的评估量表(表4-1)。

**表4-1　评估日常生活能力的常用量表及其功能**

| 量　表 | 功　能 |
| --- | --- |
| Katz ADL量表(Katz ADL Scale) | 基本自理能力 |
| Barthel量表(Barthel Index) | 自理能力和行走能力 |
| Kenny自护量表(Kenny Self-care Scale) | 自理能力和行走能力 |
| IADL量表(IADL Scale) | 烹饪、购物、家务等复杂活动 |
| Lawton IADL量表(Lawton IADL Scale) | IADL能力 |

1. Katz日常生活功能指数评价表　Katz等人设计制定的语义评定量表,可用于自评或他评,以决定各项功能完成的独立程度。该量表可用于测量评价慢性病的严重程度及治疗的效果,还可用于预测某些疾病的发展。此量表将ADL功能分为6个方面,即进餐、更衣、洗澡、移动、如厕和控制大小便。评定方法是通过与被测者或其照顾者交谈或被测者自填问卷,确定各项评分,计算总分值。总分值的范围是0~12,分值越高,提示被测者的日常生活能力越高(表4-2)。

**表4-2　Katz日常生活功能指数评价量表**

| 生活能力 | 项　目 | 分值 |
| --- | --- | --- |
| 进餐 | 进食自理无需帮助 | 2 |
|  | 需帮助备餐,能自己进食 | 1 |
|  | 进食或经静脉给营养时需要帮助 | 0 |
| 更衣<br>(取衣、穿衣、扣扣、系带) | 完全独立完成 | 2 |
|  | 仅需要帮助系鞋带 | 1 |
|  | 取衣、穿衣需要协助 | 0 |
| 洗澡<br>(擦浴、盆浴或淋浴) | 独立完成 | 2 |
|  | 仅需要部分帮助(如背部) | 1 |
|  | 需要帮助(不能自行洗澡) | 0 |
| 移动<br>(起床、卧床,从椅子上站立或坐下) | 自如(可以使用手杖等辅助器具) | 2 |
|  | 需要帮助 | 1 |
|  | 不能起床 | 0 |
| 如厕<br>(入厕大小便自如,便后能自洁及整理衣裤) | 无需帮助,或能借助辅助器具进出厕所 | 2 |
|  | 需帮助进出厕所,便后清洁或整理衣裤 | 1 |
|  | 不能自行进出厕所完成排泄过程 | 0 |
| 控制大小便 | 能完全控制 | 2 |
|  | 偶尔大小便失控 | 1 |
|  | 排尿、排便需别人帮助,需用导尿管或失禁 | 0 |

Katz认为功能活动的丧失按特定顺序进行,复杂的功能首先丧失,简单的功能丧失较迟。对功能性独立和依赖分级如下。

A——能够独立完成进餐、控制大小便、移动、如厕、更衣、洗澡。

B——能够独立完成上面6项中的5项。

C——除洗澡和另一项活动外,能够独立完成其余4项。

D——不能洗澡、更衣和另一项活动,能够独立完成其余3项。
E——不能完成洗澡、更衣、如厕、移动和另外一项活动,余项能够独立完成。
F——只能独立完成控制大小便或进餐,余项不能完成。
G——6项都不能独立完成。
其他——至少2项功能不能独立完成,但不能用C、D、E、F的分类法来区分。

2. Lawton功能性日常生活能力量表　由美国的Lawton等人制定。此量表将IADL功能分为7个方面,主要用于评定被测者的功能性日常生活能力。评定方法是通过与被测者、家属或护理人员等知情人的交谈或被测者自填问卷,确定各项评分,计算总分值。总分值的范围是0~14,分值越高,提示被测者功能性日常生活能力越高(表4-3)。

表4-3　Lawton功能性日常生活能力量表

| 生活能力 | 项　目 | 分值 |
| --- | --- | --- |
| 你能自己做饭吗? | 无需帮助<br>需要一些帮助<br>完全不能自己做饭 | 2<br>1<br>0 |
| 你能自己做家务或勤杂工作吗? | 无需帮助<br>需要一些帮助<br>完全不能自己做家务 | 2<br>1<br>0 |
| 你能自己服药吗? | 无需帮助(能准时服药,剂量准确)<br>需要一些帮助[别人帮助备药,和(或)提醒服药]<br>没有帮助完全不能自己服药 | 2<br>1<br>0 |
| 你能去超过步行距离的地方吗? | 无需帮助<br>需要一些帮助<br>除非作特别安排,否则完全不能旅行 | 2<br>1<br>0 |
| 你能去购物吗? | 无需帮助<br>需要一些帮助<br>完全不能自己出去购物 | 2<br>1<br>0 |
| 你能自己理财吗? | 无需帮助<br>需要一些帮助<br>完全不能自己理财 | 2<br>1<br>0 |
| 你能打电话吗? | 无需帮助<br>需要一些帮助<br>完全不能自己打电话 | 2<br>1<br>0 |

# 第三节　老年人的心理健康评估

老年人的心理健康常从情绪和情感、认知能力、压力与应对等方面进行评估。临床常用的心理健康评估方法有以下3种:访谈、观察、心理测验。

## 一、认知状态评估

认知是人们认识、理解、判断、推理事物的过程,通过行为、语言表现出来,反映了个体的思维能力。认知功能对老年人是否能够独立生活以及生活的质量起着重要的影响作用。老年人认知的评估包括思维能力、语言能力以及定向力3个方面的评估。在已经确定的认知功能失常的筛选测试中,最普及的测试是简易智力状态检查(Mini-Mental State Examination,MMSE)和简易操作智力状态问卷(Short Portable Mental Status Questionnaire,SPMSQ)。

### (一)简易智力状态检查量表

由 Folsten 于 1975 年编制,主要用于筛查有认知缺损的老人,适合于社区和人群调查。该量表共 19 项,30 个小项,评估范围包括 11 个方面(表 4-4)。评定时,向被试者直接询问,被试者回答或操作正确记"1",错误记"5",拒绝或说不会做记"9"和"7"。全部答对总分为 30 分。简易智力状态检查的主要统计量是所有记"1"的项目(和小项)的总和,即回答或操作准确的项目和小项数,称为该检查的总分,范围是 0~30。分界值与受教育程度有关,未受教育文盲组 17 分,教育年限≤6 年组 20 分,教育年限＞6 年组 24 分,低于分界值的认为有认知功能缺损。

表 4-4 中文版简易智力状态检查量表

| | 正确 | 错误 |
|---|---|---|
| 1. 今年是哪一年? | 1 | 5 |
| 2. 现在是什么季节? | 1 | 5 |
| 3. 今天是几号? | 1 | 5 |
| 4. 今天是星期几? | 1 | 5 |
| 5. 现在是几月份? | 1 | 5 |
| 6. 你能告诉我现在我们在哪里? | 1 | 5 |
| 7. 你住在什么区(县)? | 1 | 5 |
| 8. 你住在什么街道? | 1 | 5 |
| 9. 我们现在在几楼? | 1 | 5 |
| 10. 这里是什么地方? | 1 | 5 |

11. 现在我要说 3 种物品的名称,在我讲完之后,请你复述一遍(请仔细说清楚,每一种物品一秒钟):"皮球""国旗""树木"。请你把这 3 种物品说一遍(以第一次答案计分)

| | 正确 | 错误 | 拒绝回答 |
|---|---|---|---|
| 皮球 | 1 | 5 | 9 |
| 国旗 | 1 | 5 | 9 |
| 树木 | 1 | 5 | 9 |

12. 现在请你从 100 减去 7,然后将所得的数目再减去 7,如此一直计算,把每个答案告诉我,直到我说"停"为止(若错了,但下一个答案都是对的,只记一次错误)

| | 正确 | 错误 | 说不会做 | 其他原因 |
|---|---|---|---|---|
| 93 | 1 | 5 | 7 | 9 |
| 86 | 1 | 5 | 7 | 9 |
| 79 | 1 | 5 | 7 | 9 |
| 72 | 1 | 5 | 7 | 9 |
| 65 | 1 | 5 | 7 | 9 |
| 停止 | | | | |

13. 现在请你告诉我,刚才我让你记住的 3 种物品是什么?

| | 正确 | 错误 | 说不会做 | 拒绝回答 |
|---|---|---|---|---|
| 皮球 | 1 | 5 | 7 | 9 |
| 国旗 | 1 | 5 | 7 | 9 |
| 树木 | 1 | 5 | 7 | 9 |

14. 请问这是什么?(评估者手指手表)

(续表)

| | 正确 | 错误 | | 拒绝回答 |
|---|---|---|---|---|
| 手表 | 1 | 5 | | 9 |
| 请问这是什么?（评估者手指铅笔） | | | | |
| 铅笔 | 1 | 5 | | 9 |

15. 现在我说句话，请你清楚地复述一遍，"四十四只石狮子"（只说一遍，咬字清楚记1分）

| | 正确 | 错误 | 说不会做 | 拒绝回答 |
|---|---|---|---|---|
| 四十四只石狮子 | 1 | 5 | 7 | 9 |

16. 请按照卡片上的要求做（评估者把写有"闭上您的眼睛"的卡片交给被评估者）

| | 正确 | 错误 | 说不会做 | 拒绝回答 | 文盲 |
|---|---|---|---|---|---|
| 闭上眼睛 | 1 | 5 | 7 | 9 | 8 |

17. 请右手拿纸，再用双手把纸对折，然后把纸放在大腿上

| | 正确 | 错误 | 说不会做 | 拒绝回答 |
|---|---|---|---|---|
| 用右手拿纸 | 1 | 5 | 7 | 9 |
| 把纸对折 | 1 | 5 | 7 | 9 |
| 放在大腿上 | 1 | 5 | 7 | 9 |

18. 请你说一句完整的有意义的句子（句子必须有主语、动词）

记录所述句子的全文：

| | |
|---|---|
| 句子合乎标准 | 1 |
| 句子不合乎标准 | 5 |
| 不会做 | 7 |
| 拒绝 | 9 |

19. 照这张图把它画出来（对：2个五边形的图案，交叉处形成1个小四边形）

| | |
|---|---|
| 正确 | 1 |
| 错误 | 5 |
| 说不会做 | 7 |
| 拒绝 | 9 |

### （二）简易操作智力状态问卷

由 Pfeiffer 于 1975 年编制，评估内容包括定向、短期记忆、长期记忆和注意力，评估时需要结合被测试者的教育背景作出判断，SPMSQ 侧重于定向力检测，对于注意力和记忆力方面的测量较少，适合用于评定老年人认知状态的前后比较。

## 二、情绪与情感评估

情绪和情感直接反映人们的需求是否得到满足，是身心健康的重要标志。老年人的情绪纷繁复杂，焦虑和抑郁是最常见的也是最需要护理干预的情绪状态。

### （一）焦虑

焦虑（anxiety）是人们对环境中的一些刺激感到威胁而又无能力去应付，或是个体感受到威胁时

的一种紧张的、不愉快的情绪状态,是由紧张、不安、急躁、失眠、自责、担心、忧虑和恐惧等感受交织而成的一个复杂的情绪反应。是人们在社会生活中遇到矛盾和挫折后广泛出现的一种不愉快的心理体验。常用的评估工具有汉密顿焦虑量表、状态-特质焦虑问卷。

1. **汉密顿焦虑量表**　由 Hamilton 于 1959 年编制,是一个使用较广泛的用于评定焦虑严重程度的他评量表。该量表包括 14 个条目(表 4-5),分为精神性和躯体性两大类,各由 7 个条目组成。前者为 1～6 项,第 14 项;后者为 7～13 项。采用 0～4 分的 5 级评分法,各级评分标准:0＝无症状;1＝轻度;2＝中等,有肯定的症状,但不影响生活与劳动;3＝重度,症状重,需进行处理或影响生活和劳动;4＝极重,症状极重、严重影响生活。由经过训练的两名专业人员对被测者进行联合检查,然后各自独立评分。除第 14 项需结合观察外,所有项目根据被测者的口头叙述进行评分。总分超过 29 分,提示可能为严重焦虑;超过 21 分,提示有明显焦虑;超过 14 分,提示有肯定的焦虑;超过 7 分,可能有焦虑;小于 7 分,提示没有焦虑。

表 4-5　汉密顿焦虑量表

| 项　目 | 主　要　表　现 |
| --- | --- |
| 1. 焦虑心境 | 担心、担忧,感到最坏的事情将要发生,容易激惹 |
| 2. 紧张 | 紧张感、易疲劳、不能放松,情绪反常,易哭、颤抖、感到不安 |
| 3. 害怕 | 害怕黑暗、陌生人、一人独处、动物、乘车或旅游、公共场合 |
| 4. 失眠 | 难以入睡、易醒、睡眠浅、多梦、夜惊、醒后感觉疲倦 |
| 5. 认知功能 | 注意力不能集中、注意障碍、记忆力差 |
| 6. 抑郁心境 | 丧失兴趣、抑郁、对以往爱好缺乏快感 |
| 7. 躯体性焦虑(肌肉系统) | 肌肉酸痛、活动不灵活、肌肉和肢体抽动、牙齿打颤、声音发抖 |
| 8. 躯体性焦虑(感觉系统) | 视物模糊、发冷发热、软弱无力感、浑身刺痛 |
| 9. 心血管系统症状 | 心动过速、心悸、胸痛、血管跳动感、昏倒感、心搏脱漏 |
| 10. 呼吸系统症状 | 胸闷、窒息感、叹息、呼吸困难 |
| 11. 胃肠道症状 | 吞咽困难、嗳气、消化不良(进食后腹痛、腹胀、恶心、胃部饱感)、肠动感、肠鸣、腹泻、体重减轻、便秘 |
| 12. 生殖泌尿系统症状 | 尿频、尿急、停经、性冷淡、早泄、阳痿 |
| 13. 自主神经系统症状 | 口干、潮红、苍白、易出汗、紧张性头痛、毛发竖起 |
| 14. 会谈时行为表现 | ①一般表现:紧张、不能松弛、忐忑不安、咬手指、紧握拳、面肌动、手发抖、皱眉、表情僵硬、肌张力高、叹息样呼吸、面色苍白。②生理表现:吞咽、打呃、安静时心率快、呼吸快、腱反射亢进、震颤、瞳孔放大、眼睑跳动、易出汗、眼球突出 |

2. **状态-特质焦虑问卷**　由 Spieberger 等人编制的自我评价问卷,能直观地反映被测者的主观感受。状态焦虑描述一种不愉快的情绪体验,如紧张、恐惧、忧虑和神经质,伴有自主神经系统的功能亢进,一般为短暂性的;而特质焦虑用来描述相对稳定的、作为一种人格特质且具有个体差异的焦虑倾向。该量表包括 40 个条目,第 1～20 项为状态焦虑量表,第 21～40 项为特质焦虑量表。每一项进行 1～4 级评分。由受试者根据自己的体验选择最合适的分值。凡正性情绪项目均为反序计分,分别计算状态焦虑量表与特质焦虑量表的累加分,最小值 20,最大值 80。状态焦虑量表与特质焦虑量表的累加分,反映状态或特质焦虑的程度。分值越高,说明焦虑程度越严重(表 4-6)。

## 表4-6 状态-特质焦虑问卷

指导语:下面列出的是一些人们常常用来描述他们自己的陈述,请阅读每一个陈述,然后在右边适当的圈上打钩,来表示你现在最恰当的感觉,也就是你此时此刻最恰当的感觉。没有对或错的回答,不要对任何一个陈述花太多的时间去考虑,但所给的回答应该是你现在最恰当的感觉。

| | 完全没有 | 有些 | 中等程度 | 非常明显 |
|---|---|---|---|---|
| *1. 我感到心情平静 | ① | ② | ③ | ④ |
| *2. 我感到安全 | ① | ② | ③ | ④ |
| 3. 我是紧张的 | ① | ② | ③ | ④ |
| 4. 我感到紧张束缚 | ① | ② | ③ | ④ |
| *5. 我感到安逸 | ① | ② | ③ | ④ |
| 6. 我感到烦乱 | ① | ② | ③ | ④ |
| 7. 我现在正烦恼,感到这种烦恼超过了可能的不幸 | ① | ② | ③ | ④ |
| *8. 我感到满意 | ① | ② | ③ | ④ |
| 9. 我感到害怕 | ① | ② | ③ | ④ |
| *10. 我感到舒适 | ① | ② | ③ | ④ |
| *11. 我有自信心 | ① | ② | ③ | ④ |
| 12. 我觉得神经过敏 | ① | ② | ③ | ④ |
| 13. 我极度紧张不安 | ① | ② | ③ | ④ |
| 14. 我优柔寡断 | ① | ② | ③ | ④ |
| *15. 我是轻松的 | ① | ② | ③ | ④ |
| *16. 我感到心满意足 | ① | ② | ③ | ④ |
| 17. 我是烦恼的 | ① | ② | ③ | ④ |
| 18. 我感到慌乱 | ① | ② | ③ | ④ |
| *19. 我感觉镇定 | ① | ② | ③ | ④ |
| *20. 我感到愉快 | ① | ② | ③ | ④ |

指导语:下面列出的是一些人们常常用来描述他们自己的陈述,请阅读每一个陈述,然后在右边适当的圈上打钩,来表示你<u>经常</u>的感觉,也就是你此时此刻最恰当的感觉。没有对或错的回答,不要对任何一个陈述花太多的时间去考虑,但所给的回答应该是你平常所感觉到的。

| | 完全没有 | 有些 | 经常 | 几乎总是如此 |
|---|---|---|---|---|
| *21. 我感到愉快 | ① | ② | ③ | ④ |
| 22. 我感到神经过敏和不安 | ① | ② | ③ | ④ |
| *23. 我感到自我满足 | ① | ② | ③ | ④ |
| 24. 我希望能像别人那样高兴 | ① | ② | ③ | ④ |
| 25. 我感到我像衰竭一样 | ① | ② | ③ | ④ |
| *26. 我感到很宁静 | ① | ② | ③ | ④ |
| *27. 我是平静的、冷静的和泰然自若的 | ① | ② | ③ | ④ |
| 28. 我感到困难——堆积起来,因此无法克服 | ① | ② | ③ | ④ |
| 29. 我过分忧虑一些事,实际这些事无关紧要 | ① | ② | ③ | ④ |
| *30. 我是高兴的 | ① | ② | ③ | ④ |
| 31. 我的思想处于混乱状态 | ① | ② | ③ | ④ |
| 32. 我缺乏自信心 | ① | ② | ③ | ④ |
| *33. 我感到安全 | ① | ② | ③ | ④ |
| *34. 我容易做出决断 | ① | ② | ③ | ④ |
| 35. 我感到不合适 | ① | ② | ③ | ④ |
| *36. 我是满足的 | ① | ② | ③ | ④ |
| 37. 一些不重要的思想总缠绕着我,并打扰我 | ① | ② | ③ | ④ |
| 38. 我产生的沮丧如此强烈,以致我不能从思想中排除它们 | ① | ② | ③ | ④ |
| *39. 我是一个镇定的人 | ① | ② | ③ | ④ |
| 40. 当我考虑我目前的事情和利益时,我就陷入紧张状态 | ① | ② | ③ | ④ |

"*"表示该项为反序计分。

## (二) 抑郁

抑郁(depression)是个体失去某种其重视或追求的东西时产生的情绪状态,其显著特征是情绪低落,典型症状为兴趣减退或消失,甚至出现失眠、悲哀、自责、性欲减退等表现,严重者可出现自杀行为。常用的评估工具有汉密顿抑郁量表、老年抑郁量表等。

1. **汉密顿抑郁量表** 由 Hamilton 于 1960 年编制,是临床上评定抑郁状态时应用最普遍的量表,用于反映与被测者抑郁状态有关的症状及其严重程度和变化。汉密顿抑郁量表经多次修订,版本有 17、21 和 24 项 3 种,本书所列为 24 项版本。所有问题指被测者近几天或近一周的情况。大部分项目采用 0~4 分的 5 级评分法。各级评分标准为:0=无,1=轻度,2=中度,3=重度,4=极重度。少数项目采用 0~2 分的 3 级评分法,其评分标准为:0=无,1=轻~中度,2=重度。由经过训练的两名专业人员对被测者进行联合检查,然后各自独立评分。总分能较好地反映疾病的严重程度,即病情越重,总分越高。按照 Davis JM 的划界分,总分超过 35,可能为严重抑郁;超过 20,可能是轻或中等度的抑郁;如小于 8,则无抑郁症状(表 4-7)。

表 4-7 汉密顿抑郁量表

| 圈出最适合患者情况的分数 | | | | | | | | | | | |
|---|---|---|---|---|---|---|---|---|---|---|---|
| 1. 抑郁情绪 | 0 | 1 | 2 | 3 | 4 | 2. 有罪恶感 | 0 | 1 | 2 | 3 | 4 |
| 3. 自杀 | 0 | 1 | 2 | 3 | 4 | 4. 入睡困难 | 0 | 1 | 2 | | |
| 5. 睡眠不深 | 0 | 1 | 2 | | | 6. 早醒 | 0 | 1 | 2 | | |
| 7. 工作和兴趣 | 0 | 1 | 2 | 3 | 4 | 8. 迟缓 | 0 | 1 | 2 | 3 | 4 |
| 9. 激越 | 0 | 1 | 2 | 3 | 4 | 10. 精神性焦虑 | 0 | 1 | 2 | 3 | 4 |
| 11. 躯体性焦虑 | 0 | 1 | 2 | 3 | 4 | 12. 胃肠道症状 | 0 | 1 | 2 | | |
| 13. 全身症状 | 0 | 1 | 2 | | | 14. 性症状 | 0 | 1 | 2 | | |
| 15. 疑病 | 0 | 1 | 2 | 3 | 4 | 16. 体重减轻 | 0 | 1 | 2 | | |
| 17. 自知力 | 0 | 1 | 2 | | | 18. 日夜变化 A. 早 | 0 | 1 | 2 | | |
| | | | | | | B. 晚 | 0 | 1 | 2 | | |
| 19. 人格或现实解体 | 0 | 1 | 2 | 3 | 4 | 20. 偏执症状 | 0 | 1 | 2 | 3 | 4 |
| 21. 强迫症状 | 0 | 1 | 2 | | | 22. 能力减退感 | 0 | 1 | 2 | 3 | 4 |
| 23. 绝望感 | 0 | 1 | 2 | 3 | 4 | 24. 自卑感 | 0 | 1 | 2 | 3 | 4 |

2. **老年抑郁量表** 由 Brink 等人于 1982 年创制,专用于老年人抑郁的筛查。量表共 30 个条目,包含以下症状:情绪低落、活动减少、易激惹、退缩、痛苦的想法、对过去、现在与将来的消极评分。每个条目要求被测者回答"是"或"否",其中第 1、5、7、9、15、19、21、27、29、30 条用反序计分(回答"否"表示抑郁存在)。每项表示抑郁的回答得 1 分。该表可用于筛查老年抑郁症,但其临界值仍然存在疑问。用于一般筛查目的时建议采用:总分 0~10,正常;11~20,轻度抑郁;21~30,中重度抑郁(表 4-8)。

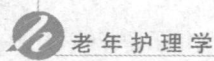

表4-8 老年抑郁量表

指导语：请选择最切合您最近一周来的感受的答案

| 项 目 | 回 答 | |
|---|---|---|
| 1. 你对生活基本满意吗? | 是 | 否 |
| 2. 你是否已放弃了许多活动与兴趣? | 是 | 否 |
| 3. 你是否觉得生活空虚? | 是 | 否 |
| 4. 你是否常感到厌倦? | 是 | 否 |
| 5. 你觉得未来有希望吗? | 是 | 否 |
| 6. 你是否因为脑子里一些想法摆脱不掉而烦恼? | 是 | 否 |
| 7. 你是否大部分时间精力充沛? | 是 | 否 |
| 8. 你是否害怕会有不幸的事落到你头上? | 是 | 否 |
| 9. 你是否大部分时间感到幸福? | 是 | 否 |
| 10. 你是否常感到孤立无援? | 是 | 否 |
| 11. 你是否经常坐立不安、心烦意乱? | 是 | 否 |
| 12. 你是否希望呆在家里而不愿去做些新鲜事? | 是 | 否 |
| 13. 你是否常常担心将来? | 是 | 否 |
| 14. 你是否觉得记忆力比以前差? | 是 | 否 |
| 15. 你觉得现在活得很惬意吗? | 是 | 否 |
| 16. 你是否常感到心情沉重、郁闷? | 是 | 否 |
| 17. 你是否觉得像现在这样活着毫无意义? | 是 | 否 |
| 18. 你是否总为过去的事忧愁? | 是 | 否 |
| 19. 你觉得生活很令人兴奋吗? | 是 | 否 |
| 20. 你开始一件新的工作很困难吗? | 是 | 否 |
| 21. 你觉得生活充满活力吗? | 是 | 否 |
| 22. 你是否觉得你的处境已毫无希望? | 是 | 否 |
| 23. 你是否觉得大多数人比你强得多? | 是 | 否 |
| 24. 你是否常为些小事伤心? | 是 | 否 |
| 25. 你是否常觉得想哭? | 是 | 否 |
| 26. 你集中精力有困难吗? | 是 | 否 |
| 27. 你早晨起来很快活吗? | 是 | 否 |
| 28. 你希望避开聚会吗? | 是 | 否 |
| 29. 你做决定很容易吗? | 是 | 否 |
| 30. 你的头脑像往常一样清晰吗? | 是 | 否 |

## 三、压力与应对评估

进入老年期后，日常生活中大大小小的事件。例如，退休、工作和地位的失落、丧偶、亲朋好友去世、慢性疾病折磨、身体功能受限，以及经济状况的改变，都可给老年人带来压力，如果应对不当，将给老年人的身心健康造成危害。护理人员应全面评估老年人压力的各个环节，及时了解有无压力源存在、压力源的性质、强度、持续的时间以及对老年人的影响，正确评价老年人的应对能力，帮助老人适应环境变化，有效地减轻压力反应，促进身心健康。压力与应对的评估采用访谈、观察、心理测验相结合的综合评定方法，评定量表包括生活事件量表、各种应对方式问卷以及社会支持量表等。

## 第四节 老年人的社会健康评估

### 一、角色功能的评估

对老年人角色功能的评估,其目的是明确被评估者对角色的感知、对承担的角色是否满意,有无角色适应不良,以便及时采取干预措施,避免角色功能障碍给老年人带来的生理和心理两方面的不良影响。

#### (一) 角色的内涵

1. 角色　角色(role),又称社会角色,是社会对个体或群体在特定场合中职能的划分,代表了个体或群体在社会中的地位以及社会期望表现出的符合其地位的行为。角色不能单独存在,需要存在于与他人的相互关系中。老年人一生中经历了多重角色的转变,从婴儿到青年、中年直至老年;从学生到踏上工作岗位直至退休;从子女到父母亲直至祖父母等,适应对其角色功能起着相当重要的作用。

2. 角色功能　指从事正常角色活动的能力,包括正式的工作、社会活动、家务活动等。老年人由于老化及某些功能的退化而使这种能力下降。老年个体对角色的适应与性别、个性、文化背景、家庭背景、社会地位、经济状况等因素有关。

#### (二) 角色功能的评估

老年人角色功能的评估,可以通过交谈、观察两种方法收集资料。评估的内容包括以下几点。

1. 角色的承担

(1) 一般角色:了解老人过去的职业、离退休年份和现在有无工作,有助于防范由于退休所带来的不良影响,也可以确定目前的角色是否适应。评估角色的承担情况,可询问:目前在家庭、单位或社会所承担的角色与任务有哪些?是否感到角色任务过多、过重或不足?哪些事占去了大部分时间?感到太闲还是休息、娱乐的时间不够等。

(2) 家庭角色:老年人离开工作岗位后,家庭成了主要的生活场所,并且大部分家庭有了第三代,老年人由父母的地位上升到祖父母的位置,增加了老年人的家庭角色,常常担当起照料第三代的任务;老年期又是丧偶的主要阶段,若老伴去世,则要失去一些角色。另外,性生活的评估,可以了解老人的夫妻角色功能,有助于判断老人社会角色及家庭角色形态。评估时要求护理人员持非评判、尊重事实的态度,询问老人过去以及现在的情况。

(3) 社会角色:社会关系形态的评估,可提供有关自我概念和社会支持资源的信息。收集老人每日活动的资料,对其社会关系形态进行评价,如果被评估者对每日活动不能明确表述,提示社会角色的缺失或是不能融合到社会活动中去。不明确的反应,也可提示是否有认知或其他精神障碍。

2. 角色的认知　让老人描述对自己角色的感知和别人对其所承担的角色期望,老年后对自己生活方式、人际关系方面的影响。同时还应询问别人对他的角色期望。

3. 角色的适应　让老人描述对自己承担的角色是否满意以及与自己的角色期望是否相符,观察有无角色适应不良的身心行为反应,如头痛、头晕、疲乏、睡眠障碍、焦虑、抑郁、忽略自己和疾病等。

### 二、环境评估

1. 物理环境　是指一切存在于机体外环境的物理因素的总和,包括空间、声音、温度、湿度、采光、通风、气味、整洁、室内装饰、布局以及各种与安全有关的因素和大气污染等。具体评估内容见表4-9。

表4-9 老年人居家环境安全评估要素

| 部　位 | 评　估　要　素 |
|---|---|
| 一般居室： | |
| 　光线 | 光线是否充足 |
| 　温度 | 是否适宜 |
| 　地面 | 是否平整、干燥、无障碍物 |
| 　地毯 | 是否平整、不滑动 |
| 　家具 | 放置是否稳固、固定有序,有无阻碍通道 |
| 　床 | 高度是否在老人膝盖下,与其小腿长基本相等 |
| 　电线 | 安置如何,是否远离火源、热源 |
| 　取暖设备 | 设置是否妥善 |
| 　电话 | 紧急电话号码是否放在易见、易取的地方 |
| 厨房： | |
| 　地板 | 有无防滑措施 |
| 　燃气 | "开""关"的按钮标志是否醒目 |
| 浴室： | |
| 　浴室门 | 门锁是否内外均可打开 |
| 　地板 | 有无防滑措施 |
| 　便器 | 高低是否合适,有无设扶手 |
| 　浴盆 | 高度是否合适,盆底是否垫防滑胶毡 |
| 楼梯： | |
| 　光线 | 光线是否充足 |
| 　台阶 | 是否平整无破损,高度是否合适,台阶之间色彩差异是否明显 |
| 　扶手 | 有无扶手 |

2. 社会环境

(1) 经济：经济是对老年人的健康以及患者角色适应影响最大的社会环境因素。这是由于老年人因退休、固定收入减少,给予经济支持的配偶去世所带来的经济困难,可导致失去家庭、社会地位或生活的独立性。护理人员可通过询问以下问题了解经济状况：①主要的经济来源有哪些。单位的工资福利如何。对低收入老年人,询问其收入是否足够支付食品、生活用品及部分医疗费用。②有无经济困难,是否有失业、待业人员。③医疗费用的支付形式。

(2) 生活方式：生活方式是指经济、文化、政治等因素相互作用所形成的人们在衣、食、住、行、娱乐等方面的社会行为。通过交谈或直接观察,评估饮食、睡眠、活动、娱乐等方面的习惯以及有无吸烟、酗酒等不良嗜好。若有不良生活方式,应进一步了解对老年人带来的影响。

(3) 社会关系与社会支持：评估老年人是否有支持性的社会关系网络,如家庭关系是否稳定、家庭成员是否相互尊重,以及家庭成员对老年人的态度,与邻里、同事的关系。如果老年人受到别人的关心照顾和爱戴,感到自己存在的必要性,并能投身到丰富的晚年社会生活中去,则其社会健康状况良好。

## 三、文化与家庭评估

### (一) 家庭评估

家庭评估包括家庭成员基本资料、家庭类型与结构、家庭成员的关系、家庭功能与资源以及家庭压力等方面。常用于家庭功能评估的量表为 APGAR 家庭功能评估表,包括家庭功能的 5 个重要部分:适应度 A(adaptation)、合作度 P(partnership)、成长度 G(growth)、情感度 A(affection)、亲密度 R(resolve),见表 4-10。

表 4-10　APGAR 家庭功能评估表

| 项　　目 | 经常 | 有时 | 很少 |
| --- | --- | --- | --- |
| 1. 当我遇到困难时,可以从家人处得到满意的帮助<br>补充说明: | | | |
| 2. 我很满意家人与我讨论各种事情以及分担问题的方式<br>补充说明: | | | |
| 3. 当我希望从事新的活动或发展时,家人能接受并给予支持<br>补充说明: | | | |
| 4. 我很满意家人对我表达情感时的方式以及对我愤怒、悲伤等情绪的反应<br>补充说明: | | | |
| 5. 我很满意家人与我共度美好时光的方式<br>补充说明: | | | |

注:1. "经常"得 2 分,"有时"得 1 分,"很少"得 0 分。
　　2. 总分在 7~10 分为家庭功能无障碍,4~6 分为家庭功能中度障碍,0~3 分为家庭功能重度障碍。

### (二) 文化评估

在老年人的护理实践中,护理人员常需要面对国内外不同文化背景的老年人,因此,护理人员必须了解老年人的文化背景。价值观、信念和信仰、习俗是文化的核心要素,与健康密切相关,决定着人们对健康、疾病、老化和死亡的看法及信念,是文化评估的主要内容。老年人文化的评估同成年人。应该注意的是,老年住院患者容易发生文化休克,应结合观察进行询问;如果老人独居,应详细询问是否有亲近的朋友、亲属。

## 复 习 题

**【A 型题】**

1. 下列哪项属于老年人躯体健康评估范围?　　　　　　　　　　　　　　　　　　　　　　　　( 　 )
　　A. 抑郁的评估　　　　　　B. 心理健康的评估　　　　　C. 社会功能的评估
　　D. 主观健康的评估　　　　E. 成长发育的评估
2. 对老人进行评估时,室内温度最好保持在:　　　　　　　　　　　　　　　　　　　　　　　　( 　 )
　　A. 16~18℃　　B. 18~20℃　　C. 20~22℃　　D. 22~24℃　　E. 24~26℃
3. 老人健康评估注意事项中下述不正确的是:　　　　　　　　　　　　　　　　　　　　　　　　( 　 )
　　A. 应尽量保持安静、无干扰　　　　　　　　B. 应注意刺激强度适当,避免损伤老年人
　　C. 应避免一次评估时间过长而引起老年人疲乏　　D. 体检必须准备特殊检查床进行检查
　　E. 应让老年人有充足时间回忆过去发生的事件
4. 老年人躯体健康的评估不包括下述哪一项?　　　　　　　　　　　　　　　　　　　　　　　　( 　 )
　　A. 健康史的采集　　　　　　B. 身体评估　　　　　　　C. 功能状态的评估

D. 社会功能评估　　　　　　E. 辅助检查

5. 对老年人生命体征描述正确的是： (　　)
   A. 老年人基础体温较成人高　　B. 老年人脉搏较成人快　　C. 老年人呼吸较成人慢
   D. 老年人血压较成人低　　E. 老年人易出现直立低血压

6. 与老年人的皮肤特征不符的表现是： (　　)
   A. 表皮变厚　　　　　　B. 皮肤松弛　　　　　　C. 皮肤色素沉着
   D. 皮肤感觉迟钝　　　　E. 以上都是

7. 下列哪项属于老年人功能状态评估范畴？ (　　)
   A. 成长发育的评估　　　B. 心理健康的评估　　　C. 社会功能的评估
   D. 主观健康的评估　　　E. 日常生活活动能力的评估

8. 最基本的老年人日常生活活动功能状况评估内容是： (　　)
   A. 日常生活活动能力　　B. 认知能力　　　　　　C. 心理功能
   D. 社会能力　　　　　　E. 自我护理活动能力

9. 下列哪项不属于日常生活能力？ (　　)
   A. 洗澡　　B. 更衣　　C. 职业工作　　D. 进餐　　E. 做家务

10. 属于高级日常生活能力的是： (　　)
    A. 整理家务　　B. 处理钱物　　C. 吃饭穿衣　　D. 参加社交　　E. 旅游

11. 下列哪一量表主要通过对14项日常生活状态来评定被试者的日常生活能力？ (　　)
    A. 日常生活能力量表　　B. 日常生活功能指数　　C. Pfeffer功能活动调查表
    D. 高级日常生活活动　　E. PULSES量表

12. 下列哪项不属于老年人心理健康评估的范畴？ (　　)
    A. 焦虑的评估　　　　　B. 抑郁的评估　　　　　C. 认知状态的评估
    D. 生活事件评估　　　　E. 社会功能的评估

13. 简易操作智力状态问卷(SPMSQ)侧重检测： (　　)
    A. 注意力　　B. 记忆力　　C. 定向力　　D. 理解力　　E. 计算力

14. 老年人的心理健康评估常用量表不包括： (　　)
    A. 简易智力状态检查　　B. 汉密顿焦虑量表　　C. 状态-特质焦虑问卷
    D. 汉密顿抑郁量表　　　E. 生活满意度指数

15. 社会健康评估内容不包括以下哪项？ (　　)
    A. 角色评估　　B. 家庭评估　　C. 社会评估　　D. 环境评估　　E. 文化评估

16. 老年人的社会环境评估不包括： (　　)
    A. 经济　　B. 生活方式　　C. 社会关系　　D. 社会支持　　E. 生活环境

17. APGAR家庭功能评估表不包括以下哪项？ (　　)
    A. 适应度　　B. 合作度　　C. 成长度　　D. 情感度　　E. 承受度

18. 某老年人，女，67岁，经常出现无助和无望感，食欲明显减退、入睡困难、易早醒，认为自己一生事业无成，多次抱有自杀企图，经多家医院检查，结果无明显异常。抑郁量表测量为中度抑郁，其得分为： (　　)
    A. 0~10　　B. 11~20　　C. 21~30　　D. 31~50　　E. >51

19. 患者，男，69岁，近1个月来感到不明原因紧张不安、心烦意乱、坐卧不安、失眠，有时有不安的预感，注意力难以集中。生活中稍有不如意就心烦意乱，经常与他人发生冲突等。评估时主要的工具是： (　　)
    A. Pfeffer功能活动问卷　　　　　B. 汉密顿抑郁量表

C．汉密顿焦虑量表的内容　　　　　　D．Lawton功能性日常生活能力量表
　　E．Katz日常生活功能指数评价表
20．患者，男，70岁，2个月前确诊肺癌，近期发现老人情绪低落、失眠，有时想哭，有自杀念头。现需要为患者进行心理健康评估，首先采用的方法是：　　　　　　　　　　　　　　　　（　　）
　　A．汉密顿焦虑量表　　　　B．焦虑状态特质问卷　　　　C．简易智力状态检查
　　D．生活满意度指数　　　　E．汉密顿抑郁量表

【判断题】
1．MMSE也称简易智力状态检查，常用于评估老年人的认知状态。　　　　　　　（　　）
2．对老年人功能状态的评估是为了制定比较完善的护理计划。　　　　　　　　（　　）
3．对老年人进行全身评估时，应让老年人有充足的时间回忆过去发生的事件，以获得正确的信息。
　　　　　　　　　　　　　　　　　　　　　　　　　　　　　　　　　　　　（　　）
4．健康是指躯体没有疾病和虚弱现象。　　　　　　　　　　　　　　　　　　（　　）
5．角色是社会对个体或群体在特定场合下职能的划分，代表了个体或群体在社会中的地位以及社会期望表现出的符合其地位的行为。　　　　　　　　　　　　　　　　　　　　　（　　）
6．老年人躯体健康评估主要指对老年生理功能进行评估。　　　　　　　　　　（　　）

【填空题】
1．老年人进行躯体健康的评估主要包括_____、_____、_____。
2．老年人功能状态的评估内容包括_____、_____、_____。
3．老年人心理健康评估临床常用的方法有_____、_____、_____。
4．老年人认知的评估包括_____、_____和_____3个方面。
5．老年人的社会健康评估包括_____和_____评估两方面。
6．老年人家庭评估主要包括家庭成员基本资料、_____、_____、_____家庭压力等方面。
7．角色评估的内容包括角色承担、_____和_____。
8．老年抑郁的显著特征是_____，严重者可出现_____行为。

【名词解释】
1．焦虑　　2．认知　　3．抑郁　　4．角色

【问答题】
1．老年人健康评估的内容主要包括哪些内容？
2．简述老年躯体性日常生活活动和功能性日常生活能力包括的内容。
3．老年人认知的评估范围和评估内容。
4．简述老年人患病的非典型表现。
5．简述老年人居家环境安全评估要素。
6．试述老年人护理评估的原则和注意事项。
7．病例分析：患者，男性，60岁。老伴去世多年，女儿在外地工作，最近患者刚退休。一个人在家，整天看报纸和电视，老朋友来访时发现他出现焦虑感和恐惧感，且反复无常。
　　问题：(1) 你打算从哪些方面对患者进行评估？
　　　　　(2) 你准备使用哪些量表？采用哪些评估方法？

# 第五章

# 老年保健与照护

## 导 学

**内容及要求**

老年保健与照护包括三部分内容：老年保健、老年自我保健、老年照护体系的建设。

老年保健主要介绍老年保健的概念与目标、原则、任务、老年保健的发展概况、发展策略。在学习中，应重点掌握老年保健的概念、我国老年保健的目标和策略；熟悉老年保健的重点人群、原则和基本任务，了解国内外老年保健的发展概况。

老年自我保健主要介绍自我保健和自我保健医学的概念、自我保健在预防疾病中的作用、提高老年人自我保健意识和能力的方法。在学习中，应重点掌握自我保健和自我保健医学的概念、自我保健的原则、内容、方法；熟悉自我保健的作用；了解自我保健与自我保健医学的联系与区别。

老年照护体系的建设主要介绍居家养老和机构养老两种老年人照护模式；护理专业在老年照护体系建设中的作用。其中居家养老主要介绍居家养老的概念、服务的内容和形式；机构养老主要介绍机构养老的概念、照护内容；养老服务机构的类型。在学习中，应重点掌握居家养老和机构养老的概念；熟悉居家养老和机构养老服务的内容；了解居家养老的服务形式和养老服务机构的类型。

**重点、难点**

本章重点是老年保健、自我保健的基本概念，我国老年保健的目标和策略，老年自我保健的原则。其难点是老年保健的策略，自我保健与自我保健医学的联系与区别等。

## 第一节 老年保健

### 一、老年保健的概念与目标

1. **老年保健的概念** WHO老年卫生规划项目认为，老年保健(health care in elderly)是指在平等享用卫生资源的基础上，充分利用现有的人力、物力，以维护和促进老年人健康为目的，发展老年保健事业，使老年人得到基本的医疗、护理、康复、保健等服务。

老年保健组织对于保障老年人的健康和生活具有重要意义,护理人员在老年保健组织中将发挥越来越大的作用。实现老年保健,需要在医院、中间服务机构、社区及临终关怀等老年医疗保健体系中进行。要充分利用社会资源,重视长期保健护理的需要,对老年人进行保健服务。

2. **老年保健的目标** 老年保健的目标是最大限度地延长老年期独立生活自理的时间,缩短功能丧失及在生活上依赖他人的时段,达到延长健康预期寿命、提高老年人生命质量的目的,进而实现健康老龄化。

## 二、老年保健原则

### (一)全面性原则

老年人健康包括身体、心理和社会的健康,所以老年保健也应该是多维度、多层次的。全面性原则包括三层含义:一是指老年保健护理的对象应该是全体老年人;二是指老年保健护理是多层次的,不仅应当从传统的身体疾病着手,而且应当重视老年人的心理卫生和精神健康,以及老年人在社会适应和生活质量方面的问题;三是指老年保健是多阶段的,不仅要包括疾病或障碍的治疗,还应当包括预防和康复,以及健康促进。

### (二)区域化原则

保健的区域化原则是指以社区为基础提供老年保健。为了使老年人能方便、快捷地获得保健服务,服务提供者能更有效地组织保健服务,所提供的服务就要以一定区域为单位,也就是以社区为基础提供老年保健。社区老年保健的工作重点是针对老年人独特的需要,确保在要求的时间、地点,为真正需要服务的老年人提供社会援助。

### (三)费用分担原则

由于日益增长的老年保健需求和紧缺的财政支持,特别是在发展中国家情况尤为突出。为缓解保健费用筹集的困难,老年保健的费用应采取多渠道筹集社会保障基金的办法,即政府承担一部分、保险公司的保险金补偿一部分、老年人自付一部分。这种"风险共担"的原则越来越为大多数老年人所接受。

### (四)功能分化性原则

老年保健的功能分化是随着老年保健的需求增加,在对老年保健的多层次性有充分认识的基础上,对老年保健的各个层面有足够的重视,在老年保健的计划、组织和实施及评价方面有所体现,提供多种功能的保健服务。

### (五)联合国老年保健原则

1991年12月16日联合国大会通过《联合国老人原则》。该原则强调老年人的参与、独立、照顾、自我充实和尊严。其原则包括:独立性原则、参与性原则、保健与照顾原则、自我实现与自我成就原则、尊严性原则。

## 三、老年保健的任务

### (一)老年保健的重点人群

1. **高龄老人** 高龄老人是老年人口中体质脆弱的群体。随着年龄的增长,老年人的健康状况不断退化,多种疾病并存且病情严重,同时心理健康状况也令人担忧。因此,高龄老年人对医疗、护理、健康保健等方面的需求加大。

2. **独居老人** 随着社会的发展和人口老龄化,家庭已趋于小型化,独居老年人人数急剧升高,导致老年人的生活照顾、医疗保健、健康教育、养老护理和心理需求等社区服务需求量增加。因此,帮助他们购置生活必需品,定期巡诊,为老人提供健康咨询或开展社区老人保健具有重要意义。

3. **丧偶老人** 丧偶老人的数量随年龄增长而增加,高龄老人的丧偶率为78.6%,女性高达92.3%。据世界卫生组织报告,丧偶老人的孤独感和心理问题发生率均高于有配偶者,这种现象对老年人的健康是有害的,尤其是近期丧偶者,常导致原有疾病的复发。

4. **新近出院的老年人** 刚出院而疾病未完全恢复的老年人,身体状况差,常需要继续治疗和及时调整治疗方案,如遇到经济困难等不利因素,疾病极易复发甚至导致死亡。因此,从事社区医疗保健的人员,应该及时掌握出院老人的疾病状况,定期随访。

5. **精神障碍的老年人** 如神经衰弱、焦虑症、抑郁症和癔症等。尤其是抑郁症、精神分裂症和老年痴呆患者应作为精神疾病防治重点,其特点是老年人认知功能减退或丧失,自理能力减退,医疗和护理服务明显高于其他人群,应引起全社会的重视。

### (二) 老年保健的基本任务

开展老年保健工作的目的,就是要运用老年医学知识开展老年病的防治工作,指导老年人的日常生活和健身锻炼,提高健康意识和自我保健能力,延长老年人的健康期望寿命,提高老年人的生活质量,为老年人提供满意的医疗保健服务。因此,老年保健任务的完成需要依赖一个完善的医疗保健服务体系,即需要在老年人医院或老年病房、中间机构、社区及临终关怀设施内展开老年保健工作。

1. **医院内老年保健护理** 医院内医护人员应具有老年医学和护理知识,熟悉老年患者的临床特征,配合医生有针对性地做好住院老年患者的治疗、护理工作和健康教育工作。

2. **中间服务机构中的老年保健护理** 是指介于医院和社区家庭的中间老年服务保健机构,如老人护理院、老人疗养院、日间老年护理站、养(敬)老院、老年公寓等。中间老年服务机构的老年保健护理,可以增进老年人对所面临健康问题的了解和调节能力,指导老年人每日按时服药、定期检查、康复训练等,帮助老年人满足生活需要。

3. **社区家庭中的老年医疗保健护理** 社区家庭医疗保健服务是老年保健的重要工作内容之一,是方便老年人的经济而有效的医疗服务办法。可以减低社会对医疗的负担,有利于满足老年人不脱离社区、家庭环境的心理需求,并能解决老年人基本的医疗、健康保健、康复服务等需求。

## 四、老年保健的发展概况

### (一) 国外老年保健的发展概况

1. **英国的老年保健** 老年保健最初源于英国。当时在综合性医院内住院的一部分高龄老年人,患有多器官系统疾病,常伴有精神障碍,同时还存在一些社会和经济问题。这部分患者由于反复入院或不能出院,住院时间长,需要的护理多和治疗上的特殊性,致使国家或地区开始兴建专门的老年病医院。现有专门的老人医院,对长期患病的老人实行"轮换住院制度"。为有利于老年人的心理健康和对老年患者的管理,又建立了以社区为中心的社区老年保健服务机构,并且有老年病专科医生,有健全的老年人医疗保健网络。

2. **美国的老年保健** 美国的老年保健问题提出于20世纪初期,60年代老年健康保险被纳入社会保障法中,老年人享有老年健康保险,包括住院治疗费用和门诊服务费,某些特定的院外护理费用等。其实施经历了较长时间的发展,目前在长期护理方面已比较完善。在美国,老年服务的机构主要有护理之家、日间护理院、家庭保健、老人养护院等,大约有20%的老年人至少每年要在这里接受一次服务,而老年健康保险计划和穷人健康保险计划能支付大部分费用。但美国的长期保健仍面临着三大挑战:①需要训练有素的合格的专业人员提供保健服务。②需要筹措足够的经费。③道德伦理问题,即如何为真正需要服务的人提供合理保健。

3. 日本的老年保健　日本是一个经济发达的国家,也是世界第一长寿国。日本的老年保健制度是在20世纪70年代以后,逐步建立和完善起来的。从1982年至1993年三次制定、修改并推行老年保健事业发展计划,配合实施"老年人保健福利十年战略"的实施。一系列的政策与规划均是为了有效地解决社会高龄化问题。日本的老年保健目前已形成了一套比较完整的体系,有老年保健法、老年福利法、护理保险法,并逐步形成了以医疗、老年保健设施和老人访问护理等一系列制度。建立多元化的养老服务是日本社区老年保健的主要特点,老年保健机构把老年人在疾病预防、治疗、护理、功能训练及健康教育等方面结合起来,对保持老年人的身心健康起了很大作用。

### (二) 国内老年保健的发展概况

中国老年学和老年医学研究开始于20世纪50年代中期。自1977年后,老年医学与老年生物学开始复苏。从1980年起,中国政府对老年工作十分关注,国家颁布和实施了一系列的法律法规和政策。1982年,中国政府批准成立了中国老龄问题全国委员会,建立了老年学和老年医学的研究机构,老年心理学、老年社会学等应运而生,老年保健观念也开始改变。

1996年10月颁布实施了《中华人民共和国老年人权益保障法》,对老年人的赡养与抚养、社会保障、参与社会发展及法律责任等做出了明确的法律规定。2000年8月,中国政府制定了《关于加强老龄工作的决定》,确定了21世纪初老龄工作和老龄事业发展的指导思想、基本原则、目标任务,切实保障老年人的合法权益,完善社会保障制度,逐步建立国家、社会、家庭和个人相结合的养老保障机制。

我国老年人口已开始进入快速增长和向高龄化发展的阶段,这必将给我国的经济和社会发展带来一定影响,所以采取适当的保健模式对提高老年人的生活质量至关重要。为了加速发展我国的老年医疗保健事业,我们正在借鉴发达国家的经验、吸取教训,对全民保健采取更积极主动的对策,积极探索和发展具有中国特色的老年保健模式。

目前我国老年保健模式包括：①将老年医疗保健纳入三级预防保健网的工作任务之中；②医疗单位与社会保健、福利机构紧密结合；③开展老年人社区、家庭医疗护理；④建立院外保健福利机构,开展服务项目,如开办临终关怀医院、养老院、福利院、老年公寓、老年活动站等；⑤积极开展老年健康教育；⑥加强老年医疗保健的科学研究；⑦加强老年医学保健人才的培训。

## 五、老年保健的发展策略

根据我国老龄工作目标,针对老年人的特点和权益,可将我国的老年保健策略归纳为6个"有所",即"老有所医""老有所养""老有所乐""老有所学""老有所为"和"老有所教"。前3个提法关系到老年人的生存和健康问题,后3个则关系到老年人的发展和成就。

### (一) 老有所医——老年人的医疗保障

由于我国总体发展水平不高,在医疗保健资源方面存在着不足和地区不平衡。大多数老年人的健康状况随着年龄的增长而下降,健康问题和疾病逐渐增多。要改善老年人口的医疗状况,就必须首先解决好医疗保障问题。只有深化医疗保健制度的改革,逐步实现社会化的医疗保险,运用立法的手段和国家、集体、个人合理分担的原则,将大多数的公民纳入这一体系当中,才会改变目前大多数老年人自行支付医疗费用的被动局面,真正实现"老有所医"。

### (二) 老有所养——老年人的生活保障

我国养老的特点是以家庭养老为主要方式,但是由于家庭养老功能的逐渐弱化,养老必然由家庭转向社会,特别是社会福利保健机构。建立完善社区老年服务设施和机构,增加养老资金的投入,确保老年人的基本生活和服务保障,将成为老年人安度幸福晚年的重要生活保障。

## （三）老有所乐——老年人的文化生活

老年人在离开劳动生产岗位之前，奉献了自己的一生，因此有权继续享受生活的乐趣。社会有责任为老年人的"所乐"提供条件，积极引导老年人正确和科学地参与社会文化活动，提高身心健康水平和文化修养。

## （四）老有所学和老有所为——老年人的发展与成就

老年人虽然在体力和精力上不如青年人和中年人，但老年人在人生岁月中积累了丰富的经验和广博的知识，是社会的宝贵财富。因此，老年人仍然存在着一个继续发展的问题。老年人可根据自己的兴趣爱好，选择学习内容，这些知识又给老有所为创造了一定的条件或有助于潜能的发挥。老有所为是积极养老的显著标志，对提高老年人在社会和家庭中的地位及进一步改善自身生活质量起到了积极的作用。

## （五）老有所教——老年人的教育及精神生活

国内外研究表明：科学的、良好的教育和精神文化生活是维持老年人生活质量和健康状况的前提和根本保证。老年群体是相对脆弱的群体，经济脆弱、身体脆弱、心理脆弱。因此，社会有责任对老年人进行科学的教育，建立健康的、丰富的、高品位的精神文化生活，这也将会成为 21 世纪老年人的主要追求。

# 第二节　老年自我保健

## 一、自我保健和自我保健医学的概念

### （一）自我保健的概念

自我保健(self-health care)，是指人们为保护自身健康所采取的一些综合性的保健措施。老年自我保健(self-health care in elderly)，是指健康或罹患某些疾病的老年人，利用自己所掌握的医学知识和科学的养生保健方法，简单易行的康复治疗手段，依靠自己和家庭或周围的力量对身体进行自我观察、诊断、预防、治疗和护理等活动的过程。

自我保健活动应包括两部分：一是个体不断地获得自我保健知识并形成某种机体内在的自我保健机制，是人们自我防卫的本能之一；二是利用学习和掌握的保健知识，自觉地、主动地对自身的健康负责，根据自己的健康保健需求而进行自我保健活动。其内涵为：①强调和重视"自我"在保健中的地位和作用；②强调自我负责，充分发挥个体在健康维护及防治疾病等活动中的主观能动性，突出自我保健活动中的自我负责精神；③自我保健需要接受健康教育和指导。

### （二）自我保健医学的概念

自我保健属于自我保健医学范畴。自我保健医学是以临床医学、预防医学和康复医学及相关学科（如心理学、社会学、伦理学、行为学、卫生学、环境科学等）为基础，研究人类生命活动及其外界环境的相互关系，以及增进健康，防病治病，提高生活质量，延年益寿的自我保健规律与方法的科学。是以新健康观为指导的医学研究新领域，研究对象覆盖所有人群，尤其重视非病人群的健康保护。所以，自我保健医学是一项有关健康的、巨大的社会系统工程。

### （三）自我保健与自我保健医学的联系与区别

自我保健与自我保健医学是两个既相互联系又相互区别的概念。自我保健与自我保健医学的联系在于两者同属于一个范畴的概念，它们之间主要相同之处为：①研究内容都是与人群自我保健有关的问题,如自我保健方式、方法和措施等;②强调充分发挥个人在维护健康和防病治病中的主观能动性;③特别强调人们对自身健康的负责精神;④在防治疾病上都主张多采用非药物疗法(如自然、运动、膳食、物理、心理等疗法),少采用化学药物疗法;⑤两者都扩大健康保健的内涵,保健不仅仅是防治疾病,还应包括心理和社会适应方面的健康。

自我保健与自我保健医学的区别在于各自的对象、层次、角度不尽相同。自我保健的对象是一般人群,从个体角度出发,应用一些非药物疗法或专业性、技术性较低的自我保健方法和手段,来维护与增进自身的健康。因此,自我保健属于普及性的层次。自我保健医学是从医学科学的角度,以个体和群体为出发点,针对不同群体的自我保健科学规律和技术方法进行全面系统的研究。所以,自我保健医学属于专业性的层次。但是,普及性和专业性层次相互依存、缺一不可。

## 二、自我保健在预防疾病中的作用

### (一)自我保健的作用

世界卫生组织指出:普及自我保健知识,提高自我保健水平,可以使 1/3 的疾病得以预防;1/3 的疾病早期发现、早期治愈;1/3 的疾病因自我保健、正确对待、正确治疗而减轻病痛和延长寿命。可见自我保健在保护人群健康方面发挥着重要作用,具体如下。

1. 自我保健是改善人体亚健康状态的最佳途径 所谓亚健康状态,是指人体健康和疾病之间的过渡状态。处于亚健康状态的人可以从事正常工作和学习,但自我感觉不适,体力、工作能力及工作效率下降。而自我保健恰恰是解决亚健康状态的关键性措施,可以阻止亚健康状态转化为疾病,促使其向健康方向转化,保护老年人的健康。

2. 自我保健是预防疾病和早期发现疾病的重要手段 利用所掌握的医学知识,通过自我观察,及时发现异常征兆或危险信号,为早期治疗和早日康复创造良好的条件。自我保健充分强调了"自我"在保健中的主动性,通过自我保健及时改变心理和环境等因素对健康的不利影响。

3. 自我保健是促进患者早日康复的重要措施 许多现代疾病是与人们的生活方式密切相关的,通过适当的运动、饮食、生活习惯等非药物疗法的调整,常常可以治疗某些疾病,预防或推迟慢性疾病及其并发症的发生和发展。

### (二)自我保健的原则和内容

1. 自我保健的原则

(1)自我预防:建立健康的生活模式,养成良好的起居、饮食、卫生习惯,调整和保持最佳的心理状态,坚持适度运动锻炼,是预防疾病的重要措施。

(2)自我观察:通过"视""听""嗅""触"等方法观察自身的健康状况,及时发现异常或危险信号,做到能够早期发现和及时治疗疾病。自我观察内容包括:观察与生命活动有关的重要生理指标;观察疼痛的部位和特征;观察身体结构和功能的变化等。通过自我观察,掌握自身的健康状况,以及时寻求医疗保健服务。

(3)自我治疗:是指对轻微损伤和慢性疾病患者的自我治疗,如患有心肺疾病的老年人可在家中用氧气袋、小氧气瓶等吸氧;糖尿病患者自己进行皮下注射胰岛素;常见慢性疾病的自我服药等。

(4)自我护理:增强生活自理能力,运用家庭护理知识进行自我照料、自我调节、自我参与及自我保护等护理。

(5)自我急救:在某些危急的情况下,老年人及周围的人应具有一定的急救常识,才能最大限度地提高治疗效果,挽救患者生命。

(6)自我监测:老年人对自己的身体健康要心中有数,应将过去看病的病历、各种摄片报告、实验室检查报告等医疗文件保存好,建立一个家庭病历档案,有助于动态观察各项身体功能指标的变

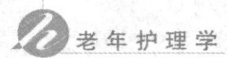

化,了解疾病发展程度,以便早期诊断和治疗。

(7) 定期健康体检:定期健康体检不但对已患的疾病进行随访,预防复发,还可使新患疾病得以早期发现,及时治疗,避免引起严重后果。

2. 自我保健的内容　人们适应环境、学习健康知识、保持与增进健康的行为习惯、积极参加社区保健活动等均属于自我保健的内容。每个老年人都应积极参加社区的各种预防保健活动,如健康检查、预防接种、改善环境卫生、针对性的健康教育等,以便不断提高自我保健意识,增强自我保健能力。

### 三、提高老人自我保健意识和能力的方法

老年人增强自我保健意识,提高自我保健能力和水平,是保证健康长寿的重要手段。因此,老年人要想做好自我保健,就必须具备一定的自我保健能力和水平,才能充分发挥自我保健的作用。

1. 提高自我保健意识　自我保健不仅患病时需要,即使健康时同样也需要。因此,在工作、学习和日常生活中,都应做好自我保健。只有不断提高自我保健的意识和自觉性,才能保证自我保健的实施。

2. 运用正确自我保健方法　在自我保健中要处理好健康与疾病、药物疗法与非药物疗法、自我保健与社会保健之间的辩证关系。健康时预防疾病,患病时从主观上探讨自身的致病原因,早日康复成为健康者;将药物疗法与非药物疗法有机结合,在防治疾病、抗衰老斗争中才会有明显的效果。在社会保健中充分发挥自我保健的优势,才能不断提高自我保健的能力和水平。

3. 学习自我保健知识　老年人应学习掌握一般的医学常识、医学保健知识和养生手段,根据自己身体健康情况、文化程度、工作性质,有针对性地选择内容进行学习。

4. 善于总结自己的经验　在日常生活和患病的经历中,应不断探索,总结成功的养生保健经验或失败的教训,为以后的健康维护发挥作用。

5. 善于借鉴长寿老人的经验　老年人要善于借鉴、学习长寿老人的生活方式、养生方法,精神、心理状态调适方法等,结合自己的健康状况,确定一套适合于自己的养生健身方法,并在日常生活实践中加以运用、完善,将有利于自我保健能力和水平的提高。

6. 必要的物质条件　社区及有条件的家庭,应为老人创造自我保健所需的物质条件,主要有:①医学科普读物;②日常用药和应急用药;③小型检测仪器如体温计、电子血压计、小型快速血糖检测仪和尿糖试纸等;④小型治疗仪器如简易按摩装置、健身运动器材等。

7. 自我保健贵在坚持　只要持之以恒,长期进行自我保健,就能见到明显的效果,也会在自我保健实践中积累宝贵的经验,促进个人保健能力和水平的不断提高,达到健身祛病、延年益寿的目的。

## 第三节　老年照护体系的建设

### 一、老年照护体系的组成

老年人的健康和功能状况犹如一个连续体,一端是完全独立和功能状态良好,而另一端则是完全依赖和功能状态极差。老年人照护体系是一个与此相对应的连续体,由各种形式和内容的服务所构成,根据老年人不断变化的健康和功能状况,不断地调整服务以满足他们的各种需求,帮助他们提高生活质量,实现健康老龄化的目标。老年人照护体系的两个基本组成部分是居家养老和机构养老。

## （一）居家养老

**1. 居家养老的概念**　居家养老是指老年人在家中居住,但由社会提供养老服务的一种养老方式。居家养老服务采取让老年人在自己家里和社区接受生活照料的服务形式。居家养老适应了老年人的生活习惯,满足了老年人的心理需求,有助于他们安度晚年。

居家养老服务与机构养老服务相比,具有成本低、覆盖面广、服务方式灵活等诸多优点。更为重要的是,通过居家养老服务,可以让一部分家庭经济有困难但又有养老服务需求的老年人得到精心照料,从而对稳固家庭、稳定社会起到良好的支撑作用。在美国,居家养老者占老年人口总数的95%,在我国则占了99%以上。根据各国实践的经验,也根据我国国情和传统文化,居家养老应是我国老年人主要的养老模式。

**2. 居家养老服务的内容**　居家养老的服务内容主要包括以下几点。

（1）综合性评估老人的健康与功能状态,以确定老人所需的服务项目。

（2）提供治疗、药疗及生活上的护理等。

（3）对老人及其亲属做保健及护理指导。

（4）根据老人的活动能力调整家居环境,使之适应老人的生活起居;提供进行日常生活自理的辅助性工具,例如助行器、沐浴椅等以提高老人的日常生活自理能力。

（5）检查和改进家居安全,安装烟火探测装置、配备急症呼救系统等。

（6）提供家庭劳务服务,协调安排购物、供餐及家居清洁等服务。

（7）对长期照顾生活不能自理的老年人的亲属给予心理、技术、经济上的支持,必要时安排老人短期入住养护机构,以使其主要照顾者得到短暂的休息。

**3. 居家养老的服务形式**

（1）把老人"请出来",动员那些能自理的、身体比较好的老年人尽量从家里走出来,到社区机构网点场所来接受服务,参加一些社区组织的活动,这样对老年人的精神文化情感方面大有裨益,另外可以让老人更好地了解社会、融入社区。

（2）对身体不能自理、走不出来的那些老人,要培养训练一批居家养老的护理人员走上门去,到老人家里实行上门包户的服务,这样老人的需求在家里也能得到满足。

## （二）机构养老

**1. 机构养老的概念**　机构养老是一种让老年人离开自己的家,到各种养老机构生活,其生活照料和护理由养老机构负责提供的养老方式。据国内的调查,高龄、丧偶、日常生活自理困难是老人选择机构养老的重要因素,是否选择机构养老取决于老人机体的功能水平而非医疗诊断。

目前,我国多数老人尚处于较年轻的老年期,但随着越来越多的老人进入高龄老年期,同时考虑到我国人口结构和家庭结构的变化,预示着需要社会照顾和机构养老的老人将逐步增加,机构养老将成为我国主要的养老方式之一,且发展潜力较大。

**2. 机构养老的照护内容**　养老机构首先是老人的生活场所,同时考虑到多数老人患有一种或多种慢性病并伴有不同程度的功能性残疾,故养老机构老人的照护应包括如下内容。

（1）满足老人的生理和生活需求。

（2）保证老人人身和环境的安全。

（3）让患病老人可得到适当的医治以恢复或稳定健康状况。

（4）让老人积极参与社会活动,建立有意义的生活方式,达到生物、心理、社会和精神等多方面和谐及最佳功能状态。

（5）重点照护对象是体力和认知能力日渐减退的老人,应帮助他们尽最大可能保持日常生活自理能力,积极预防因废用而导致的功能丧失和发生并发症,以提高生活质量。

(6) 帮助老人树立信心,鼓励他们最大限度地发挥残存功能。

(7) 采用辅助手段,例如提供特制的用具,帮助老人提高日常生活自理能力。

(8) 提供环境条件的支持,如充分的照明、卫生间安装扶手等,补偿老人机体功能的缺失,消除、减少自理缺陷。

(9) 对于老人日常生活活动无法自理者,应帮助或代替其进行。

(10) 对于生活自理困难的老人,应注意预防压疮、脱水、营养不良等问题。

3. 养老服务机构的类型  养老服务机构是指专为60岁以上老年人提供住养、生活护理等综合性服务的机构。我国养老服务机构的类型多种多样,主要有以下几种。

(1) 老年社会福利院(Social Welfare Institution for the Aged):老年社会福利院是由国家出资举办、管理的综合接待"三无"老人(无法定扶养义务人,或者虽有法定扶养义务人,但是扶养义务人无扶养能力;无劳动能力;无生活来源)、自理老人(日常生活行为完全自理,不依赖他人护理)、介助老人(日常生活行为依赖扶手、拐杖、轮椅和升降等设施帮助)、介护老人(日常生活行为依赖他人护理)安度晚年而设置的社会养老服务机构,设有生活起居、文化娱乐、康复训练、医疗保健等多项服务设施。

(2) 养老院或老人院(Homes for the Aged):养老院或老人院是专为接待自理老人或综合接待自理老人、介助老人、介护老人安度晚年而设置的社会养老服务机构,设有生活起居、文化娱乐、康复训练、医疗保健等多项服务设施。

(3) 老年公寓(Hostels for the Elderly):老年公寓是专供老年人集中居住,符合老年体能心态特征的公寓式老年住宅,具备餐饮、清洁卫生、文化娱乐、医疗保健等多项服务设施。

(4) 护老院(Homes for the Device-aided Elderly):护老院是专为接待介助老人安度晚年而设置的社会养老服务机构,设有生活起居、文化娱乐、康复训练、医疗保健等多项服务设施。

(5) 护养院(Nursing Homes):护养院是专为接待介护老人安度晚年而设置的社会养老服务机构,设有起居生活、文化娱乐、康复训练、医疗保健等多项服务设施。

(6) 敬老院(Homes for the Elderly in the Rural Areas):敬老院是在农村乡(镇)、村设置的供养"三无""五保"(吃、穿、住、医、葬)老人和接待社会上的老年人安度晚年的社会养老服务机构,设有生活起居、文化娱乐、康复训练、医疗保健等多项服务设施。

(7) 托老所(Nursery for the Elderly):托老所是为短期接待老年人托管服务的社区养老服务场所,设有生活起居、文化娱乐、康复训练、医疗保健等多项服务设施,分为日托、全托、临时托等。

(8) 老年人服务中心(Center of Service for the Elderly):老年人服务中心是为老年人提供各种综合性服务的社区服务场所,设有文化娱乐、康复训练、医疗保健等多项或单项服务。

## 二、护理专业在老年照护体系建设中的作用

老年照护体系的建设主要包括对居家老人的支持性服务机构和长期养护机构的设置和管理。这一体系的总体规划和建设应能适应各种健康状况和经济条件的老人的需要,由国家医政和民政部门对各类机构的建设进行指导和管理,做到统一规划,合理布局;制定和执行服务标准;规范人员配备及对各类人员的资格要求;由专业人员进行管理;由专业机构对其运作进行监控和评价,以保证服务的质量。

护理服务是老年照护体系的重要组成部分。护理专业在老年照护体系规划、管理和实施临床护理中起重要作用。

1. 养护机构的基本工作人员  由护理人员、助理护理人员、护理员、物理治疗师、职业治疗师、社会工作者等组成。根据机构的性质和规模决定各类人员的数量及其比例,并确定是否配备医师。不配备专职医师者也应安排指定的医疗机构和医师,定期和随时出诊,并在需要时接受老人入住医

院治疗。社区养护机构应由具备执业资格的护理人员 24 h 值班,护理员必须受过培训并持有证书。

2. 护理人员在养护机构的工作责任　在长期养护机构中,护理人员承担着管理、教育和临床护理等多重职责。

(1) 护理人员应履行的基本职责:①评估老人的健康状况;②制定照护计划;③持续监测、及时发现问题并采取恰当的措施;④评价照护措施的有效性和适当性;⑤协调各种服务以保证服务质量;⑥维护老人的权益。

(2) 护理人员工作的内容:在养护机构中,护理工作内容的跨度很大,从指导老人做保健体操、对功能障碍者进行康复训练、生活护理、慢性病护理,直到急重症抢救。由于日常生活护理多由护理员执行,护理人员必须监督、管理他们的工作,并需承担员工在职培训、工作评价和纠正存在的问题等工作。

(3) 护理人员工作角色:护理人员不仅承担着从护士长到护理部主任的各级管理工作,还承担着质量保证协调人、感染控制协调人、老年科专科护理人员、康复护理人员等角色。

3. 各种老年照护服务的协调　老年照护工作,只有做到各种服务机构内部和机构之间的管理优质高效、沟通良好、协调一致才能营造一张"无缝照护网",向老年人提供全面、连续、和谐有序的良好服务。

(1) 各种服务机构之间的协调:为使老年人得到衔接良好、考虑全面、连续有序的照护服务,注册护理人员或老年专科护理人员需要承担各种服务机构之间大量的联系、沟通、协调工作。

(2) 各专业工作之间的协调:老年人的治疗、康复、护理的计划等照护工作常涉及多学科专业领域,所以,需由老年科医师、护理人员、物理治疗师、职业治疗师、社会工作者等各专业人员共同制定,并且各专业相互配合加以落实。

(3) 对居家老年人支持性服务的协调:为全面、连续地监测居家老年人整体情况,社区卫生和生活服务机构负责提供、管理和协调各种服务,组织各项服务有序地进行。服务机构多由注册护理人员、社会工作者等其他专业人员负责个案管理,负责组织、协调、落实和检查各类工作人员为老年人提供的治疗、护理、供餐、居家清洁等各项服务。

## 复习题

【A 型题】

1. 老年保健最初源于: （　）
 A. 美国　　　B. 德国　　　C. 英国　　　D. 日本　　　E. 加拿大
2. 以下哪项是老年保健的重点人群? （　）
 A. 丧偶老人　B. 患重病的老人　C. 临终老人　D. 住院老人　E. 健康老人
3. 自我保健的核心内容是: （　）
 A. 定期体检　B. 自我观察　C. 自我治疗　D. 自我预防　E. 自我护理
4. 以社区为基础提供老年保健是下列哪项老年保健原则的含义? （　）
 A. 全面性原则　　　B. 功能分化原则　　　C. 费用分担原则
 D. 区域化原则　　　E. 联合国老年政策
5. 老年人自我保健的具体措施不包括: （　）
 A. 自我预防　　　B. 严重疾病的自我治疗　　　C. 自我观察
 D. 自我护理　　　E. 定期体格检查

6. 李某,70岁,晨起锻炼时不慎将手指擦伤,随即返回家中自行处理伤口。李某的行为属于: （  ）
   A. 自我治疗     B. 自我护理     C. 自我观察     D. 自我预防     E. 自我急救
7. 王某,67岁,患心绞痛3年,外出时随身携带急救药盒。王某的行为属于: （  ）
   A. 自我观察     B. 自我治疗     C. 自我护理     D. 自我预防     E. 自我急救
8. 根据特定的国情和传统文化,我国主要的养老模式应为: （  ）
   A. 居家养老           B. 老年公寓养老         C. 养老院养老
   D. 日间护理院养老      E. 托老所
9. 老年人照护的主要构成不包括: （  ）
   A. 医疗保健           B. 生活照料             C. 精神慰藉
   D. 家庭劳务服务        E. 老年人再就业服务
10. 张大妈,现年67岁,经常到老年活动中心,参加琴棋书画、阅读欣赏、体育文娱活动,并热心参与社会活动,这主要体现了老年保健策略中的: （  ）
    A. 老有所为     B. 老有所学     C. 老有所乐     D. 老有所养     E. 老有所教
11. 老年养护机构不包括: （  ）
    A. 老年公寓     B. 养老院     C. 日间护理院     D. 临时托老所     E. 专科医院
12. 我国真正实现"老有所医"主要依靠: （  ）
    A. 国家、集体、个人合理分担           B. 个人力量
    C. 集体力量                          D. 国家力量
    E. 社会团体力量
13. 老年保健任务的完成需要依赖: （  ）
    A. 家庭服务           B. 综合医院服务         C. 社区服务机构
    D. 完善的医疗保健服务体系    E. 养老机构服务

【判断题】
1. 老年保健全面性原则是指老年保健要针对整体老年人群。 （  ）
2. 保健的区域化原则是指不同国家、不同地区应区别对待。 （  ）
3. 做好老年保健工作,不仅有利于老年人健康长寿、延长生活自理的年限和提高老年人的生活质量,还会促进社会的稳定和发展。 （  ）
4. 老年保健费用的筹集提倡"风险共担"的原则。 （  ）
5. 在长期养护机构中,护理人员仅承担临床护理服务任务。 （  ）
6. 自我保健是早期发现疾病和治疗疾病的重要手段。 （  ）
7. 自我保健属于普及性的层次,自我保健医学属于专业性的层次。 （  ）

【填空题】
1. 老年保健的重点人群包括_____、_____、_____、_____。
2. 老年保健原则是开展老年保健工作的_____。
3. 老年保健的费用应采取_____社会保障基金的办法。
4. 老年保健原则包括_____、_____、功能分化性原则和联合国老年保健原则。
5. 老年保健最初源于_____国。
6. 自我保健强调和重视_____在保健中的地位和作用。
7. 我国老年人主要的养老模式是_____。

8. 区域化原则是指以_____为基础提供老年保健。

**【名词解释】**
1. 老年保健  2. 自我保健  3. 自我保健医学  4. 居家养老  5. 机构养老

**【问答题】**
1. 简述老年保健的目标。
2. 自我保健原则包括哪些？
3. 老年保健的重点人群包括哪些？
4. 简述老年保健全面性原则的含义。
5. 自我观察内容包括哪些？
6. 简述自我保健与自我保健医学的联系与区别。
7. 简述养老机构老人照护的服务内容。
8. 试论述自我保健内涵。
9. 阐述我国老年保健的特点。
10. 论述老年保健的全面性原则。
11. 阐述我国老年保健发展策略。
12. 论述提高老人自我保健意识和能力的方法。
13. 叙述居家养老的概念及对居家养老的支持性服务。

# 第六章

# 老年人的心理健康及社会适应

## 导学

**内容及要求**

本章的主要内容包括：老年人的心理健康和社会适应。

老年人的心理健康部分主要介绍老年期的心理特征、老年人心理变化的影响因素、老年人常见的心理问题、老年人心理健康的概念及标准、维护老年人心理健康的原则和措施。在学习中，应重点掌握心理健康的概念及标准、维护老年人心理健康的原则和措施；熟悉老年期的心理特征，老年人常见的心理问题；了解影响老年人心理变化的因素。

老年人的社会适应部分主要介绍老年人社会角色功能的变化及护理、老年人的社会支持系统。在学习中，应重点掌握老年人各种社会角色功能变化的护理；熟悉老年人的各种社会角色功能变化的表现；了解老年人的社会支持系统及其特点。

**重点、难点**

本章的重点是第一节中老年人心理健康的概念、标准、维护老年人心理健康的原则和措施；第二节中老年人各种社会角色功能变化的护理。难点在于准确理解维护老年人心理健康的原则。

## 第一节 老年人的心理健康

### 一、老年期的心理特征

老年人的各种生理功能都逐渐进入衰退阶段，同时也会不同程度地产生种种心理变化。但由于内外条件的差异，不同年龄老人的心理变化有着各自的特点。老年期心理变化的主要特征表现如下。

1. **感知觉的老化** 个体的感知觉发展最早，衰退也最早。老年人感知觉老化的表现是渐进性地感觉阈值升高。各种感觉中，视听觉老化最明显，其次是味觉、痛觉等其他感觉。视听觉减退对老年人的认知活动影响最大。

2. **记忆力的老化** 通常人们会认为老年人的记忆力会变差，常将"记忆力减退"作为衰老的征象之一。事实上,老年人记忆力的变化存在着较大的个体差异。老年人记忆力下降时表现为记忆的广度、机械记忆、再认和回忆等的减退。有学者认为,老年人需要的反应时间较长,记忆的速度也较慢,若给老人足够长的时间,记忆的内容应该可以和年轻人一样多;不过,遗忘也较快,数小时或几天后,所记得的内容会比年轻人少,对远期事件记忆很清楚。远期记忆不受年龄的影响,只有近期事件的记忆会受到年老的影响。

3. 思维的老化　思维是人类认识过程的最高形式,是更为复杂的心理过程。但由于老年人的记忆力减退,无论在概念的形成、解决问题、创造性思维、逻辑推理方面都受到影响,而且个体差异较大。老年人的思维普遍呈下降趋势,尤其在思维的敏捷性、流畅性、灵活性、独特性、创造性方面可能比年轻人差,有时会出现注意力转移慢、想象力受到经验的限制而难以活跃等。

4. 智力的老化　智力是学习的能力,是个体对环境的适应能力。智力包含"液态"技巧性智力和"晶态"实用性智力两类因子。"液态"技巧性智力是指获得新观念、洞察复杂关系的能力,如知觉整合能力、近事记忆能力、思维敏捷度及与注意力和反应速度等有关的能力,其在成年后随增龄而逐渐减退,老年期下降明显。"晶态"实用性智力与后天的知识、文化和经验的积累有关,如词汇、理解力和常识等,健康成年人的"晶态"技巧性智力不随增龄而减退,有的人甚至会提高,直到70岁或80岁后才以缓慢的速度减退。

5. 情绪的老化　情绪是人体对内外界事物的变化在精神或心理上的反映,与人们的生理和心理需要是否得到满足有关。老年人的情绪强度和紧张度相对减弱,表现出情绪较为平和,不容易生气,一旦生气也难以平息。老年人常见的不良情绪有消极、抑郁、烦躁、害怕、孤独,对不熟悉的事物和领域畏惧甚至拒绝。这些特点使得老年人喜欢安静,愿意和家人亲密相处,与邻友密切往来。

6. 意志行为的老化　意志是为了达到确定的目的而表现出的毅力和精力。老年人的意志因社会地位、生活环境、文化素质的不同而存在较大的差异。有的老人因为体力和精力不足,又因为社会活动、人际关系发生改变,容易出现自暴自弃、精神空虚彷徨、意志消沉。有的老人则老当益壮、意志不衰。

7. 人格的老化　人格是指个体在适应社会生活的成长过程中,在遗传与环境交互作用下,形成的独特的、相对稳定的心身结构。人格以性格为核心,包括气质、能力、兴趣、爱好、习惯、价值观等。老年人的人格变化因人而异,既有连续、稳定的特点,也会因为受到生理、环境、社会、人生阅历等的影响而发生改变,逐渐由外向转为内向,容易以自我为中心、保守、多疑、心胸狭隘、爱发牢骚。老年人的人格种类及其特点有:①整合良好型:生活满意度高,成熟,能正视新的生活;②防御型:可以追求目标,否认衰老,活到老,干到老,乐在其中;③被动依赖型:强烈依赖他人和盼望他人对自己的帮助和体恤,或对外界缺乏兴趣;④整合不良型:有明显的心理问题,需要在家庭照料和组织帮助下才能生活。

## 二、老年人心理变化的影响因素

人的心理状态是许多内外界环境因素综合影响的结果。长期的生活阅历,稳定的社会地位使得老年人容易形成一些固有的思维模式和行为习惯。但随着年龄增长,各种因素的共同作用,会使老年人的心理发生变化。影响老年人心理变化的因素主要有:

1. 社会角色发生改变　老年人退休后,社会地位可能会发生某些改变,特别是在岗时曾担任管理职务的老年人。由于已经习惯于忙碌的工作和生活,一旦闲下来很容易感到自己在别人眼中的重要性逐渐降低,自己的才能无法施展,产生"无用感"。同时随着子女们长大成人,自己从原来精神上支撑家庭,经济上维持生活,要求小辈言听计从的"家长"角色逐渐转变为被照顾对象,在家庭中的"主导""影响力"缩小。老年人感到自己的意见不再像以往那样被子女们重视,常会使老年人产生"无力感",以致精神空虚、情绪消沉。

2. 感官功能改变　老年期出现的感官功能的改变,对老年人的生活影响很大。因为感觉器官是人和环境交流的基础,视力、听力等各种感觉功能若明显减退,会减少老年人从外界获取的信息量,从而产生和周围环境的隔离感。特别是随着听力的减退,对他人语言的理解力下降,尤其是对某些不熟悉的内容,理解力下降更为明显,此时如老年人性情豁达,会主动多问,否则容易多疑,影响情绪。而味觉和嗅觉的减退,会使老年人觉得食而无味,变得容易挑剔。

3. 体力下降及疾病影响　老年人体力下降和疾病逐渐出现的情况,容易使老人记忆力减退,精神不振,生活自理能力下降,产生一种"垂暮感"。表现为缺乏信心,不积极与医护人员配合治疗;同时又向往着健康长寿,对衰老、死亡有忧虑和恐惧感。

4. 经济收入减少　经济收入偏少或者没有经济收入,需要依靠家人的接济来维持生活的老年人,总会觉得成为了家人的累赘而产生负疚感。一旦生病,则会给家庭带来一定程度的经济负担,这些问题都会成为老人的心理负担,使老年人变得沉默寡言、谨小慎微、忧郁。

5. 营养缺乏　人体组织细胞正常功能的维持与营养的供给有着密切的关系。如果人体需要的营养素供给充足,则人体能够维持细胞与组织的正常生理活动。当某些物质缺乏时,可能导致其功能失调。例如,当维生素C严重缺乏时,除引起坏血病外,还可引起精神淡漠、遗忘与抑郁、意识障碍等症;当维生素$B_{12}$显著缺乏时,可引起脑、脊髓或外周神经发生脱鞘现象而出现神经及精神症状。这些对老年人的心理都会带来不利的影响。

6. 死亡临近的压力　随着增龄和身体的衰老,老年人往往逐渐认识到死亡的临近。当其接近死亡年限时,常常回忆自己的一生,产生自豪感、满足感、悔恨感与罪恶感等各种各样复杂的心理。这对老年人的心理健康是极为不利的。

## 三、老年人常见心理问题

### (一)焦虑

焦虑是一种经常发生的心理体验。焦虑程度不同,对人体的影响不同。适度焦虑能促使老年人尽快适应变化,过度焦虑则会影响老年人的身心健康,尤其是长期持续的焦虑对老年人的危害更大。

1. 原因　引起老年人焦虑的因素很多,主要有:①体力下降:老年人体弱多病,自理能力下降,常感到力不从心;②疑病性神经症;③应激事件:老年人常常面临离退休、丧偶、身患重病、经济窘迫、搬迁等应激性事件;④躯体疾病和药物:某些身心疾病,如甲状腺功能亢进、痴呆症、抑郁症等,以及某些药物的副作用,如抗胆碱能药物、咖啡因、皮质类固醇等均可引起焦虑反应。

2. 表现　焦虑分为急性焦虑和慢性焦虑。急性焦虑主要表现为急性惊恐发作。老年人突然感到内心紧张、惊恐不安、心烦意乱、失眠、情绪激动或哭泣,伴发症状有潮热、大汗、口干、心悸、气促、脉快、血压升高、尿频尿急等。严重时可出现胸闷、阵发性气喘,甚至有濒死感,并由此产生幻觉和妄想,有时有轻度意识迷惘。一般发作持续几分钟到几小时,之后逐步缓解。急性焦虑发作可能引发脑卒中、心肌梗死、青光眼眼压急剧升高而导致失明、头痛或发生跌倒等意外。慢性焦虑表现为持续性精神紧张,老人经常提心吊胆、敏感、易激怒、注意力不集中、健忘,有时会生闷气、发脾气,稍不如意就烦躁不安、情绪激动,容易与人发生争执。持久过度的焦虑可损害老年人的身心健康,加速衰老,损伤自信心,并可以诱发高血压、冠心病等。

### (二)抑郁

抑郁是一种正常人也会经常体验的心理状态,高发年龄为50～60岁,80岁以上的老年人少见。老年抑郁情绪较为常见,抑郁症是老年期最常见的功能性精神障碍。

1. 原因　老年人抑郁可能由以下原因引起:①随年龄增长而出现的生理、心理功能退化;②慢性疾病及其并发症导致的自理能力下降或缺失；③应激事件的影响，如离退休、丧偶、经济窘迫、人际关系紧张等；④低血压症；⑤孤独；⑥消极的认知应对方式等。

2. 表现　抑郁早期主要表现为情绪低落、头痛、头昏、食欲不振等。后期表现为：①情感障碍：老年人表现为郁郁寡欢、心情沉重，对生活缺乏信心、缺少兴趣，自觉悲观失望，有孤独感和失落感。②思维活动障碍：思维迟钝、反应缓慢，思考问题困难，主动沟通减少，常出现自罪自责和厌世情绪。③精神活动障碍：记忆力明显减退，计算力、理解和判断能力下降，动作迟缓，反应迟钝，严重时不语不动，生活不能自理。④意志行为障碍：轻者犹豫不决，依赖性增强。重者封闭自我，无欲状态，日常自理能力下降或缺失。有时会有自杀倾向。⑤躯体症状：老人经常感到疲乏无力，精力不足，失眠或嗜睡，头痛，四肢痛，胸闷心悸，食欲差，消化不良，口干，便秘，体重减轻等。有时躯体性症状较为突出掩盖了抑郁情绪，成为隐匿性抑郁。

### （三）孤独

孤独是一种被疏远、被远离和不被他人接受的情绪体验。孤独感在老年人中普遍存在。

1. 原因　引起老年人孤独的因素主要有：①离退休后离开了原来习惯的社会生活，无法建立新的社交群体；②无子女或与子女分开居住；③行动不便限制了老人的活动范围，减少了社交机会；④老人性格喜欢独处；⑤丧偶。

2. 表现　老年人表现为情绪伤感，精神萎靡不振，常偷偷哭泣，顾影自怜。老年人为了消除孤独而选择吸烟、酗酒等不良应对方式，进而诱发许多躯体疾病，更限制了老人的社交活动，加重孤独。有的老人因孤独转化为抑郁症，出现自杀倾向。

### （四）自卑

自卑就是自我评价偏低，是一种消极的情感体验。当老年人的需要得不到满足，又不能实事求是地分析评价自己时，就容易产生自卑心理。

1. 原因　引发老年人自卑的因素有：老化导致的生活能力下降；身心疾病引起的部分和全部自理能力丧失；适应环境能力减弱；离退休后角色转换障碍；家庭人际关系紧张等。

2. 表现　老年人产生自卑心理后，往往怀疑自己的能力，表现个人能力时主动退缩，不敢与人交往，孤独，自我封闭。缺少进取心，没有勇气尝试克服困难。对未来没有憧憬和希望，也体验不到眼前生活的美好。

## 四、维护和促进老年人的心理健康

### （一）心理健康的概念

根据第三届国际心理卫生大会的建议，心理健康是指在身体、智能以及情感上与他人的心理健康不相矛盾的范围内，将个人的心境发展成最佳状态。该定义包含了两层含义：一是与绝大多数人相比，其心理功能正常，无心理疾病；二是能积极调节自己的心理状态，顺应环境，建设性地发展完善自我，充分发挥自己的能力，过有效率的生活。即心理健康的老人不仅是没有心理疾病，而且有良好的适应和充分的发展。

### （二）老年人心理健康的标准

国内外心理学专家对老年人心理健康的标准进行的研究结果显示，老年人的心理是否健康，可以从以下几个方面判断。

1. 认知正常　认知正常是老年人正常生活的最基本的心理条件，是心理健康的首要标准。老年人的认知正常体现在：①感知觉正常，判断事物基本准确，不发生错觉；②记忆清晰，不发生重大事件的遗忘；③思路清楚，不出现逻辑混乱；④平日生活中有比较丰富的想象力，并善于用想象力为自己设计一个愉快的奋斗目标；⑤具有维持日常生活的一般能力。

2. 情绪健康　情绪稳定是情绪健康的重要标志。心理健康的老年人既不高估个人能力,避免勉为其难地做一些事情而受到失败的打击,也不低估个人能力,避免因缺乏自信心而产生抑郁情绪。能经常保持愉快、乐观、开朗豁达、安定平稳的情绪,遇到困难和不幸,能理智地驾驭情感,适度地宣泄不良情绪,很快恢复平静,重新适应环境。

3. 关系融洽　老年人表现为乐于与人交往,与家人感情融洽,关心他人,并能得到家人发自内心的理解和尊重。有经常交流的朋友,能够宽以待人,在交往中保持独立完整的人格。

4. 环境适应　老年人与外界环境保持适度接触,能够主动通过多种渠道了解社会变化的各种信息,善于学习新鲜事物,正确认识和评价社会现状,顺应社会的进步,努力适应新的生活方式。

5. 行为正常　老年人能够完成正常的生活、工作、学习和娱乐活动,其行为特征符合年龄和个人的身份、地位和个人修养。

6. 人格健全　老年人主要表现为:①保持积极进取的人生观,积极情绪多于消极情绪;②正确评价个人和外界事物,善于听取他人意见,有效控制个人行为,盲目性和冲动较少;③意志坚强,能经得起外界事物的强烈刺激,适度发泄情绪,沉着应对各种困难;④能力、兴趣、性格与气质等各项心理特征和谐统一。

**(三) 维护和促进老年人心理健康的原则**

老年人的心理健康的维护,是一项复杂的工作,需要遵循一定的原则,根据老年人个体的状况,有针对性地开展工作。需要遵循的原则有:

1. 适应原则　心理健康的概念强调人与环境的和谐平衡。心理健康的维护需要帮助老年人适应其所处的自然环境和社会环境,而且是积极主动地调整个人或对环境进行改造,以避免环境中的不良刺激,协调人际关系,发挥自身的潜能,维护和促进身心健康。

2. 系统原则　人是一个与环境互动的开放系统,随时与自然、社会文化、他人相互影响、相互作用。维持人的生命和健康的基本条件是人与环境的协调与平衡。因此,维护老人的心理健康,必须将老年人看作是一个整体的人,包含生理、心理和社会适应等多个层面的人,必须从自然、社会、文化、道德、生物等多个方面、多个角度、多个层次解决问题,才能达到维护老年人心理健康的目的。

3. 发展原则　人的心理状态是动态发展的,维护老年人的心理健康也应当适应这种动态变化的特点,以发展的眼光看待和解决老年人的心理问题,动态把握和促进心理健康。

**(四) 维护和促进老年人心理健康的措施**

实现老年人的心理健康,需要针对老人自身、老人的家庭提供干预,也需要全社会共同努力,护理人员更要积极做好各方面的工作,确保各项措施的真正落实有效。

1. 加强老年人自身的心理健康维护

(1) 指导老年人树立正确的健康观:老年人要客观地、实事求是地评价自己的健康状况,过度担心自己的疾病,会导致焦虑和抑郁的情绪,加重疾病和身体不适。只有树立正确的健康观,正确认识疾病和健康的关系,采取适当的措施寻求医生的帮助,保持乐观、积极的心情,养成健康的生活方式,才能达到健康老龄化。

(2) 教育老年人正确看待死亡:老年人对死亡的恐惧较为明显,非常忌讳谈论衰老和死亡。要指导老人正确认识人生的规律,明确死亡是人生的必经阶段,是人类的自然规律,克服对死亡的恐惧,乐观对待有生之年的生活,提高生活质量。

(3) 指导老年人做好社会角色转换时的心理调适:老年人终归会退离社会舞台的主角位置,要指导老年人认识和适应社会角色转换,正确看待离退休,充分理解新老交替的社会规律。帮助老年人培养新的兴趣和爱好,平稳适应生活中的各种变化。根据自身状况在可能的情况下,发挥余热,为社会做出更大的贡献。

(4) 鼓励老年人保持适量的脑力劳动:适量的脑力活动可以刺激脑细胞不断接收信息,有助于延缓大脑的衰老和脑功能的退化。适当的学习可以满足老年人的精神需要,还可以增长知识,活跃思维,开阔眼界,有益于身心健康。因此要鼓励老年人学习和参加一些力所能及的文娱活动,来陶冶情操,丰富精神生活。

(5) 指导老年人注重日常生活中的保健:健康的生活方式,可以帮助老年人保持旺盛的精力,振奋精神。因此要指导老年人安排好日常生活,平衡膳食,起居有常,适量运动,戒烟限酒,保持生活环境整洁,修饰外表,做好安全防护,让老年人的晚年生活充实而充满生机。

2. 指导老年人的家庭共同维护老年人的心理健康

(1) 指导老年人与家人处理好代沟问题:在中国传统文化的作用下,老年人在家庭中一般处于核心地位,起着主导作用。但是,老年人与晚辈之间在价值观念、思想感情和生活习惯等各方面有时会有较大差异,而且难以达成一致,形成"代沟"。要指导老年人及其家庭成员互相理解。作为子女要尊重老人,多向老人解释,关心和体贴老人。作为老年人,不要固执己见,要善于倾听子女的意见和建议,以理服人,与子女互相包容,求同存异。

(2) 促进家庭成员的相互沟通:鼓励老年人主动调整自己与其家庭成员的关系,夫妻间应互相恩爱,互相关怀体贴,互谅互让,相互慰藉和鼓励。家庭成员也要积极为老人的衣食住行创造条件,尤其是对经济能力不足的老人,为他们提供便利的物质支持和必要的情感支持。空巢家庭中的老年人,要正确对待子女独立生活的现实,积极应对生活中的各种困难,最大程度地减轻对子女的依赖,主动与子女沟通。同时子女也要体谅老人的孤独和对天伦之乐的渴望之情,利用可能的机会多看望老人。

(3) 认真对待老年人的再婚问题:丧偶老人的再婚问题是家庭中面临的难题之一。老年人要勇于打破旧的习俗观念,大胆追求幸福。子女也要理解老人的需求,同老人一起妥当处理因再婚带来的财产分配、赡养等各种问题,为老人争取一个幸福的晚年。

3. 加强和改善社会的老年心理健康服务

(1) 积极倡导尊老敬老的社会风气:尊老敬老是中华文明的传统美德,也是维护老年人心理健康的必备的社会心理环境。随着社会的发展,生产方式的改变,商品意识和竞争意识越来越强化,对尊老敬老的社会风气产生了一定的影响。因此,应该积极倡导尊老敬老的社会风气,大力弘扬尊老敬老的美德,尤其加强对青少年的教育,促进社会的和谐稳定发展,为老年人营造一个良好的社会心理环境。

(2) 尽快完善立法:老年人各种权益的保护,需要上升到法律层面,才能具有约束力。现行的《老年人保护法》《老年人福利法》等法规,虽然起到了一定的作用,但还不够完善。需要针对老年人权益的各个方面,制定完备的法律体系,增强老年人的安全感,解除后顾之忧,为其能够安度晚年提供社会保障。

(3) 充分发挥社会支持系统的作用:老年期的心理问题是由多种因素引起的,如离退休后角色的转换、收入减少、离开了熟悉的交往人群、晚年丧偶、子女独立、体弱多病等等。因此,老年人心理健康的维护需要政府、社会、社区、邻里、家庭、亲友等的共同努力,建立一个有力的社会支持网络,满足老人的物质和情感需求。大力发展老年服务事业,提供老年人的食品、服装、用品,开设老年人医疗机构或部门,方便老年人的就医和体检,为老年人建设便利的运动休闲娱乐场所等。只有全社会一起行动起来,才会为老年人创造一个有利于身心健康的社会环境,为健康老龄化打下基础。

## 第二节 老年人的社会适应

### 一、老年人社会角色与功能的变化及护理

#### (一) 离退休

离退休带来的工作角色的丧失,对老年人来说是人生一个巨大的转折,预示着原来的生活习惯、经济收入、社会地位等发生了变化,如果再加上疾病缠身,老年人极容易产生孤独、自卑、迷惘、抑郁等消极心理。因此,应帮助老年人做好充分准备,适应离退休后的生活。通常,离退休后的生活可以划分为以下3个时期,每个时期都有其工作的重点。

1. 等待期  当人的年龄接近法定的退休年龄时,需要提前接受指导以做好心理准备,不至于产生失落和孤独感。因此,各单位和各部门要对即将离退休的人员给予更多的关心、爱护和照顾,主动与其交流,帮助老人培养新的兴趣和爱好,学习新知识,以积极的态度迎接离退休带来的变化,尽快适应新的生活。

2. 退休期  这一时期要帮助老人重新设计安排自己的生活。条件允许,可以发挥潜能,重归社会,做一些力所能及的工作,让老年人的生活充实丰富起来。提倡老年人离退休后继续学习新知识,看书看报,一方面可以了解外界的变化,不脱离社会,也可以促进大脑活动,延缓智力衰退。鼓励老年人利用离退休后的闲暇时间,充分享受个人爱好带来的乐趣,有意识地培养个人的兴趣。并且多与人交往,建立新的社交网络,排解寂寞,增添生活情趣。指导老年人养成健康的生活习惯,制定科学合理的作息时间表,平衡饮食,适当运动,建立起健康的生活方式。当老人出现情绪不佳时,要及时与老人沟通,帮助其排解,并且指导老年人多与人交流,多参与社交活动,以调节情绪。同时,老人的家庭成员也要注意帮助老年人安排好离退休后的生活,为老人的各项活动创造条件。

3. 适应期  大部分老年人在离退休后的1~2年时间里都能适应新的生活。一些老年大学、老年社团等组织为老年人提供了相互交流的机会。还需要加大建设力度,为老年人创造更多的机会参与社会,参与有益于健康的群体性活动,帮助老年人度过幸福晚年。

#### (二) 离退休综合征

离退休综合征是指由于离退休后不能适应新的社会角色、生活环境和生活方式的变化而出现焦虑、抑郁、悲哀、恐惧等消极情绪,或因此产生偏离常态行为的一种适应性的心理障碍,这种心理障碍会引发其他生理疾病,影响老人健康。

1. 诱发因素

(1) 个性特点:如果老年人退休前工作繁忙、敬业认真、坚韧、固执,离退休后突然远离了忙碌,会让老人觉得无所事事,百无聊赖,容易出现离退休综合征。如果老年人退休前的工作不是很紧张,自己也没有过高的目标追求,则容易适应离退休后的生活。

(2) 个人爱好:爱好广泛的老年人,有多种兴趣,可以分散老人的精力,不会觉得生活枯燥乏味,不容易出现心理障碍。而缺乏爱好特长的老人则刚好相反,过多的闲暇时间不知道如何打发,容易变得萎靡不振,出现异常心理。

(3) 人际关系:善于结交新朋友、交际广泛的老年人,一般性格外向,愿意与人交流,有机会排解心中的不快,不会出现负向情绪。而人际关系单一、经常闭门不出的老年人,经常感到孤独、烦闷,没有合适的倾诉对象,容易引发一些消极情绪。

(4) 职业性质:职业的不同对离退休后带来的角色变迁的感受不同。通常,工作时不在管理岗

位的普通劳动者,退休后因为减轻了体力上的沉重负担,有了充裕的时间料理家务、消遣娱乐和结交朋友,如果再有一定数量的退休金和医疗保障,则内心会感到满足,情绪稳定,会十分享受退休后的轻松快乐的平凡生活。而从管理岗位退休的老人,会感到社会地位的落差比较大,社交群体的变化也较大,生活重心转向家庭内部的琐事,会使其感到极大的不适应。

(5) 性别因素:中国传统的家庭模式通常是"男主外,女主内",男性退休后,活动范围不容易回归家庭,对家庭日常生活的安排也不像女性那样得心应手,常会遇到一些困难而难以维持心理平衡。

2. 表现和特征　离退休综合征的主要表现是情绪和行为两方面的改变。通常表现为:情绪变化明显,有的老年人急躁、发脾气,有的老年人忧郁;坐卧不安、不知所措;行为反复,偶尔会出现强迫性定向行走;注意力不集中,做事经常出错;对现实不满,有偏见,容易怀旧。这些情绪和行为的改变往往可以引起一些疾病的发生,或加重原有的慢性疾病。

离退休所引起的心理障碍可以有以下特征:①无助感:老年人离退休后,离开了原有的社会圈子,社交范围缩小了,友人少了,会产生较强的孤独感,在新的生活环境和生活模式下常常使老年人感到远离了曾经熟悉的人群,遇到问题缺少求助的对象而感到无助和不安。②无力感:老年人离退休后不愿意接受现实,总觉得自己还有充足的体力和精力来参与工作,但是社会的新陈代谢又要求老年人必须将工作移交给年轻人,没有能力改变现实,会使老年人感到无力。③无用感:老年人在离退休后,没有了工作时的事业成就感,没有了周围同事的尊敬,会觉得对社会无用而产生失落。④无望感:无助、无力和无用感的出现,加之身体的老化、疾病缠身,容易使老年人对未来失去信心,看不到希望甚至绝望。当然,上述表现的出现,是老年人的个性特点、生活形态和人生观等多种因素共同作用的结果,并非每一位老年人都会出现。

3. 健康指导　离退休导致了老年人社会角色的转换,从社会的职业角色转变为居家角色,从主体角色转换为辅助角色,从交往范围广泛的动态型角色转变为交往范围狭窄的相对静态型角色。在适应这种角色转换的过程中,老年人会在新旧角色间出现矛盾和冲突。作为护理专业人员应当帮助老年人努力适应离退休所带来的各种变化,实现社会角色的顺利转变。指导老年人在出现情绪低落、心情不佳、身体不适时,主动寻求专业人员的帮助,接受适当的治疗。

(三) 空巢综合征

"空巢家庭"是指无子女共处,只剩下老年人独自生活的家庭。随着我国人口政策的实行,家庭结构以独生子女家庭为主,社会转型和人口流动促使空巢家庭越来越多。空巢老人主要面临的困境是日常生活照料和患病后的照护。随着年龄的增大,老年人自理能力的下降,空巢老人的消极情绪会日趋严重。

1. 表现　空巢综合征的表现有:①生活闲散,无所事事:子女离开家后,老年人突然结束了多年紧张规律的生活节奏,似乎没有了生活重心,表现出整日无所事事,精神空虚,情绪不稳,有时烦躁不安,有时消沉抑郁。②社会交往减少:老年人在子女独立生活后,在感情和心理上失去了支柱,对自己存在的价值产生怀疑,会深居简出,减少社交活动,表现出孤僻、悲观的情绪,行为退缩,甚至出现自杀的念头和行为。③躯体化表现:可出现失眠、头痛、乏力、心慌气短、消化不良等症状,重者还可能罹患消化道溃疡、高血压、冠心病等疾病。

2. 健康指导　为了减少空巢对老年人造成的心理冲击,应指导其采取以下措施:①做好思想准备:老年人对子女离家独立生活要有一个正确的认识,在子女离家前要做好思想准备,调整自己的生活节奏,培养个人兴趣,以便子女离家后精力有所转移。②夫妻间相互支持:子女离家后,夫妻间要相互给予更多的关心、体贴和安慰,建立新的生活规律和情感支持系统。③培养爱好和保持社会交往:老年人要注意培养健康积极的业余爱好,如养花草、练书法、体育锻炼等,使自己的生活丰富多彩,并有机会参与社交活动,缓解孤独。④对症治疗:如果出现了抑郁等严重的心理问题或者躯体化症状,应指导老年人及时求医,接受必要的专业指导和治疗,以免延误病情。⑤子女应多关心老年人:指导子女多关心老人,理解空巢会导致老年人的不良情绪,经常与父母进行感情交流,有条件的要经常看望父母,身处异地的子女也要经常与老人通电话,增加沟通,注重精神赡养。⑥倡导关爱老年人的社会风气:积极倡导全社会都来关心和爱护老年人,营造尊老敬老的社会氛围,让老年人感受到他人的关心和帮助,感受到受人关注的温暖。

### (四) 丧偶与再婚

1. **丧偶老人的心理特点** 丧偶老人的心理变化常常经历以下 5 个阶段:第一阶段为震惊阶段,老年人表现为痛不欲生,所有的注意力都指向死者,不能接受亲人的故去,拒绝死者火化或下葬。第二阶段为情绪波动阶段,老年人对死者或其他人发怒或表现出敌意,有时会对着照片中故去的亲人生气,有时会认为老伴的离世是儿女没有尽心尽力治疗照顾而造成的,因而迁怒于儿女,容易无故和别人吵架。第三阶段为孤独感产生阶段,老年人会要求其他人的支持和帮助,向他人发泄自己的悲伤情绪。他们会常常不顾别人是否愿意听,向周围的所有人诉说着自己的不幸,希望得到他人的同情和帮助。第四阶段为自我宽慰阶段,老年人已经明确地意识到了配偶的离世,自己的原有生活已经彻底改变,绝望情绪达到顶峰,并逐渐排解,主动开始自我调适。第五阶段为重建新模式阶段,老年人开始从绝望中一步步走出来,调整悲伤的情绪,把注意力转移到其他事件或人,重新组织自己的生活,逐步建立并主动适应新的生活模式。每位老年人经历各个阶段的长短不同。

2. **健康指导** 老年人丧偶是一件巨大的压力性事件,护理人员应指导丧偶后的老年人积极采取以下措施尽快摆脱悲伤压抑的情绪,适应新的生活。①自我安慰:失去共同生活多年的老伴是令人悲伤的事,但是帮助老年人认识到无论我们生者如何痛苦都不可能挽回逝者的生命,对故去的亲人最好的怀念是照顾好自己,让亡者安息。②避免自责:老人丧偶后,常常会自责,认为老伴的死和自己有关,是自己没有精心照顾才造成的,或者回想起以往曾经有过的争吵或者没有满足的愿望,常觉得自己对不起老伴,应指导老年人多回忆一些美好的情景,讲述那些愉快的岁月,来调整情绪。③转移注意力:老年人在一段时间内难以抚平悲伤的心情,尤其是看到一些老伴曾经使用过的物品容易触景生情,勾出思念之情。要指导老年人不妨将老伴的物品暂且收藏起来,多参与一些集体活动,有条件的也可以暂时离开,换个环境居住一段时间,把注意力转移到新的生活中,待情绪有所平复后再整理老伴的遗物。④寻求积极的生活方式:指导老人积极寻求新的生活方式,参加社交活动,拓展生活圈,培养爱好和兴趣,以增加生活乐趣,摆脱不良情绪。⑤建立新的依恋关系:丧偶使得夫妻间多年的亲密依恋关系被破坏,老年人应和子女、朋友建立一种新的依恋关系,可以有效地减轻哀思。鼓励老年人再婚是建立新的依恋关系的重要途径之一。

3. **老人再婚** 老年人的再婚对社会稳定、家庭幸福和老年人的身心健康都起着巨大的作用。首先,老年人再婚可以减轻子女的精神负担。老年人的子女大多有较重的工作负担和家庭负担,有时会对老人照顾不周,再婚的老年人相互照顾、相互扶持,会减轻子女的惦念。其次,老人再婚有利于其树立对生活的信心。老人再婚后组建了新的家庭,可以替子女分担一些抚育晚辈的任务,既享受了天伦之乐,又发挥了余热,增强了生活的自信心。再次,老年人再婚也有利于减轻国家对孤老者的负担。孤老者组建新的家庭,互相照顾,孤老不孤,减轻了养老机构和民政部门的负担。

老人再婚也会遇到一些阻力,主要来自于:①旧的观念影响:传统的观念不认同老年人的再婚,将其看作不光彩的事,老年人常常担心自己的再婚会让人耻笑,会让子女脸面无光。②子女的阻挠:通常子女会因为亲情的缘故而无法接受另一位老人,也有的人因为财产分配而阻挠,还有的子女不愿意照顾继父或继母而加以干涉。③经济条件限制:老年人的经济条件所限,难以支付两个人的生活费用,有时居住条件也不允许老年人组建新的家庭。

要正确看待老年人的再婚问题,加大宣传教育,改变人们的观念,给予老年人宽容的再婚环境。同时,完善老年人再婚的协调机制,充分发挥老年婚介机构和其他各类老年人管理机构和协会的作用,与民政部门和妇联组织协同工作,努力为老年人再婚提供政策和权益支持。还要积极探讨适宜老年人再婚的有关举措,如老年人再婚时,实行"财产公证""协议婚姻"等方式,即约定原来的财产所有权、继承权及亲属关系不变等,以减少子女因财产问题而反对老人再婚,也可避免再婚后的家庭纠纷。

## 二、老年人的社会支持系统

社会支持是一个人从社会网络中所获得的支持和帮助,是对人类健康有益的社会因素。大致可以分为两个方面:一是客观的、实际的或可见的支持,包括物质上的直接援助和社会网络的大小;二是主观的、体验到的或情绪上的支持,即个体感到在社会中被尊重、被支持、被理解的情绪体验和满意程度。

社会支持能够缓解老年人的心理压力,提高其生活满意度,促进老年人的身心健康。社会支持最主要的来源是配偶及其他家庭成员,而朋友、同事的支持也非常重要。此外,各种社会团体,包括政治团体、宗教团体、文娱团体等也是社会支持的重要来源。社会支持的好坏不取决于社会交往和社会支持的数量和范围,而是取决于在老年人最需要帮助、最渴望被关照、最紧急的时刻,能否得到支持。

社会支持网络的类型包括正式和非正式两种。正式网络包括社会组织系统,如社区服务、社区互助、社区公共护理、居家护理等;非正式网络包括家庭成员、亲友和近邻。中国城市的家庭服务系统,既有可能涉及社区服务,也有可能涉及亲朋的援助,似乎是介于正式和非正式之间的一种社会支持。

1. **血缘型非正式社会支持网络**　来自于家庭子女和亲戚的帮助,这是人们经常使用的一种社会支持。网络中涉及的人员主要提供日常家事的支持、病痛的服侍和慰藉,子女还要承担亲情下的经济与社会安全责任。这种支持网络会让老年人感受到来自家庭亲人的关注和帮助,满足老人对亲情的渴望。但是,如果子女不在老人身边,就容易导致此类社会支持的缺失。另外,这种支持网络难以持久,子女难以承担长期照顾老人的重担,非正式网络的有效性越来越受到质疑。

2. **友情互助型非正式社会支持网络**　来自于近邻和朋友的帮助。这一方式被越来越多的老年人使用,来弥补血缘型社会支持的不足。但是,这种网络也同血缘型社会支持网络一样缺乏稳定性,不容易持久,也缺乏调动专业性资源的能力。

3. **正式社会支持网络**　来自于社区服务和互助服务,有家庭服务系统、志愿者组织、社区老年人互助组织等形式,有各种专业人员,如医护人员、心理保健人员、社会工作者等的介入。这种网络的最大益处在于能够有效地调动各种社会资源,尤其是专业资源。

在老年人需要时,任何一种社会支持网络提供的帮助,都能有助于老年人健康状态的稳定。因此,政府、社会、家庭都应当关心老年人,同情和支持老年人,营造尊老敬老的社会风气,为其建立有效稳固的社会支持网络。

---

**复 习 题**

【A 型题】

1. 老年人的各项心理特征中,衰退最早的是:　　　　　　　　　　　　　　　　　(　　)
   A. 感知觉　　　B. 记忆力　　　C. 思维　　　D. 人格　　　E. 情绪
2. 老年人记忆力下降的表现需除外:　　　　　　　　　　　　　　　　　　　　　(　　)
   A. 记忆的广度降低　　　B. 远期记忆下降　　　C. 再认能力减退
   D. 回忆能力减退　　　　E. 机械记忆下降

3. 老年人表现出生活满意度高、成熟、能正视新的生活,则表明该老年人的人格种类为: ( )
   A. 整合良好型　　　　　　　B. 防御型　　　　　　　　C. 被动依赖型
   D. 整合不良型　　　　　　　E. 以上都不是

4. 下列哪项不是影响老年人心理变化的因素? ( )
   A. 感官功能改变　　　　　　B. 社会角色改变　　　　　C. 体力和疾病
   D. 生活环境改变　　　　　　E. 经济收入减少

5. 引起老年人焦虑的因素中需除外: ( )
   A. 体力下降　　　　　　　　B. 应激事件　　　　　　　C. 躯体疾病
   D. 药物　　　　　　　　　　E. 认知功能障碍

6. 抑郁的高发年龄为: ( )
   A. 40～50岁　　B. 50～60岁　　C. 60～70岁　　D. 70～80岁　　E. 90岁以上

7. 老年人维持正常生活的最基本的心理条件是: ( )
   A. 认知正常　　B. 情绪健康　　C. 关系融洽　　D. 环境适应　　E. 人格健全

8. 下列哪项表现说明老年人人格健全? ( )
   A. 感知觉正常　　　　　　　B. 记忆清晰　　　　　　　C. 意志坚强
   D. 想象力丰富　　　　　　　E. 思路清楚

9. 下列哪项说明维护老年人心理健康的适应原则的含义? ( )
   A. 将老年人看成整体的人　　　　　　B. 帮助老年人调整个人或改造环境
   C. 从自然、社会、文化等多个角度解决问题　　D. 动态关注老年人的心理问题
   E. 关注老年人的生理心理和社会适应问题

10. 下列哪项说明了维护老年人心理健康的发展原则的含义? ( )
    A. 主动调整个人以适应环境　　　　　B. 主动改变环境以避免不良刺激
    C. 从自然、社会、文化等多个角度解决问题　　D. 将老年人看作一个整体的人
    E. 以发展的眼光来解决老年人的心理问题

11. 加强老年人自身的心理健康维护措施中,不正确的是: ( )
    A. 指导老年人树立正确的健康观
    B. 指导老年人做好社会角色转换时的心理调适
    C. 教育老年人正确看待死亡
    D. 指导老年人做好日常生活保健
    E. 鼓励老年人尽量减少脑力劳动

12. 指导老年人家庭共同维护老年人心理健康的措施中,不正确的是: ( )
    A. 指导家人与老人相互理解　　　　　B. 促进家庭成员的相互沟通
    C. 认真对待老人的再婚问题　　　　　D. 老人要善于倾听子女的意见和建议
    E. 子女与父辈发生矛盾后要尽量回避以减少争执

13. 下列哪项不是诱发老年人出现离退休综合征的因素? ( )
    A. 个性特点　　B. 个人爱好　　C. 人际关系　　D. 年龄因素　　E. 性别因素

14. 下列哪项不是离退休引起的心理障碍的特征? ( )
    A. 无助感　　B. 无奈感　　C. 无用感　　D. 无望感　　E. 无力感

15. 下列哪项不属于老年人正式的社会支持网络中的成员? ( )
    A. 志愿者组织　　　　　　　B. 社区老年人互助组织　　　C. 医护人员
    D. 附近邻居　　　　　　　　E. 社会工作者

【判断题】
1. 老年人的智力老化以晶态智力的下降为主要表现。（   ）
2. 老年期最常见的功能性精神障碍是焦虑症。（   ）
3. 空巢家庭是指无子女的老人组成的家庭。（   ）
4. 丧偶老人对死者或其他人发怒或表现出敌意，表明其心理变化正在经历震惊阶段。（   ）
5. 老年人的社会支持网络是指老人可以直接获得的物质上的援助。（   ）

【填空题】
1. 老年人心理变化的影响因素有_____、_____、_____、_____、_____和_____。
2. 老年人常见的心理问题有_____、_____、_____、_____等。
3. 老年人心理健康的标准包括_____、_____、_____、_____、_____和_____。
4. 维护和促进老年人心理健康需要遵循的原则有_____、_____、_____。
5. 老年人社会支持网络的类型包括_____、_____和_____。

【名词解释】
1. 心理健康　　2. 离退休综合征　　3. 社会支持

【问答题】
1. 简述老年人的人格种类及其特点。
2. 引起老年人焦虑的因素有哪些？
3. 老年人抑郁后期有哪些表现？
4. 心理健康的概念及其含义是什么？
5. 解释维护和促进老年人心理健康需要遵循的原则的含义。
6. 论述维护和促进老年人心理健康的措施。

# 第七章

# 老年人的日常生活护理

## 导学

**内容及要求**

老年人的日常生活护理包括四部分的内容:老年人的活动保健、老年人的饮食保健、老年人的休息与睡眠、其他日常生活的护理。

老年人的活动保健主要介绍老年人的活动需求、影响老年人活动的因素、老年人活动的原则和注意事项、老年人常用健身方法。在学习中,应重点掌握老年人活动的原则和注意事项、老年人常用的健身方法;熟悉影响老年人活动的因素;了解老年人的活动需求。

老年人的饮食保健主要介绍老年人的营养代谢特点、老年人的营养需要、老年人的饮食护理。在老年人的饮食护理中阐述了老年人的饮食原则、平衡膳食和饮食护理相关措施。在学习中,应重点掌握老年人的饮食护理;熟悉老年人的营养需要;了解老年人的营养代谢特点。

老年人的休息与睡眠主要介绍老年人休息的需要、老年人的睡眠特点、影响老年人睡眠的因素和老年人的睡眠护理。在学习中,应重点掌握老年人的睡眠护理;熟悉老年人的睡眠特点和影响老年人睡眠的因素;了解老年人休息的需要。

其他日常生活的护理主要介绍老年人的生活节律安排、清洁卫生与衣着、性生活、辅助生活用品和排泄。在学习中,应重点掌握老年人的清洁卫生和衣着护理、辅助生活用品的使用和排泄护理;熟悉老年人生活节律安排;了解老年人性生活的健康指导内容。

**重点、难点**

老年人的日常生活护理重点是第一节中老年人活动的原则和注意事项、老年人常用的健身方法及要求;第二节中老年人的饮食原则、平衡膳食和饮食相关护理措施;第三节中老年人睡眠的护理;第四节中老年人的清洁卫生和衣着护理、辅助生活用品的使用和排泄护理。其难点是准确理解老年人活动各项原则的含义、老年人饮食中各种营养素的用量控制。

# 第一节 老年人的活动保健

## 一、老年人的活动需求

### (一) 评估老年人的活动能力

(1) 给予基本的身体检查,包括心血管系统、骨骼系统、神经系统,特别是老年人的协调情况及步态。

(2) 了解老年人肢体感觉和运动情况及现存的活动能力。

(3) 了解老年人的病史,评估其活动耐受力。

(4) 了解老年人平时的活动种类、兴趣、活动量、活动时间、频率和间隔时间,作为活动设计的基础。

(5) 评估并与老年人一起制定活动目标,如恢复自我照顾能力或是增加对活动的耐受性。

(6) 了解老人活动前后情况。如活动前是否做热身运动,活动后是否有整理活动等。

(7) 评估老年人目前的用药情况,作为活动后用药的参考。

(8) 每次给予新的活动内容时,应评估老年人对于这项活动的耐受性,是否出现间歇性跛行、不正常的心跳速度增加、疲倦不堪、呼吸急促等情况。

(9) 评估老年人的适应力,活动计划要有个体差异。

(10) 评估老年人活动的环境是否便利、安全。

### (二) 老年人的活动量

老年人的活动量与活动种类及强度应根据老人的能力及身体状态选择。一般认为:活动所消耗的能量如果在 4 180 kJ(1 000 kcal)以上,可以起到预防某些疾病、强身健体的作用。通常参考以下标准计算老年人的活动量,消耗 335 kJ(80 kcal)能量的运动有:游泳 5 min、蹬楼梯 5~10 min、投球 10 min、跳绳 10~15 min、跑步 10~15 min、体操 20~30 min、沐浴 20~30 min、扫除 20 min、洗衣服 50 min、写作 40~50 min、读书 6 h。老年人的活动种类可分为:日常生活活动、家务活动、职业活动、娱乐活动、体育运动等。适合老年人健身锻炼的运动项目很多,应根据年龄、性别、体质、锻炼基础、兴趣爱好及周围环境条件等因素选择适宜的锻炼项目。只有科学锻炼,才能达到健身祛病、健康长寿的目的。

## 二、影响老年人活动的因素

### (一) 心血管系统

1. **最大耗氧量下降** 研究证实,老年人活动时的最大耗氧量会下降,而且会随着年龄的增加而递减。可能的原因是老年人因身体功能受限,造成长时间的活动量减少所致。

2. **最大心率下降** 当老年人做最大极限的活动时,其心跳能增加的最大速度要比一般成年人低。一般来说,老年人的最大心率约为 170 次/min。老年人的心室壁弹性相对较差,导致心室的再充盈所需时间延长,因此影响心脏功能。

3. **活动时的心排血量下降** 老化会造成老年人身体的小动脉和大动脉弹性变差,使得老年人的收缩压上升和后负荷增加。周边静脉滞留情形增加,周边血管组织阻力增加,也会引起部分老年人出现舒张压升高。所以,当老年人增加其活动量时,血管的扩张能力下降,回心血量减少,造成心排血量减少。当在最大活动量时,会导致心排血量无法上升到预期值。

## (二) 肌肉骨骼系统的改变

因老化而出现肌肉纤维萎缩,肌肉实体减少,使得老年人的骨骼支撑力下降,活动时担心跌倒;老化对骨骼系统的张力、弹性、反应时间,以及执行功能能力都有着负面的影响,这也是造成老年人活动量减少的原因之一。

## (三) 神经系统的改变

老化的神经系统改变包罗万象,但是真正会对老年活动产生影响的神经因素,却因人而异。有一些情形对某些老人只是造成功能受限,但相同的状况对另一群老年人的影响,却可能是严重的功能损伤。一般发生的变化是:

1. 前庭器官　因前庭功能的改变导致对姿势的改变耐受力下降及平衡感的缺失,活动时安全性下降。

2. 脑组织　脑组织血流的减少,大脑的萎缩、运动纤维的丧失、神经树突的数量减少、神经传导物质变少。例如多巴胺、去甲肾上腺素的分泌量会减少,神经传导速度变慢,导致对事情的反应时间或反射时间延长,这些可以从老年人的姿势、平衡、动作协调度、步态中看出。

## (四) 其他

老年人常患有多发性的慢性病,使得老年人对于活动的弹性和耐受力下降。还有如帕金森病对神经系统的侵犯,造成步态的迟缓、身体平衡感的丧失;骨质疏松症会造成老年人活动能力受限,且害怕跌倒造成身体损伤。另外,由于科学技术的发展,需要辛苦劳动的活动越来越少,因此,会在一定程度上影响老年人的活动能力。

## 三、老年人活动的原则和注意事项

### (一) 老年人活动的原则

1. 保证安全　老年人应根据自身年龄、身体素质、健康状况、运动基础及场地条件,选择适宜的运动项目及运动量。

2. 循序渐进　机体对运动有一个适应过程,尤其是老年人,各系统功能都有所退化,故运动强度应由小到大,动作要由慢到快,由简单到复杂,活动前应先做热身运动,不宜做强度过大、速度过快的剧烈运动。

3. 持之以恒　锻炼是一个逐步积累的过程,需要强调运动的规律和强度,只有坚持长期性、系统性,通过循序渐进的过程才能逐渐达到目的。一般要坚持数周、数月,甚至数年才能取得效果,在取得疗效以后仍需坚持,才能保持和加强效果。

4. 适宜时间　运动虽然有益于健康,但也要有限制。老年人运动时间以每日1～2次,每次30 min左右,一日运动总时间以不超过2 h为宜。运动时间要根据个体的具体情况做适当安排,最佳运动时间为每日17:00～20:00,特别是运动量大的活动。如在饭前锻炼,至少要休息30 min才能用餐;饭后,则至少要休息1.5 h以上才能锻炼。为了避免锻炼后兴奋而影响入睡,应在临睡前2 h左右结束锻炼。

5. 适宜场所　运动的场地尽可能选择空气新鲜、环境幽静、地面平坦的场所。例如,公园、树林、庭院、海滨、湖畔、疗养院等地。

6. 自我监护　运动锻炼要求有足够又安全的运动量,这对患有心血管疾病、呼吸系统疾病和其他慢性疾病的老人尤为重要。运动时的最高心率可反映机体的最大吸氧力,而吸氧力又是机体对运动者负荷耐受程度的一个指标,因而可通过最高心率来掌握运动量。

最简单方便的监测方法是以运动后心率作为衡量标准,即:运动后最适宜心率(次/min)=170-年龄。身体健壮者可用180作被减数。计算运动时心率应采用测10 s心率乘以6的方法,而不能用直接测量 1 min 的方法。

观察运动量是否合适的方法有：①运动后的心率达到最适宜心率；②运动结束后在 3 min 之内心率恢复到运动前水平，表明运动量较小，应加大运动量；在 3~5 min 恢复到运动前水平表明运动适宜；而在 10 min 以上才能恢复者，则表明运动量太大，应减少运动量。以上监测方法还要结合自我感觉综合判断，如运动时全身有热感或微微出汗，运动后感到轻松愉快或稍有疲劳，食欲增加，睡眠良好，精神振作，表示运动量适当，效果良好。反之，则应减少运动量。

7. 体力劳动不能完全取代活动锻炼　由于体力劳动往往局限于身体某些部位，不能使身体各部位得到均衡活动，所以体力劳动不能完全代替活动锻炼。

8. 注意防止跌倒　跌倒不仅对老年人的身体带来影响，如软组织损伤、骨折、硬膜下血肿等，而且还会影响到老年人的心理和社会层面。经常跌倒的老年人很可能丧失自信心，害怕再跌倒而尽可能减少活动，这样常常导致骨骼肌萎缩，走路更加不稳，更易导致跌倒从而形成恶性循环。

### （二）老年人运动时的注意事项

1. 饭后不宜立即运动　因为运动可减少对消化系统的血液供应及兴奋交感神经而抑制消化器官功能活动，从而影响消化吸收，甚至导致消化系统疾病的发生。

2. 注意气候变化　老年人对气候的适应调节能力较差，夏季高温炎热，户外运动要避免中暑；冬季严寒冰冻，要防跌倒和感冒；遇到气候恶劣或老年人活动不便时，可在室内进行运动。

3. 根据医嘱运动　年老体弱、患有多种慢性病的老人，应请医生检查，并根据医嘱实施运动，以免发生意外。

4. 下列情况应暂停运动锻炼　患有急性疾病，慢性疾病的急性发作期，平时有心绞痛或呼吸困难，精神受刺激，情绪激动或悲伤之时。

## 四、老年人常用的健身方法

1. 散步　散步是一种简单易行、安全有效、适合中老年人的健身方法。散步不仅能锻炼身体，还可调节情绪。散步的地点、时间、距离及速度应因人而异、循序渐进。老年人应根据自身及环境的条件，在适当的时间选择空气新鲜、行走安全的地点，以中速（每分钟 80~90 步）或快速（每分钟 100 步以上）步行法进行锻炼，才能达到良好的锻炼效果。如一个 60 岁以上的健康老年人步行速度应力求达到每分钟 100 步左右，一日总量达 6 000 步左右，即每日以 1 h 左右为宜。步行过程中，老年人应注意使自己脉搏保持在每分钟 110~120 次为宜。如达不到这个目标，只要安步当车，以最快的速度进行锻炼，也能收到效果。

2. 游泳　游泳是一项全身性健身运动，比较适合老年人参加。游泳可通过水的物理、化学刺激，增强心肺功能；促使肌肉发达，保持体型健美；还可使老年人的动作协调、敏捷。游泳消耗能量较大，每小时能消耗 1 255.2~3 367.2 kJ（300~800 kcal）热量，可使体重下降，利于减肥；游泳本身是一种体育疗法，有舒筋活血、松弛肌肉的作用，对有些腰背痛、扭伤，可用游泳进行治疗。如果方法得当，游泳对冠心病、高血压和胃肠病也有一定的治疗作用；游泳还能改善皮肤血液循环和新陈代谢，可推迟皮肤老化和预防皮肤病的发生。

老年人游泳的姿势不限，但速度不宜过快、时间不宜过长。一般而言，老年人以每日 1 次或每周 3~4 次、每次游程不超过 500 m 为宜。老年人参加游泳锻炼时应注意：游泳前做 3~4 min 准备活动；水温不宜过低；注意自我监督，如果游泳后感到不适，如头晕、恶心等，应减少活动量或暂停游泳；患有严重心血管疾病、皮肤病及传染病的老年人不宜参加游泳锻炼。此外，身体素质好并有多年游泳训练和冷水浴锻炼的老年人，适当参加冬泳锻炼，可提高机体御寒抗病能力。

3. 健身跑　可以增强心肺功能；改善大脑皮质的功能，调节皮质和内脏的联系，改善各器官系统的协调性，调节血管舒缩功能；可降低体重，改善脂质代谢降低胆固醇。健身跑的速度以 120~

130 m/min,不感到难受、气短,能边跑边说话为宜。初练时,可慢跑 5～10 min,逐步适应后可增至 15～20 min。应每日坚持锻炼 1 次,有困难时每周至少锻炼 3 次,每次逐渐增加至 30～40 min。跑步结束后,应缓慢步行或原地踏步做整理活动,再逐渐恢复到安静状态。

健身跑宜在每日清晨进行,应以慢跑为主,需量力而行。对于体质较差或缺乏锻炼的老年人,可采取跑走交替,逐渐适应。距离逐渐加长,速度由慢到快,以全身舒畅为度。

4. 骑自行车　骑自行车也是一项全身性运动,可使心脏收缩力增强,肺活量增加,促进新陈代谢,增进食欲,利于消化等。还可锻炼肌肉系统,尤其对腿部肌肉锻炼更为显著,还可增加肢体和关节的柔韧性和灵活性。骑自行车的速度、距离,可以根据个人的体力情况而定。由于自行车运动的优越性,国内外医院、疗养院及大旅馆的健身房均将自行车作为医疗体育的一种康复手段,将台式自行车用作健身器材或供患慢性疾病老人进行功能锻炼。

5. 跳舞　跳舞是一种将音乐与舞蹈有机结合起来的有益于老年人身心健康的文娱活动。跳舞可消除脑力的疲劳和心理的紧张,使全身感到轻松和协调,还能促进血液循环,对冠心病、高血压、癌症等疾病有防治作用。因此,许多老年人喜欢这项活动。老年人在跳舞前,应根据自己身体的状况,选择适当节奏的舞曲。

6. 球类运动　球类运动可锻炼肌肉关节的力量,调节大脑皮质的兴奋性及小脑的灵活性和协调性。球类运动还是一个集体的运动项目,可增进老年人的人际间交往,减轻老年人的孤独与寂寞。适合老年人的球类运动项目比较多,如门球、网球、乒乓球、台球、健身球等。可根据个人的兴趣和爱好加以选择。

7. 医疗体育　医疗体育(简称体疗),即用适当的体育活动来治疗疾病、恢复功能的一种康复手段,是在医护人员的指导下,选择有针对性的体疗项目,指导和帮助老年人恢复功能。常用的体疗有医疗体操、耐力性训练(如步行、慢跑、骑自行车等)、民族形式的体疗(如太极拳、气功、保健按摩等)。体疗可用于常见老年病,如溃疡病、便秘、颈椎病、肩周炎、高血压、冠心病、糖尿病等的康复。

8. 太极拳与气功　这两项体育锻炼是我国传统的民族形式的运动项目,具有健身和延年益寿的功效,对治疗慢性疾病有较好的效果。太极拳和气功都具有动静结合、动作缓慢柔和的特点,可以调节心境,非常适合老年人。

## 第二节　老年人的饮食保健

### 一、老年人的营养代谢特点

1. 脂肪代谢　老年人体内脂肪代谢酶的水平及活性下降,使脂肪分解代谢和脂肪廓清能力降低,导致高脂血症和血管粥样硬化。

2. 蛋白质代谢　老年人蛋白质分解代谢增强,而合成代谢减弱,易发生负氮平衡。临床研究发现,老年人血清总蛋白量略低,以白蛋白(亦称清蛋白)降低为主。而实验研究表明,老年人血中的必需氨基酸水平降低,给老年人补充高质量的白蛋白,可使血清白蛋白增高。但是老年人的胃胰蛋白酶分泌减少,补充蛋白过多会增加老年人消化系统和肾脏的负担。

3. 糖类代谢　老年人葡萄糖的代谢率和耐受性随着年龄的增长而下降。原因:①胰岛素释放减少和释放高峰后移,胰岛素受体数目和活性降低。②肝糖原分解增强,外周组织对胰岛素的敏感性降低。③机体细胞总量减少,葡萄糖的氧化能力下降。

4. 热量代谢　老年人与青壮年人相比,其热量代谢主要有 2 个特点:第一是基础代谢率低,因为老年人肌肉组织和机体细胞总数量减少,$Na^+-K^+-ATP$ 酶活性下降。第二是机体的功能减退,因老年人总的活动量减少,所以能量消耗减低。此外,精神状态、社会心理、疾病和伤残等情况更常使老年人体力活动受到限制。

## 二、老年人的营养需要

### (一) 热能

随着体力活动的减少和代谢活动的降低,老年人热能的消耗也相应减少。联合国粮农组织和世界卫生组织能量和蛋白质需要量联合委员会推荐:以 20~39 岁男子和女子能量为基础,60~69 岁者,热量供给需减少 20%,70 岁以上者需减少 30%。如果继续食用不必要的热能膳食,可使身体过胖,并伴发一些常见的老年病,如冠心病、高血压等,从而影响健康。

### (二) 糖类

一般糖类的供给占总热能的 55%~60%。糖类分为可被人体消化、吸收并利用的糖类和不被人体消化、吸收,但对人体有益的膳食纤维。摄入的糖类以多糖为好,如谷类、薯类等含较丰富的淀粉。不宜摄入过多单、双糖(主要是蔗糖,如白糖、红糖、砂糖),能诱发龋齿、心血管疾病与糖尿病。

### (三) 脂肪

脂肪不仅是高能量物质,还可增进菜肴的色、香、味,以促进食欲。脂肪还是维生素 A、维生素 D、维生素 E、维生素 K 及胡萝卜素等营养素的溶剂。过多的脂肪不利于消化,影响心血管的功能;进食脂肪过少,又将影响到脂溶性维生素的吸收,所以,进食一定量的脂肪是必要的。脂肪供给量应占膳食总热量的 20%~30%,膳食脂肪中饱和脂肪酸、单不饱和脂肪酸和多不饱和脂肪酸的比例以 1∶1∶1 或 1∶1.5∶1 为宜。

### (四) 蛋白质

由于老年人的体内代谢以分解代谢为主,蛋白质的吸收利用率又低,体内蛋白质储备量减少,所以老年人必须摄入较为丰富和优质的蛋白质。其摄入标准应略高于成年人。我国营养学会推荐,老年人每日膳食中约需供给蛋白质 70 g。蛋白质供给的热能约占总热能的 15%。优质蛋白质应占总量的 50% 以上,如鱼、瘦肉、禽、蛋、奶、大豆可以多吃。

### (五) 维生素

富含维生素 A、维生素 $B_1$、维生素 $B_2$、维生素 C 的饮食,可增强机体的抵抗力,特别是 B 族维生素能增加老年人的食欲,并保证平衡膳食。水果和蔬菜可增加维生素 C 和膳食纤维的摄入,对于老年人有较好的通便功能。由于老年人牙齿松动甚至脱落,咀嚼能力降低,消化液分泌减少,限制了老年人摄取蔬菜和水果,从而减少了相应的维生素的摄入,因此老年人应该摄取一些鲜嫩的蔬菜和瓜果,在烹调上可加工成菜汁、菜泥、肉末、膏、羹等,油炸、过黏和过于油腻的食品应加以限制。

### (六) 水

老年人每日饮水量一般为 2 000 ml 左右,以保持尿量在 1 500 ml 左右为宜。老年人的体内水分充足,既有利于各种营养素的吸收,也有利于排除体内的代谢产物。如果老年人摄入水分不足,再加上老年人结肠、直肠的肌肉萎缩、肠道中黏液分泌减少,更容易发生便秘。所以,除了为其增加膳食纤维的摄入量以外,还应补充一定的水分,尤其晨起空腹饮适量水,可以排除夜晚体内的代谢废物。但有心脏和肾脏系统疾病的老年人应限量摄入水分,以免加重心脏和肾脏负担。

### (七) 无机盐

老年人容易发生钙代谢的负平衡,特别是女性,在绝经后,由于内分泌功能的衰减,骨质疏松的发生机会进一步增加,骨质疏松性骨折的发生率也将增加。因此适当增加富含钙质的食物摄入,增加户外活动,可以减少以上疾患的发生概率。由于老年人消化功能减退,因此应该选择容易吸收的钙质。钙质较好的食物来源有:奶类及其制品、豆类及其制品、核桃、花生等。此外,还要选择含铁丰富的食物,如黑木耳、紫菜、菠菜、豆类、瘦肉、动物肝脏等,配合适量维生素C可促进人体对铁的吸收。供给适量的微量元素,如硒和锌都可以延缓衰老;锌、铬对维持正常糖代谢有重要作用。老年人要控制钠盐的摄入。

### 三、老年人的饮食护理

#### (一) 老年人的饮食原则

1. **保证足够的营养** 老年人易患消化道疾病、腰腿痛及各种运动系统疾病,往往由于营养不良造成。因此,保持营养的平衡,适当限制热量的摄入,保证足够的优质蛋白、低脂肪、低糖、低盐、高维生素和适量的含钙、铁食物。

2. **饮食易于消化吸收** 老年人由于消化功能减弱,咀嚼能力也因为牙齿松动和脱落而受到一定的影响,因此食物加工应细、软、松,既给牙齿咀嚼的机会,又便于消化;烹调方式宜蒸、煮、炖、煨,不宜炸、煎,同时应注意色、香、味以促进食欲。

3. **食物温度要适宜** 老年人消化道对食物的温度较为敏感,饮食宜温偏热,两餐之间或入睡前可加用热饮料,以解除疲劳,增加温暖,利于睡眠,尤其冬季可吃些热性食品,如狗肉、羊肉等,但过于辛辣的食品不宜多食。

4. **食量要合理分配** 应遵循"早晨吃好,中午吃饱,晚上吃少"的原则。因为夜间的热能消耗较小,如果多吃了富含热能而又较难消化的蛋白质和脂肪会影响睡眠。晚上可多吃些蔬菜和含糖类较多而又易于消化的食物。

5. **养成良好的饮食习惯** 根据老年人的生理特点,宜少吃多餐,避免暴饮暴食或过饥过饱,膳食内容的改变也不宜过快。适当多食含纤维素多的食物,可防便秘,减少结肠癌的发生;适当增加一些碱性食品有利于体内正常酸碱平衡的维持。由于老年人肝脏中储存肝糖原的能力较差,对低血糖的耐受能力不强,易饥饿,两餐之间可适当增加点心。

6. **注意饮食卫生** 把住"病从口入"关,注意饮食卫生、餐具卫生;不吃烟熏、烧焦、腌制、发霉或过烫的食物,以防疾病和癌症的发生。并注意老年人因视觉、味觉、嗅觉能力下降,对食物变质的判断能力偏差,不能过分相信自己的感觉,注意食用新鲜的食物。

7. **建议老年人每日采纳均衡营养饮食** ①1~2杯牛奶:提供钙质、蛋白质;最好选择低脂或脱脂牛奶;②2~3个水果:供应维生素C和纤维素;③3~6碗谷类食物:补充每日所需热量;最好选择全麦谷类,例如面包、红米或糙米;④200~350 g鱼肉、瘦肉、豆类或蛋:供应蛋白质、铁元素;⑤300 g以上蔬菜:提供纤维素、矿物质和多种维生素;⑥6杯或以上清淡饮品,补充每日身体所需水分,例如汤、清水、奶。烹调的方法应该以清淡为主,最好用白灼、清蒸和快炒方法。不适宜的食物包括:高脂肪肉类,如排骨、鸡翅;高胆固醇食物,如鱿鱼、虾头、动物内脏;腌制或者过咸食物,如腊肠、咸鱼、腐乳;少饮啤酒、汽水、甜饮料。

#### (二) 平衡膳食

1. **平衡膳食的涵义** 平衡膳食,即膳食中所含的营养素种类齐全,数量充足,比例适当,既不过多又不缺乏,达到平衡。平衡膳食按照每个人的年龄、劳动所需要的热量来安排,各种营养素的供给量按我国生活标准进行配置。老年人由于基础代谢低、消耗少,所需总热量要比青壮年低。一般可采用粮食占20%~40%,蛋、肉、鱼占8%~10%,油脂食品占12%~18%,乳制品占16%~18%,糖和甜食占10%,蔬菜和水果占12%~20%。

2. **各类食物的营养特点** 食物按其来源可分为植物性食物和动物性食物两大类。各类食物的营养价值不相同,任何单一食物都难以满足人体所需的各种营养素。因此,在日常生活中必须根据各种食物的营养成分和营养价值进行合理搭配,使膳食中所含的营养素种类齐全,数量充足,比例适当,保证人体的正常生理需要。我们日常的膳食中所需的营养素,主要由下列各类食物供应。

(1) 谷类:谷类食物包含面粉、大米、小米、高粱、荞麦、甘薯等。主要提供糖类、蛋白质和B族维生素,是老年人主要的糖类食品。谷类蛋白质的含量,面粉为10%,大米为8%;脂肪含量1%~3%;淀粉70%~80%;矿物质2%;还含有B族维生素。

(2) 豆类及其制品:包括大豆、其他豆类及其豆制品。大豆含蛋白质高,一般为35%~40%,且为优质蛋白质,是老年人最佳的蛋白质来源;脂肪含量高达15%~20%,其中不饱和脂肪酸占85%,故豆油是最好的食用油脂;豆类含有丰富的膳食纤维、无机盐如钙、磷、铁和B族维生素等。豆芽中还含有较多的维生素C。

(3) 蔬菜和水果:蔬菜按其品种可分为绿叶类、瓜茄类、根茎类和豆荚类4种;水果又分鲜果和干果两大类。主要供给人体所需的维生素、膳食纤维及无机盐,是膳食中维生素C、B族维生素、胡萝卜素及钙、钾、钠、镁的主要来源,尤其是维生素C,其来源主要是蔬菜和水果。

(4) 肉类:肉类食物主要包括牛、羊、猪等牲畜及鸡、鸭、鹅等禽类的肌肉、内脏及其制品。其特点为饱腹感强,吸收率高,味道鲜美,可烹调成各种各样的菜肴。主要提供蛋白质、脂肪、维生素及无机盐等。肉类中必需氨基酸含量及其利用率都很高,是人体不可缺少的蛋白质来源。脂肪含量为10%~30%,多为饱和脂肪酸,能使血脂增高,因此,老年人及患有心血管疾病的人,要减少动物脂肪的摄入;无机盐含量为0.6%~1.1%,其中又以人体必需的钙、磷、铁含量为最高,且吸收率、利用率也较高。

(5) 水产类:包括鱼、虾、蟹、贝类及海藻类。以鱼为例,蛋白质含量占15%~20%,且所含蛋白质的氨基酸种类齐全,比例适当,属优质蛋白质,是人体所需蛋白质的良好来源;鱼类的脂肪含量为1%~10%,多数在5%以下,多为不饱和脂肪酸组成。鱼类食品中,特别是鱼肝、卵含有丰富的维生素A、维生素D,无机盐的含量也极为丰富,尤其是海产中钙、锌、磷、铁、铜、碘的含量较高,海带、紫菜含碘很高,是补充碘的最好食物。

(6) 蛋类:主要提供蛋白质、脂肪、维生素和无机盐。蛋类是适合老年人的食物,蛋清中除含少量维生素外,主要是蛋白质,几乎不含脂肪,全蛋白质的含量高达13%~15%,氨基酸种类齐全,非常适合人体的需要;脂肪含量为11%~15%,绝大部分在蛋黄内,主要含有脂肪、卵磷脂及胆固醇等,且分散成细小颗粒,极易吸收;无机盐主要有钙、钾、磷、铁、锌等,尤其是铁几乎完全吸收;所含维生素比较齐全,以维生素A、维生素D、维生素$B_2$含量较高,易于吸收。所以正常情况下可以每日吃一个鸡蛋。

(7) 乳类:乳类含2%~4%的蛋白质,生物价值高(牛奶85%),易于吸收;含3%~4%的脂肪,其中必需脂肪酸和卵磷脂的颗粒小,熔点低,易于消化吸收;含丰富的钙,每100 ml乳含钙100 mg,吸收率高,是最好的食物钙来源;还含有维生素A、维生素D、维生素C、维生素B。

### (三) 老年人的饮食护理

1. 烹饪时的护理

(1) 吞咽功能低下者:某些食物很容易产生误咽,对吞咽功能障碍的老年人更应该引起注意,如酸奶、汤面等。因此,应选择黏稠度较高的食物,同时要根据老年人的身体状态,合理调节饮食种类。

(2) 咀嚼、消化吸收功能低下者:蔬菜要细切,肉类最好制成肉末,烹制方法可采用煮或炖,尽量使食物变软而易于消化。但由于易咀嚼的食物对肠道的刺激作用减少,往往很容易引起便秘,因此应多选用富含纤维素的蔬菜类。

(3) 味觉、嗅觉等感觉功能低下者:饮食的色、香、味能够大大地刺激食欲,因此味觉、嗅觉等感觉功能低下的老年人喜欢吃味道浓重的饮食,特别是盐和糖,而盐和糖食用太多对健康不利,使用时应格外注意。有时老年人进餐时因感到食物味道太淡而没有胃口,烹调时可用醋、姜、蒜等调料来刺激食欲。

2. 进餐时的护理

(1) 一般护理：进餐时，室内空气要新鲜，必要时应通风换气，排除异味；老年人单独进餐会影响食欲，和他人一起进餐则会有效增加进食量；鼓励自行进餐，对卧床的老年人要根据其病情采取相应的措施，如帮助其坐在床上并使用特制的餐具（如床上餐桌等）进餐；在老年人不能自行进餐，或因自己单独进餐而摄取量少，并有疲劳感时，照顾者可协助喂饭，并注意尊重其生活习惯，掌握适当的速度与其相互配合。

(2) 吞咽能力低下者：由于存在会厌反应能力低下、会厌关闭不全或声门闭锁不全等情况，吞咽能力低下的老年人很容易将食物误咽入气管。尤其是卧床老年人，舌控制食物的能力减弱，更易引起误咽。因此进餐时老年人的体位非常重要。一般采取坐位或半坐位比较安全，偏瘫的老年人可采取侧卧位，最好是卧于健侧。进餐过程中应有照顾者在旁观察，以防发生事故。同时随着年龄的增加，老年人的唾液分泌也相对减少，口腔黏膜的润滑作用减弱，因此，进餐前应先喝水湿润口腔，对于脑血管障碍以及神经失调的老年人更应如此。

(3) 视力障碍者：对于视力障碍的老年人，首先要向老年人说明餐桌上食物的种类和位置，并帮助其用手触摸以便确认。热汤、茶水等易引起烫伤的食物要提醒注意，鱼刺等要剔除干净以保证安全。视力障碍的老年人可能因看不清食物而引起食欲减退，因此，食物的味道和香味更加重要，也可让老人与家属或其他老人一起进餐，制造良好的进餐气氛以增进食欲。

(4) 上肢障碍者：老年人患有麻痹、挛缩、变形、肌力低下、震颤等上肢障碍时，自行进餐易出现困难，但是有些老年人还是愿意自行进餐，此时，可以自制或提供各种特殊的餐具。如使用粗柄的叉、匙便于握持，亦可将普通匙柄用纱布或布条缠上；有些老年人的口张不大，可选用婴儿用的小匙加以改造；使用筷子的精细动作对大脑是一种良性刺激，因此应尽量维持老年人的这种能力，可用弹性绳子将两根筷子连在一起以防脱落。

## 第三节　老年人的休息与睡眠

### 一、休息

休息是指一段时间内相对地减少活动，使身体各部分放松，处于良好的心理状态，以恢复精力和体力的过程。休息并不意味着不活动，有时变换一种活动方式也是休息，如长时间做家务后，可站立活动一下或散散步等。老年人相对需要较多的休息，并应注意以下几点：①休息要注意质量，有效的休息应满足3个基本条件：充足的睡眠、心理的放松、生理的舒适。因此，简单地用卧床限制活动并不能保证老年人处于休息状态，有时这种限制反而会使其感到厌烦而妨碍了休息的效果。②老年人在改变体位时，要注意预防体位性低血压或跌倒等意外的发生，如早上醒来时，不应立即起床，需在床上休息片刻，伸展肢体，再准备起床。③卧床时间过久会导致运动系统功能障碍，以及出现压疮、静脉血栓、坠积性肺炎等并发症，因此应尽可能对老年人的休息方式进行适当调整，尤其是长期卧床者。④看书和看电视是一种休息，但不宜时间过长，应适时举目远眺或闭目养神来调节视力。看电视不应过近，避免光线的刺激引起眼睛的疲劳，看电视的角度也要合适，不宜过低或过高。

### 二、睡眠

#### (一) 老年人的睡眠特征

老年人的睡眠时间一般比青壮年少，这是因为老年人大脑皮质功能减退，新陈代谢减慢，体力活动减少,所以所需睡眠时间也随之减少,一般每日约 6 h。有许多因素可影响老年人的生活节律而影响睡眠质量甚至导致失眠,如疼痛、呼吸困难、情绪变化、更换环境、夜尿频繁等。而睡眠质量的下降则可直接影响机体的活动状况,导致烦躁、精神萎靡、食欲减退、疲乏无力,甚至疾病的发生。老年人的睡眠特征大体如下。

(1) 睡眠时间个体差异性大。
(2) 入睡困难,其入睡时间比成年人延长(是成年人的 2～4 倍)。
(3) 睡眠过程中深睡眠期减少,浅睡眠期增加。
(4) 夜间觉醒的次数增加。
(5) 整个睡眠过程中,熟睡感减少,睡眠时间缩短。
(6) 易出现新生儿期的多相性睡眠特征。
(7) 适应睡眠环境变化的能力降低。
(8) 易出现安眠药或安定剂的副作用。

### (二) 影响老年人睡眠的因素

1. **环境因素** 环境的变化很容易引起老年人的不适应,常常是导致失眠的主要原因,例如,住院(或进养老院)后生活环境的变化、生活习惯的改变、陌生的人际关系等都会引起老年人的强烈不安。此外,被褥、病室、生活规律的不适应、冷热、灯光、安静程度等都是导致老人失眠的环境因素。

2. **身体因素** 机体疾患是失眠的原因之一,如呼吸系统疾患(肺气肿、慢性支气管炎、支气管哮喘等)、循环系统疾患(高血压、心包炎等)、精神疾患(神经质、抑郁症等)、脑神经疾患(痴呆、急性脑血管意外等),患者症状表现为意识障碍、疼痛、瘙痒感、发热或发寒、尿频或尿失禁、腹痛或腹胀或空腹感、胸闷或心悸或呼吸困难、咳嗽、鼻塞等。

3. **入睡习惯** 每个人都有入睡的习惯,如喝牛奶、洗热水脚、泡澡等,而进入医院或养老院等机构后,条件不允许,导致了睡眠障碍。

4. **药物因素** 服用的某些药物会产生不良反应,如降压药可能引起多梦而影响睡眠质量。

5. **心理因素** 心理的不安、紧张或兴奋,如老年人亲邻朋友死亡后的心理震荡,对自己体力衰退、死亡的担忧等。

此外,对疾病及其愈后的担心、对治疗及手术的恐惧和紧张、医疗费用的负担、亲属的疏远,以及对医院护理人员及探视者的言行不信任、不满意等原因都可导致老年人失眠。

### (三) 评估老年人睡眠障碍时的注意事项

1. **重视老年人的睡眠习惯** 老年人往往有多年形成的、难以改变的睡眠习惯,需要详细了解老人的睡眠习惯,注意老人睡眠习惯的个体化差异。在评估时以被评估人原有的习惯为基准,收集有关睡眠状态的详细资料,如老人的性格、生活习惯、睡眠类型、家庭背景、心理因素等多方面的问题,以制定解决问题的具体方法,采取行之有效的护理措施。

2. **重视对失眠叙述不清的老年人** 当老人能表达清楚影响睡眠的因素,如疼痛、瘙痒或因用尿布而不适等,护理人员应协助老人有针对性地解决问题。当老人或者不清楚原因或者因意识、语言障碍无法表达清楚睡眠不良的原因,护理人员必须特别仔细地注意观察其身体状况、睡眠环境等。

3. **重视老年人关于失眠的陈述** 对失眠的判断应把老年人自己的感觉放在第一位。如果护理人员夜间查房发现患者闭眼而睡,而第二天老人却说自己一夜没睡好,护理人员必须仔细倾听,然后一起寻找原因及解决的办法。这样,既满足老年人的心理需求,又能为解决问题找到真正的原因。特别强调不能将老人失眠简单地分析为是由老化引起的。不能忽视由疾病及药物引起的失眠。失眠是疾病发生的表现或是药物不良反应的表现,也是老年人不能或不愿说出的心理问题。

4. **不必要强调夜间才是真正的睡眠** 在住院或养老院这样集体生活条件下,有集体的作息时间是很必要的,但是很多人会不适应,夜里无法入睡,第二日白天如果能入睡,护理人员不必去纠正这一问题。

### 三、老年人睡眠的护理

#### (一) 睡眠的一般护理

(1) 提供舒适的睡眠环境,一般室温在 20~22℃,湿度在 60% 左右;保持室内安静,调节适于入睡的光线;保持床褥的干净整洁。

(2) 为了让老人尽快适应环境变化,入院时护理人员要详细介绍病房环境和同病室的患者,必要时老人可以使用自己的被褥。

(3) 天冷时要注意保暖,特别是老人主诉两脚发凉时,睡前要用热水泡脚,并根据季节的变化,调整窗帘的厚度及加减盖被。

(4) 晚餐应避免吃得过饱,睡前不饮用咖啡、酒或大量水分,并提醒老人于入睡前如厕,以免夜尿增多而干扰睡眠。

(5) 倾听老人诉说,及时疏导老人的不安、担忧、紧张等心理。孤独的老人可增加家人的见面机会和时间。同时,提供与同室老人的交流机会,帮助老人与护理人员、医生和室友建立良好的人际关系。

(6) 调整生活规律,日间尽量保证适量的运动,痴呆和睡眠类型紊乱的老人(昼夜不分的老人),要注意调整睡眠类型,保证夜间睡眠。

(7) 诱导睡眠,就寝前可用热水泡脚、按摩头部、清洁口腔、清洗会阴部等,从精神和身体上给予老人一种满足、舒适的感觉。

(8) 为夜间排尿的老人准备好集尿器或床旁便器。

(9) 促进老人身体舒适,腰痛或关节疼痛的老人要注意更换舒适体位;按摩受压部位、头皮、颈部、肩部可使老人舒适,减轻疼痛;同时,要做好皮肤的清洁,减轻瘙痒。

(10) 如果上述办法都不能保证老人夜间睡眠的质量,护理人员应密切观察老人的失眠类型,根据医嘱给予适量的安眠药。

#### (二) 失眠的护理

(1) 失眠的观察:主要观察内容包括:①失眠经过:发病时期、诱因、持续时间、症状变化等。②入睡状态:有无入睡障碍、入睡时间、睡眠环境、睡眠姿态等变化。③睡眠持续状态:睡眠持续时间、中途觉醒状况(次数、时间、原因)。④白天睡眠情况:有无白天睡眠现象,其睡眠时间长短。⑤药物使用情况:有无使用中枢神经兴奋剂等影响睡眠的药物。⑥其他:情绪、情感、健康状态等。

(2) 护理:主要的护理措施有:①满足需要和解除躯体不适:协助老人满足其入睡习惯的需求,如饮热饮料、足浴、听轻音乐等;对症处理发热、疼痛、咳嗽、呼吸困难等症状。②加强日间活动:白天参加适当的运动与作业疗法产生轻度的疲劳,有益于夜间睡眠。住院老人入院后根据病情安排适量的散步、物理疗法、作业疗法等,尽可能离床活动。鼓励居家老人积极参加社区组织的活动,接受家庭访视。适当午睡避免时间过长。③处理紧张与不安:以关心的态度与老人充分交流,适时调整老人情绪,还可允许老人在不影响他人的前提下听音乐、广播等。鼓励老人与病友互相关心照顾,交流信息,解除紧张。④处理尿频和尿失禁:不能简单地采取少喝水的方法来缓解尿频,应该认真评估,尤其注意是否有膀胱炎、膀胱肿瘤、膀胱结石、前列腺肥大等疾病。安排老人卧室离厕所近些,或尿壶置于随手可及处。⑤调整物理环境:保持室内空气新鲜,及时清除排泄物及其他的污物,室内没有异味,调节室温,并移去不利睡眠的物品,光线调暗,电话音量调低,医护人员工作时放低声音,减轻操作时医疗器械的声响。⑥促进睡眠:入睡前可以洗澡,无条件者可采取足浴,水温根据老年人的喜好而定；指导老人认真刷牙、洗脸，必要时做背部的按摩，也可给予轻音乐催眠；允许老年人穿其习惯了的睡衣，并使用入睡时陪伴的物品。⑦防止老人坠床：征得老人同意后增加床栏。对于意识混乱老人，使用矮床并注意观察，以免坠床，在床边随手可及处安置呼叫器。⑧适当使用抗失眠药：必要时遵医嘱使用抗失眠药，给药前做好全面的评估，慎重用药，并仔细观察效果，防止老年人出现抗失眠药依赖。

### （三）睡眠呼吸暂停综合征及其护理

睡眠呼吸暂停综合征（sleep apnea syndrome，SAS）是一种睡眠期疾病，被认为是高血压、冠心病、脑卒中的危险因素，且与夜间猝死关系密切。SAS 的诊断标准是：每晚 7 h 睡眠过程中，鼻或口腔气流暂停每次超过 10 s，暂停发作超过 30 次以上（或每小时睡眠呼吸暂停超过 5 次以上，老年人超过 10 次以上）。

SAS 多发于老年男性，其主要原因有：①老年人肥胖导致上呼吸道脂肪堆积，睡眠时咽部肌肉松弛，咽部活动减少，使上呼吸道狭窄或接近闭塞而出现呼吸暂停。②老年人中枢神经系统调节功能减低，化学感受器对低氧和高碳酸血症的敏感性降低，中枢神经系统对呼吸肌的支配能力下降，以及呼吸肌无力等易发生呼吸暂停。

护理措施：①老年人尤其是肥胖者易出现 SAS，所以应增加活动、控制饮食，以达到减肥的目的；养成侧卧睡眠习惯，避免气道狭窄加重；睡前避免饮酒和服用镇静、安眠药。②积极治疗有关疾病，如肥胖症、扁桃体肥大、黏液性水肿、甲状腺肿大等。③根据老人情况指导选用合适的医疗器械装置，如鼻扩张器适用于鼻前庭塌陷者，可改善通气；舌后保持器可防止舌后坠而引起的阻塞。④根据老人情况指导选用合适的药物，包括呼吸刺激剂以及增加上气道开放的药物。⑤病情严重者可选择手术治疗，包括腭垂腭咽成形术、气管切开造口、舌骨悬吊和下颌骨成形术等。

## 第四节　其他日常生活的护理

### 一、生活节律安排

#### （一）影响老年人生活节律的因素

1. 生理与心理老化　随着老化的发展，老年人的身心功能都会发生很大的变化，特别是活动和感觉功能的降低，日常生活动作和行动减慢。行动速度和反应速度的变化，都会影响到老年人的生活节律。

2. 老年人的生活经历和生活习惯　老年人在漫长的一生中，经历了各种各样的体验，对其身心有着深刻的影响；还有长时间以来形成的习惯，如早睡早起或晚睡晚起等，这些对老年人来讲是很难改变的。

3. 健康状况　老年人大多患有慢性疾病，有些老人还会伴有半身不遂、卧床不起、痴呆等，要维持正常的生活节律比较困难。

4. 社会活动和交友情况　老年人是否继续工作、是否参加义务活动、是否参加一些协会活动等，以及朋友的多少和交流程度等都会影响老年人的生活节律。

5. 家属及居住环境　老年人的居住方式，如与家人同住、独居，决定了老年人的生活节律。家人是否早出晚归、就寝时间是否不同、家务分担、对孙子女的照顾、邻里关系等的不同，对老年人的生活节律的影响也很大。另外，老年人的居住环境和房屋构造，以及老年人是否有私人空间，也很大程度地影响老年人的生活节律。

### （二）帮助老年人维持正常生活节律

协助老年人安排每日的生活节律，既要有内容，又要使老年人有舒适感。安排恰当的作息时间，将日间活动安排得既丰富多彩又不过于疲劳，以坐、卧休息、听音乐、放松精神、抬高肢体、闭目养神等方式休息，再安排适量的活动，如室内的看书、写字、下棋，还有一些家庭事务、买菜做饭等活动，室外的散步、慢跑、做体操等。老年人的饮食安排应少量多餐，在每日三餐的基础上，添加进餐次数补充所需营养。另外居室布置要适合老年人的特点。对生活自理缺陷的老年人要有家人或他人的照顾，以增强老年人的安全感。总之，护理人员在护理过程中应注意：①尊重老人的生活习惯；②在尊重老人行动自理的基础上提供协助；③帮助老人建立和维持适合健康状况的生活节律；④帮助老人建立丰富多彩的生活；⑤力求使老人在精神上感到安心和安全。

### （三）注意日常生活的安全

老年人常见的安全问题有跌倒、坠床、噎呛、压疮、服错药、交叉感染、心理伤害等，日常生活护理中安全护理的主要目标是预防老年人发生意外伤害。护理人员及其家属应意识到其重要性，采取有效措施，保证老年人的安全。

1. **防跌倒**

（1）帮助老年人熟悉环境，加深对方位、布局和设施的记忆。在老年人活动的范围内，要有足够的采光，地面或地毯应保持平整、无障碍物，特别要整理一些小的物件，修补破旧、松脱的地毯。水泥地面应避免潮湿，有条件者铺塑胶地板或木地板。不要经常变换家具的位置，以免因老年人肢体协调功能减退、反应能力差及视力衰退而发生意外。

（2）老人的衣裤、鞋子要合适，不宜过长过大，尤其是裤腿太长会直接影响行走，走路时应穿合脚的布鞋，尽量不穿拖鞋。穿脱袜子、鞋、裤应坐着把脚抬高进行。

（3）卫生间应安装坐便器，并设有扶手。浴盆不宜过高，以便于进出，盆底铺防滑胶毡，以防老年人滑倒。去卫生间的通道要保证安全和通畅。

（4）老年人在行动前应先站稳后再起步。步态不稳的老年人行走时应有人搀扶或使用助行器，以增强其活动时的稳定性，防止跌倒。

（5）反应迟钝、有体位性低血压、服用降压药的老年人，夜间尽量不去厕所，睡前在床边准备好所需物品和便器，必须下床或上厕所时，一定要有人陪伴以防跌倒。避免突然弯腰、扭转或伸展，避免用力过度、疲劳过度及强烈地撞击。

2. **防坠床** 将老年人常用的物品，如水杯、收音机、手杖等放置在床边，以方便取用。对于意识障碍的老年人应加用床档；睡眠中翻身幅度较大或身材高大的老年人，应在床旁用椅子挡护。如发现老年人靠近床边缘时，要及时保护，必要时将老年人移向床中央，以防老年人坠床。

3. **防呛防噎** 进餐前应仔细观察，评估老年人的意识状态，有无控制口腔活动的能力，能否吞咽唾液，是否存在咳嗽和呕吐反射。进餐时的体位适当，尽量采取坐位或半卧位，要求老年人注意力集中，保证每一口食物都吞咽下去。少吃或不吃厚片、干硬的食物。易发生噎呛者，应把食物加工成糊状。夜间睡眠以侧卧为好，以防口腔分泌液引起呛咳。

4. **预防压疮** 老年人由于皮下脂肪减少，皮肤变薄，弹性降低，发生压疮的危险性增加，因此，对营养不良、活动受到限制及大小便失禁的老年人应加强对皮肤的护理，保持其完整性，预防压疮。一般护理措施如下。

（1）增加饮食中蛋白质和糖类的摄入，以维持正氮平衡，每日摄入 2 000 ml 以上的液体，有禁忌证时除外，维持足够的水分，改善机体营养状况。

（2）保持床铺平坦、床单平整无皱褶，及时更换潮湿、污染的床单和盖被。

（3）若病情允许，鼓励老年人做全身关节的活动锻炼，或每隔 10 min 使用拉手将身体抬起，

(4) 使用翻身时间记录单,指导老年人的家属或照料者每 30 min 或每 2 h 翻身 1 次,变换身体姿势,使受压的皮肤得以恢复。

(5) 每次改变体位时应观察皮肤有无发红或变白,要局部触诊,检查有无发热、肿胀。如果发红的部位在翻身 1 h 内不消失,应增加翻身次数。注意不要按摩发红的部位。

(6) 鼓励老年患者每小时做 5 次深呼吸和咳嗽的练习,应定时做肺部听诊。

(7) 如果有排便失禁,应及时清洗会阴部,保持皮肤清洁干燥。

(8) 指导老年人、家属及照料者使用多种技巧,如用小桌支撑,用泡沫、枕头、软垫保护皮肤,以预防压疮。

5. **注意给药安全**　参见第八章第二节老年人的用药护理。

6. **预防交叉感染**　老年人免疫功能低下,抵抗力弱,应注意预防感染。不宜过多会客,患者之间更应尽量避免互相走访,患呼吸道感染或发热的老年人更应注意加强保护。

7. **注意保护性医疗**　提供舒适的环境,使老年人充分休息,稳定情绪,帮助老年患者克服焦虑、恐惧、悲观等不良心理反应,增强治疗信心,执行保护性医疗制度,促进其早日康复。

## 二、清洁卫生与衣着

### (一) 清洁卫生

人到老年,皮肤逐渐老化,出现皱纹、松弛和变薄,下眼睑出现"眼袋",皮肤变得干燥、多屑和粗糙,头发脱落和稀疏,皮肤附属器皮脂腺组织逐渐萎缩,功能减弱,皮肤的触觉、温痛觉等浅感觉功能减弱,皮肤表面的反应性衰减,对不良刺激的防御能力削弱,免疫功能下降,导致皮肤抵抗力全面降低。

1. **一般护理**　首先,老年人在日常生活中要注意保持皮肤卫生,特别是皱褶部位如腋下、肛门、外阴等,沐浴可清除污垢、保持毛孔通畅,利于预防皮肤疾病。建议冬季每周沐浴 2 次,夏季则可每日温水洗浴;合适的水温可促进皮肤的血液循环,改善新陈代谢、延缓老化过程,要注意避免烫伤和着凉。洗浴时应注意避免碱性肥皂的刺激,宜选择弱酸性的硼酸皂、羊脂香皂,以保持皮肤 pH 呈弱酸性;沐浴用的毛巾应柔软,洗时轻擦,以防损伤角质层;可预防性地在晚间热水泡脚后用磨石板去除过厚的角化层,再涂护脚霜,避免足部的皲裂。而已有手足皲裂的老年人可在晚间沐浴后或热水泡手足后,涂上护手护脚霜,再戴上棉质手套、袜子,穿戴一晚或 1~2 h,可有效改善皲裂状况。

其次,做好老年人头发与头部皮肤的清洁卫生。老年人的头发多干枯、易脱落,做好头发的清洁和保养,可减少脱落、焕发活力。应定期洗头,干性头发每周清洗 1 次,油性头发每周清洗 2 次。有条件者可根据自身头皮性质选择合适的洗发护发用品,皮脂分泌较多者可用温水及中性肥皂,头皮和头发干燥者可用多脂皂清洗,发干后可涂以少许润滑油。

2. **皮肤瘙痒及护理**　皮肤瘙痒是一种仅有皮肤瘙痒而无原发皮损的皮肤病,属于神经精神性皮肤病,是一种皮肤神经症疾患,可全身发生,尤以面、背和四肢为多。它可以干扰正常的睡眠并造成焦虑以及其他心理问题。老年人搔抓后导致局部皮肤损伤,损伤后又可引起瘙痒,如此恶性循环,最终成为顽疾。老年人皮肤瘙痒的常见原因有:①局部皮肤病变:皮肤干燥是最常见的原因,通常由于温度变化、毛衣刺激或用肥皂洗澡后引起。除此之外还可见于多数皮疹、急性剥脱性皮炎、银屑病、脂溢性皮炎以及皮肤感染等病症。②全身性疾病:慢性肾功能衰竭或减退的患者会伴有瘙痒;肝胆疾病引起胆汁淤积时可在黄疸出现前或伴黄疸同时出现瘙痒;真性红细胞增多症、淋巴瘤、多发性骨髓瘤、巨球蛋白血症和缺铁性贫血等在瘙痒的同时伴有血液系统的异常表现;甲状腺功能低下、糖尿病及某些恶性肿瘤及药物过敏均可引起全身瘙痒。③心理因素:较少见,有些恐螨症或不喜欢养老院的老人可能出现。

针对老年人皮肤瘙痒,可提供以下护理措施:①一般护理:停止过频的洗澡;忌用碱性肥皂;适当使用护肤用品,特别是干燥季节可于浴后皮肤潮湿时涂擦护肤油,以使皮肤保留水分,防止机械性刺激;避免毛衣类衣物直接接触皮肤。②逐个排查瘙痒的病因,并作出对因治疗。③对症处理:使用低浓度类固醇霜剂擦皮肤,应用抗组胺类药物及温和的镇静剂可减轻瘙痒,防止皮肤继发性损害。④心理护理,找出可能的心理原因加以疏导,或针对瘙痒而引起的心理异常进行调节。

### (二) 衣着卫生

由于老年人皮肤的特点,其衣着与健康的关系越来越受到护理人员的关注。老年人的服装选择,首先必须考虑实用性,即是否有利于人体的健康及穿脱方便。

老年人体温中枢调节功能降低,尤其对寒冷的抵抗力和适应力降低,因此在寒冷时节要特别注意衣着的保暖功效。另外,还要考虑衣着布料以及脏衣服上的脱落表皮分解产物对皮肤的刺激等方面的因素。有些衣料如毛织品、化纤织品,穿起来轻松、柔软、舒适,一向受到老人的喜爱。然而,它们对皮肤有一定的刺激性,如果用来制作贴身穿着的内衣,就有可能引起瘙痒、疼痛、红肿或水疱。尤其是化纤织物,其原料是从煤、石油、天然气等高分子化合物或含氮化合物中提取出来的,其中有些成分很可能成为过敏原,一旦接触皮肤,容易引起过敏性皮炎。且这类织物带有静电,容易吸附空气中的灰尘,易引起支气管哮喘。因此,在选料时要慎重考虑,尤其是内衣,应以透气性和吸湿性较高的纯棉织品为好。

老年人的衣服应容易穿脱,即使是自理能力有损的老年人,也要尽量鼓励与指导老年人参与衣服的穿脱过程,以最大限度地保持和发挥其残存功能。因此服装的设计上要注意便于穿脱,如上衣和拉链上应留有指环,便于老年人拉动;衣服纽扣不宜过小,方便系扣;尽量选择前开门式上装便于老年人穿脱等。

此外,老年人衣服款式的选择还应考虑安全舒适以及时尚。老年人的平衡感降低,应避免穿过长的裙子或裤子以免绊倒。做饭时的衣服应避免袖口过宽,否则易着火。为了舒适,衣服要合身,但不能过紧,更不要压迫胸部;同时也要注意关心老年人衣着的社会性,在尊重其原有生活习惯的基础上,注意衣服的款式要适合其个性以及社会活动,衣着色彩要注意选择柔和、不褪色、容易观察是否干净的色调。条件允许时鼓励老年人的服饰打扮适当考虑流行时尚,如选择有朝气的色调、大方别致的款式以及饰物等。

## 三、性生活

马斯洛的基本需要层次论指出性属于人们的基本需要,其重要性与空气、食物相当,是生活的一部分,也常反映出个体间的关系,影响到人们的身心健康。因此,护理人员应对性有正确的观念及态度,并了解老年人的性需求及影响因素,以协助其提高生活质量。

### (一) 老年人的性需求

性是人类的基本需要,不会因为疾病或年龄的不同而消失,即使患慢性病的老年人仍应该和有能力享有完美的性。健康的性生活包括以许多不同的方式来表达爱及关怀,而不只是性交而已。性生活有两种类型,一是性交型,二是性接触型。对于老年人来说,往往只需要一些浅层的性接触就可以获得性满足,例如彼此之间的抚摸、接吻、拥抱等接触性性行为。适度、和谐的性生活对于老年夫妻双方的生理、心理、社会健康都有好处。

### (二) 对老年人性生活的护理评估

由于人们身心、社会文化的影响,性对每个人可能产生不同的意义。因此,在评估及处理性问题时需注意个体差异。

1. 护理评估的内容及方法

(1) 收集病史及客观资料:在评估中需了解老年人的一般资料、性认知、性态度、性别角色及自我概念,以及其婚姻状况、宗教信仰、疾病史及性生活史,还应包含性生活现况如性欲、性频率、性满意次数、性行为成功次数等。最后还要了解老年人对治疗或咨询的期望,以免其出现过高的期望或错误的期待。应将配偶或性伴侣也作为评估的重要对象,具体包括配偶或性伴侣的一般资料、性认知、性态度、性别角色、自我概念,及其对性生活的期望及配合度等。

(2) 身体检查:可通过相应检查来协助确认老年人的性生活是否存在问题。常见的检查有:阴茎膨胀硬度测验、海绵体内药物注射测试、神经传导检查、阴茎动脉功能检查等。

2. 护理人员的态度及准备  在处理老年人的性问题前,护理人员应用丰富的专业知识和专业的态度来协助老年人,才能得到其信任与合作。护理人员应掌握正确的性知识,了解不同的社会文化及宗教背景,坦然、客观地面对性问题,并注意真诚地尊重老年人的个人及家庭。

3. 评估性问题的注意事项  护理人员必须仔细并具有专业的敏感度,同时应尊重老年人的隐私权。一般而言,老年人多不会主动地表达性方面的困扰,有些会从睡眠情形不佳,或表现出焦虑不安的现象等问题谈起;有些则习惯从"别人"的问题谈起;有些则需用较含蓄的言语来沟通,如"在一起""那事儿"等。这时护理人员就需要有相应的倾听与沟通技巧。

总之,护理人员需具有正确的专业知识、专业态度和沟通技巧才能发现问题。在确认问题的性质后,还应评估自己是否有能力处理,是否需要转介给其他的专业人员,如性治疗师、婚姻咨询家等。

### (三) 老年人性生活的护理与卫生指导

1. 一般指导

(1) 开展健康教育:帮助老年人及其配偶、照顾者树立正确的性观念,正视老年人的性需求。

(2) 提倡外观的修饰:指导老年人维持适当的营养、休息,以保持良好的精神状态,同时注意修饰外表,无论服装、发型都应注意性别角色的区分。若能依个人的喜好或习惯做适当修饰,如女性使用香水、戴饰物等,男性使用古龙水、刮胡子等,更能表达属于自我的意义。

(3) 鼓励伴侣间的沟通:鼓励和促进老年人与其配偶或性伴侣间坦诚相对,相互理解和信任,真诚沟通,保证各项护理措施和卫生指导的良好效果。

(4) 营造合适的环境:老年人的房间要舒适,温、湿度适宜,通风良好,空气新鲜,家具、床品舒适,门窗有帘且可以锁住,保证环境具有隐私性及自我控制的条件。

(5) 其他:在时间的选择上以休息后为佳,有研究表明男性激素在清晨时最高,故此时对男性而言是最佳的时间选择;低脂饮食可保持较佳的性活动,因高脂易引起心脏及阴茎的血管阻塞而造成阳痿;老年女性停经后由于雌激素水平下降而导致阴道黏膜较干,可使用润滑剂进行改善。事实上由于停经后没有怀孕的忧虑,更利于享受美好的性生活。家人要给予配合,给予老人独处的时间,减轻老人的心理压力。

2. 性卫生的指导  性卫生包括性生活频度调适、性器官清洁和性生活安全等。性生活频度的调适是指多长时间一次性生活比较合适。由于个体差异极大,难以有统一的客观标准,一般以性生活的次日不感到疲劳且精神愉快为适当;性器官清洁卫生要求男女双方在性生活前后都要清洗外阴,即使平时也要养成清洗外生殖器的习惯,否则不洁的性生活可以引起男女双方的生殖系统感染。在享受美好的性生活时,应提醒老年人注意必要的安全措施,如性伴侣的选择及安全套的正确使用等。

## 四、辅助生活用品

### (一) 助听器

老年性聋在老年人中较为普遍,让患有耳聋的老年人重新听到正常语声和环境声,有益于老年人的身心健康。助听器可将输入的声音信号放大,使听力障碍的人听到原来听不到的声音,便于老人进行日常交流和享受生活。

常见的助听器有盒式、耳背式和耳内式等几种类型。老人是否需要配戴助听器,选择何种助听器最合适,应由医生做决定。应让老人了解到,即使配戴助听器,也不能彻底矫正听力减退的问题,而且外界环境中的声音经助听器的放大后,会扭曲变声,让老人感觉不适,特别是在空旷的地方,如果再有回声,声音会变得更加杂乱、吵闹。因此,要指导老人配戴时逐步适应,从开始时的安静环境里短时间配戴,过渡到安静环境里人多时,再到户外和空旷环境的配戴,当老人适应后可增加配戴时间。

### (二) 老花镜

老花眼者需要配戴合适的凸透镜,俗称老花镜,以弥补眼睛调节力的不足。常见的老花镜有两种,一种为单眼或单焦点眼镜,适合以前是正常视力的老人,只有在读书、做精细工作时戴。这种眼镜的作用是可以增加眼的晶状体调节力,使近处模糊的字迹看得更清楚。另一种老花镜为双光眼镜,或双焦点眼镜,适用于原有近视眼、远视眼或散光的老人。这种眼镜将看远物和看近物的镜片合为一体,眼镜的上半部用于看远处物体,下半部用于阅读或看近物,省去了老人需要两副眼镜的麻烦。但应注意,有些老人不习惯配戴此种眼镜,特别是在上下楼或骑自行车时感到不便,很容易出现危险。因此,配戴此类眼镜一定要根据老人的年龄、职业、居住环境等特点来选择。

### (三) 助行器和手杖

行走不便的老人,可使用助行器或手杖。常用的助行器(图 7-1)分为两种,一种是带轱辘的助行器,适用于能够步行但容易疲劳的老年人。老人可推着助行器进行下肢的功能训练或进行日常生活的自理活动;另一种是不带轱辘的助行器,用于不能行走的老年人。既可帮助其站立,又能训练老年人行走的能力。

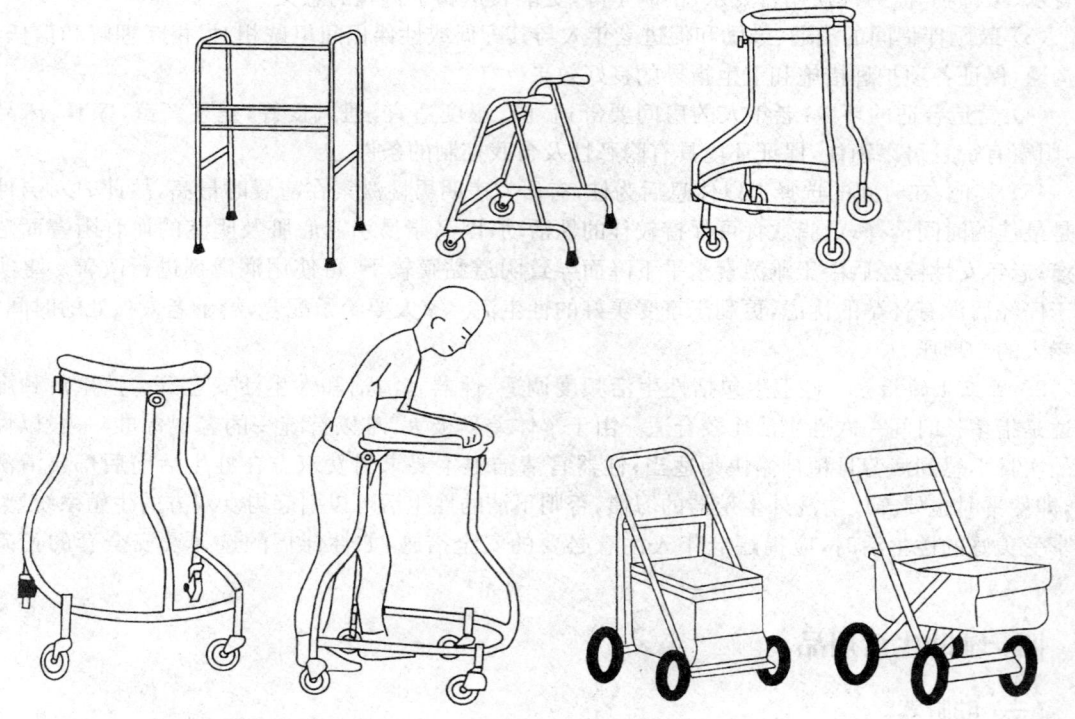

图 7-1 各种形状的助行器

手杖是一种手握式的辅助工具。手杖的合适长度需符合以下需求:①肘部在负重时能稍微弯曲;②手柄适于抓握,弯曲部与髋部同高,手握手柄时感觉舒适;③向前伸支撑时,手臂伸直。

手杖可为木制或金属制,木制手杖长短是固定的,不能调整。金属制手杖可依身高来调整。手杖的底端应加上橡皮底垫,以加强手杖的摩擦力和稳定性,预防跌倒。橡胶底垫应有吸力、弹性好、宽面、有凹槽。依据手杖底端的形状,可分为单脚手杖或多脚手杖。多脚手杖的基底面大,即支撑面与支持力大,增加了稳定性,给行走不便的老年人增加了活动的安全性。老年人应该根据自身的疾病特点和运动的目的选择合适的手杖(图7-2)。如右侧偏瘫的老人使用一般手杖时,应用左手持手杖,右腿与手杖同时向前踏进(图7-3)。

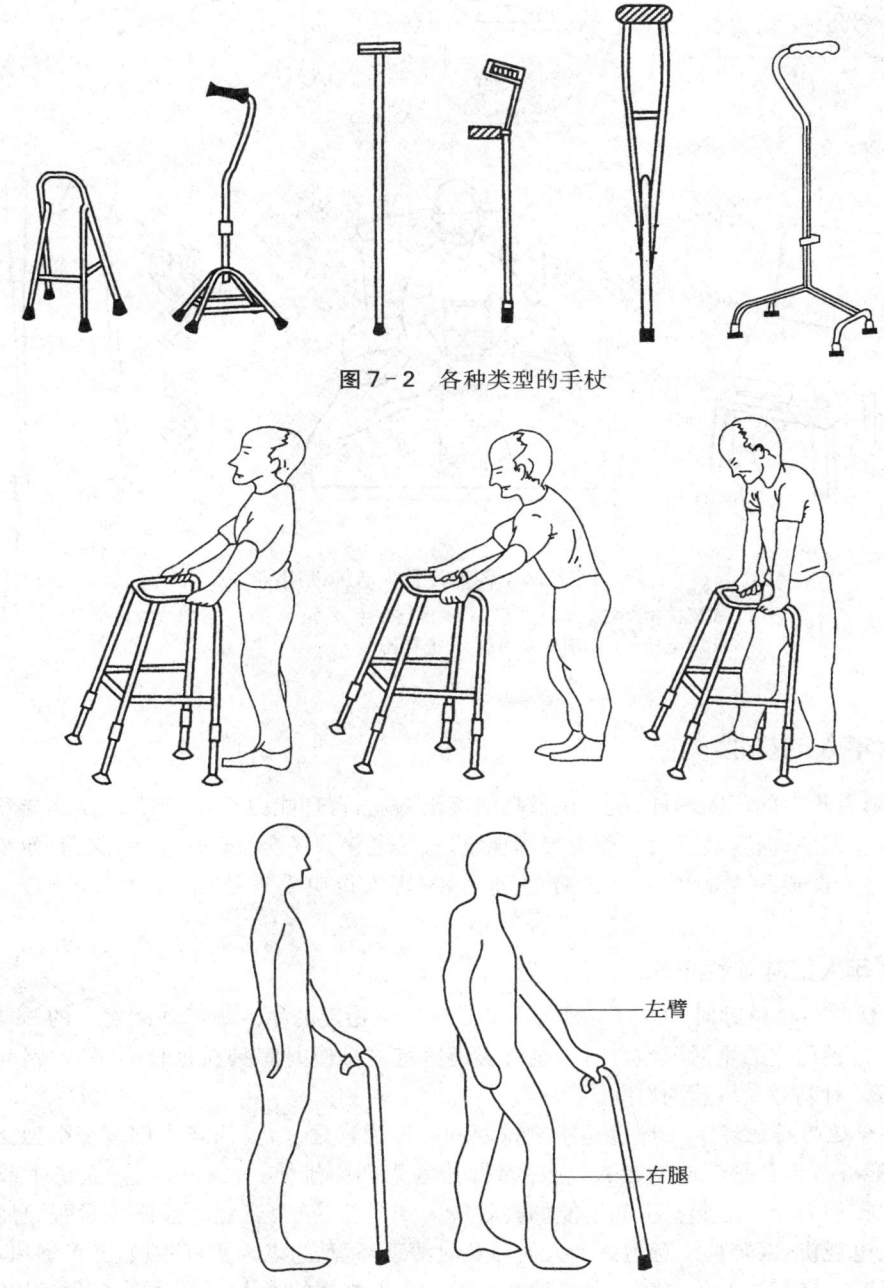

图7-2 各种类型的手杖

图7-3 助行器和手杖的使用

老年人其他日常生活辅助用品见图7-4。

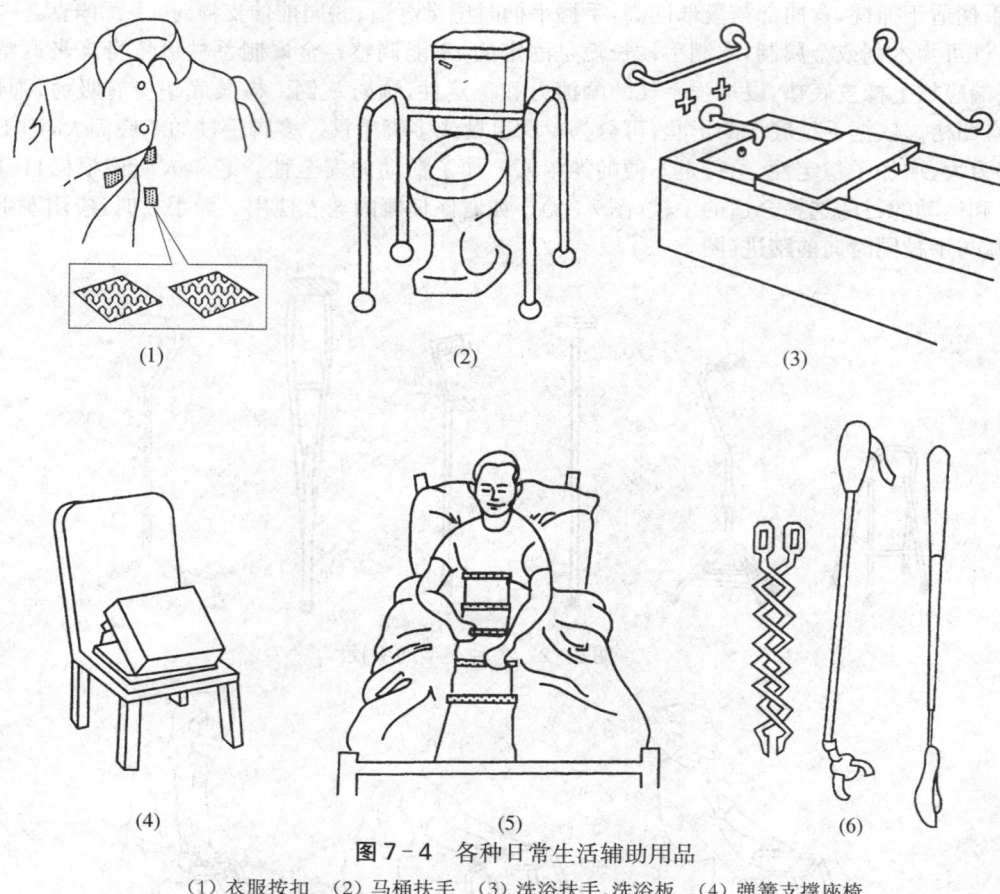

图7-4 各种日常生活辅助用品
(1) 衣服按扣 (2) 马桶扶手 (3) 洗浴扶手、洗浴板 (4) 弹簧支撑座椅
(5) 起床绳梯 (6) 辅助取物器、长把鞋托

## 五、老年人的排泄

老年人随着年龄的不断增加,机体调节功能逐渐减弱,自理能力下降,或者因疾病导致排泄功能出现异常,发生尿急、尿频甚至大小便失禁等现象,有的老年人还会出现尿潴留、腹泻、便秘等。排泄问题常给老年人造成很大的生理、心理上的压力,护理人员应妥善处理,要体谅老年人,尽力给予帮助。

### (一) 老年人正常排泄的护理

1. **安排规律的排便时间** 良好的排便习惯是建立在稳定的生活规律基础之上的。老年人应养成早睡早起、三餐固定的生活习惯。对于老年人最适宜的排便时间是在每日早餐后,因为餐后是胃肠活动最活跃、对刺激最敏感的时间。

2. **提供合适的排便环境** 环境是影响排便的心理因素之一,要为老人创造一个独立、隐蔽、宽松的环境。能够行走和乘轮椅的老人,应尽量搀扶老人如厕排便。便桶旁应设立扶手或其他支撑物,以便老人排便后能助力起身。如不能如厕者应关闭门窗、拉帘遮挡。为避免紧张、恐惧感,可以打开收音机、电视机,以转移注意力。老人便后及时清理环境,为老人盖好衣被,开窗通风,保证老人所处的环境清洁、空气清新无异味。对自理困难需在床上排便的老人,在照顾中应做到周到、耐心。

3. 采取舒适的排便姿势

(1) 蹲位排便:蹲位是最佳排便姿势,因为下蹲时腹部肌肉受压,腹腔内的压力增加,可促进粪便排出,但是如果老人患有高血压、心脏病,应避免采取蹲位排便,以免老人下蹲时间过久导致血压的改变或加重心脏负担而发生意外。同时,蹲位排便较费力且易疲劳,老人体力较弱常难以坚持。

(2) 坐位排便:老年人最适宜采用坐位排便,排便时身体向前倾斜,有利于增加腹压,促进排便。

(3) 卧位排便:体弱或因病不能下床排便的老人,需要在床上使用便器排便,如果情况允许可将床头抬高,扶老人取半卧位排便。

### (二)便秘老人的护理

1. 合理饮食　多摄入富含纤维素的食物,因为纤维素不容易被消化,对肠道能够产生机械性刺激作用,促进肠蠕动。富含纤维素的食物有蔬菜类、海洋植物类、水果类等。但是,由于老人的咀嚼能力低下导致摄入此类食物有困难,因此,有必要改善制作方法。此外,蜂蜜、奶酪、牛奶、酸乳酪等食物具有通便作用,易于老人摄入,软食中可以附加这些食品。

2. 规律排便　长期居家的老人,其日常生活大多不规律,往往在感到饥饿时才开始就餐,就餐时间没有规律性。故其很难养成规律的排便习惯,久而久之必然出现便秘问题。摄入早餐,可利用胃肠反射而排出粪便,因此,首先应该养成吃早餐的好习惯。其次,应提醒老人,有便意感后马上去排便,避免长时间抑制。

3. 运动、按摩　鼓励老人做散步等全身性运动。活动可刺激肠管,促进血液循环,加快肠蠕动,预防便秘;还可以指导无上肢功能障碍的老人,在每天早起或入睡前按结肠的走向,在腹部做"门"型按摩,也可缓解便秘。

4. 液体的摄入　在每天的正餐中,尽可能提供汤羹类食物,可增加老人的摄入水量。对有饮淡茶习惯的老人应积极鼓励和支持,在入院等环境变化的情况下,应尊重老人的习惯,并提供必备的茶具。

5. 人工排便　对于顽固性便秘的老人可采取人工排便的方法,老人一般取左侧卧位,深呼吸,操作者戴好手套,涂上液体石蜡,用示指或中指轻轻插入肛门由浅渐深地抠出粪块。

6. 通便剂　常用的有开塞露、甘油栓等,可以软化粪便,刺激肠蠕动而促进排便。

### (三)腹泻老人的护理

(1) 去除病因、卧床休息,减少肠蠕动,注意腹部保暖。

(2) 膳食调理。摄入清淡的流质或半流质食物,避免油腻、高纤维、辛辣食物,严重腹泻时可暂时禁食。

(3) 补充水、电解质。鼓励老人多饮水,饮食中给予清汤、菜汁等。不能经口进食的老人,可通过鼻饲或静脉补液。

(4) 保护皮肤。便后用软纸擦肛门,温水清洗,并在肛门周围涂油膏以保护皮肤。

(5) 心理支持。

### (四)排尿失禁老人的护理

(1) 查明原因,及时治疗和护理。

(2) 保持局部清洁、干燥,防止发生压疮。男性老年人可直接用便壶接尿,便壶口处放置一块有孔毛巾,毛巾周围以布带固定或用软尿布包便壶口,以便保护阴囊、阴茎和大腿内侧皮肤不受刺激。护理人员及家属应掌握老人的排尿规律,临近排尿时,可协助、等待排尿;保持被褥整洁、干燥,湿后及时更换;每次排便后用温水清洗会阴及肛门周围。

(3) 检查、治疗或外出时间较长时,应提前排尿。在新的环境中,应首先熟悉厕所的位置,以便能及时排尿。

（4）根据具体情况制定出排尿时间表，进行排尿自理的训练。不管有没有尿，建议老人每 2 h 去 1 次洗手间，排尿后用手按压下腹部以排空残余尿。一段时间后，逐渐延长排尿间隔时间，并鼓励老人尽量憋尿，使老年人逐渐恢复正常状态。增强膀胱功能的训练，每 2 h 排尿 1 次，以手掌根部轻柔地自膀胱底部向下按压，使膀胱内尿液被迫排出，逐步延长间隔时间。盆底肌锻炼，增强老人耻骨和尾骨部位的肌肉力量，是解决压力性尿失禁的好办法。具体做法是叮嘱老人在排尿过程中，有意识地停止尿流几次，逐步明确终止排尿需要哪些肌肉的配合。每次 5～10 min，每日 3～4 次。在训练中如果老人感到其他部位肌肉酸痛，应重新训练。

（5）做好尿失禁老人的心理护理，因为尿失禁不仅给老人带来躯体的痛苦，也给老人造成极大的心理压力。有的老人因有尿失禁而不愿与人交往，由于缺乏社会交流而变得木讷、呆滞。因此，护理人员和家属应给予无微不至的关怀。

### （五）排便失禁老人的护理

（1）保证每日摄入足量的液体。

（2）保护皮肤。每次排便后清水洗净肛门周围及臀部皮肤，保持皮肤清洁干燥。必要时，肛门周围涂软膏以保护皮肤。另外，应定时按摩受压部位皮肤，预防压疮的发生。

（3）重建排便功能。鼓励患者规律排便，教会患者进行肛门括约肌及盆底部肌肉收缩锻炼。

（4）心理护理。排便失禁的老人常感到自卑和忧郁，期望得到理解和帮助，护理人员应尊重和理解患者，给予心理安慰，帮助其树立信心，配合治疗和护理。

（5）保持老人的床单位、衣服清洁，室内空气清新，及时更换污湿的衣裤、被单。

## 复习题

【A 型题】

1. 老年人营养需求中，优质蛋白质应占摄取蛋白质总量的： （  ）
    A．10％以上    B．20％以上    C．30％以上    D．40％以上    E．50％以上
2. 老年人营养需求中，脂肪供给量约占膳食总热量的： （  ）
    A．10％～20％  B．20％～30％  C．30％～40％  D．40％～50％  E．50％～60％
3. 正常情况下，老年人每日饮水量一般为： （  ）
    A．1 000 ml    B．1 500 ml    C．2 000 ml    D．2 500 ml    E．3 000 ml
4. 在观察老年人运动强度时，最简单方便的监测指标是： （  ）
    A．血压       B．呼吸       C．心率       D．心排血量   E．肾上腺素水平
5. 老年人的服装选择，首先必须考虑： （  ）
    A．经济性              B．干净              C．社会性
    D．款式不可过于花哨    E．实用性
6. 尿失禁老年人的护理，下列哪项不妥？ （  ）
    A．加强皮肤护理，预防压疮    B．用接尿器接尿    C．视病情留置导尿
    D．控制患者饮水，减少尿量    E．臀部垫尿布
7. 对习惯性便秘老年人进行健康教育时，下列哪项不妥？ （  ）
    A．良好的情绪及规律的生活    B．多食蔬菜及水果    C．食物需要有足够的水分
    D．多活动                   E．及时服泻剂
8. 老年人便秘主要受下列哪些因素影响？ （  ）

A．活动减少 B．饮食因素 C．生理因素
D．精神、心理因素 E．各种因素的综合

9. 影响老年人正常性生活的危险因素为： （ ）
   A．规律的性生活 B．男性老年人温水坐浴
   C．男性老年人经常按摩前列腺体 D．利用抚摸、亲吻代替传统性活动
   E．慢性支气管炎、慢性肺阻塞等疾病

10. 有关骨关节炎老年人的性生活正确的是： （ ）
    A．在清晨进行 B．在凌晨进行 C．在中午进行
    D．经常喝酒驱寒 E．停止性生活

11. 在对老年患者进行护理时，正确的做法不包括： （ ）
    A．细心观察，加强巡视 B．理解他们的生理性衰退 C．尊重他们的自主权
    D．控制他们的活动范围 E．体谅他们的不合作和易激惹

12. 盆底肌收缩运动锻炼适用于： （ ）
    A．便秘 B．大便失禁 C．尿潴留 D．腹痛 E．腹泻

13. 便秘患者健康教育不正确的是： （ ）
    A．定时排便 B．多吃蔬菜 C．卧床患者少活动
    D．每日摄入液体 1 500 ml E．适当食用油脂类食物

14. 关于老年人药物代谢的特点，下列哪项叙述不妥？ （ ）
    A．肝药物代谢酶活性降低 B．肝细胞、肝血流量减少
    C．药物血浆半衰期延长
    D．肝合成蛋白质能力降低，致结合型药物增多 E．药物代谢的主要场所是肝

15. 下列哪项不是老年人药物不良反应发生率高的原因？ （ ）
    A．多药联用 B．肝、肾功能衰退 C．遵守医嘱程度不高
    D．健康观念影响而故意不服药 E．年老使其对疾病和不适的感受性差

16. 为提高老年人服药依从性，下列哪项措施不妥？ （ ）
    A．为减少老年人用药次数而加大用药剂量
    B．尽量减少老年人用药的种类和次数
    C．帮助老年人树立正确的健康观
    D．对老年人及其照顾者说明正确的用药方法
    E．药物名称、用法和用量用醒目大字标出

17. 患者王某，女性，昏迷，尿失禁，给其留置导尿，下述护理措施正确的是： （ ）
    A．每日更换导尿管 B．每周用消毒液清洗尿道口 C．鼓励患者喝水
    D．定时更换卧位 E．倒尿液时引流管须高于耻骨联合

18. 患者陈某，女，61岁，欲行子宫肌瘤切除术，术前准备需要留置尿管，患者拒绝行导尿术，护理人员应采取： （ ）
    A．让患者自行排尿，解除膀胱压力 B．耐心解释插管的目的
    C．请家属协助劝说 D．向患者解释术后膀胱功能的恢复方法
    E．报告医师停止医嘱，改用其他方法

19. 石大爷因便秘向护理人员小李求助咨询，小李随即建议其服用果导片。小李这种做法违背以下哪项用药原则？ （ ）
    A．先老药，后新药 B．先外用药，后内服药
    C．先非药物疗法，后药物疗法 D．先明确诊断，后用药

E．用药方案简单明了

20．高老太太,68 岁,丧偶,孩子均在国外,现独居于家,近日因跌倒导致股骨颈骨折卧床,感觉孤独,特别思念儿女,有自怜和无助的表述,不正确的护理方法是： （    ）
  A．送老人至清静处疗养　　　　　　　B．左邻右舍亲朋好友多探视
  C．主动关心老人,满足其需要　　　　D．志愿者提供及时的、个性化服务
  E．鼓励老人利用现代通信与子女沟通

21．影响老年人睡眠的因素不包括： （    ）
  A．睡眠习惯　　B．环境　　C．身高　　D．情绪　　E．药物

22．下列哪项活动可以促进老年人的身心健康： （    ）
  A．日常生活活动　　　　B．家务活动　　　　C．职业活动
  D．娱乐活动　　　　　　E．体力活动

23．关于老年人睡眠的叙述不正确的是： （    ）
  A．是知觉的特殊状态　　B．是最自然的休息方式　　C．是一种周期现象
  D．对周围环境的反应能力降低　　E．对周围环境失去反应能力

24．谷类、薯类是我国膳食能量的主要来源,主要含有： （    ）
  A．脂肪　　　　　　　　B．优质蛋白质　　　　C．糖类
  D．维生素　　　　　　　E．微量元素

25．睡眠定义的解释以下哪项错误？ （    ）
  A．睡眠是周期发生的　　　　　　　　B．是知觉的特殊状态
  C．是由不同时相组成的　　　　　　　D．对周围环境可随意地作出反应
  E．对周围环境可相对地不作出反应

26．鱼类食物中含量较为丰富的无机盐是： （    ）
  A．钙、镁　　B．钙、碘　　C．钙、铁　　D．铁、碘　　E．铜、镁

27．下列促进老年患者睡眠,做好寝前准备中哪项不妥？ （    ）
  A．提前 20 min 通知患者做睡前准备　　B．满足患者睡前的饮茶习惯
  C．做好晚间护理,使患者舒适入睡　　　D．检查引流管、牵引、敷料等情况
  E．协助患者处于睡眠姿势

28．在监测老年人运动心率时,正确的方法是： （    ）
  A．直接测量 1 min 的心率　　　　　B．直接测量 20 s 的心率再乘以 3
  C．直接测量 10 s 的心率乘以 6　　　D．直接测量 30 s 的心率再乘以 2
  E．直接测量 15 s 的心率再乘以 4

29．关于老年人睡眠的护理,以下描述不恰当的是： （    ）
  A．避免睡前过度兴奋　　B．睡姿以仰卧位为好　　C．睡前热水泡脚
  D．睡前勿进食　　　　　E．睡前一杯水可预防脑血栓

30．以下关于睡眠的说法,不正确的是： （    ）
  A．是一种均匀安静的状态　　　　　B．对周围环境失去反应力
  C．是一种知觉的特殊状态　　　　　D．对周围环境的反应力下降
  E．是最自然的休息方式

31．关于睡眠的叙述,不正确的是： （    ）
  A．是一种周期性的现象　　　　　　B．睡眠应发生在昼夜性节律的最高期
  C．睡眠量的多少因人而异　　　　　D．随着年龄的增加,睡眠量在减少
  E．随着年龄的增加,睡眠深度逐渐减低

32. 导致老年人营养摄取障碍的常见原因不包括：(　　)
    A．食物摄取功能障碍　　　　　　　　B．营养吸收障碍
    C．营养素利用障碍　　　　　　　　　D．比较排斥管喂饮食等辅助营养方法
    E．各脏器功能逐渐减退,机体抵抗力降低
33. 引起老年人便秘的常见原因不包括：(　　)
    A．胃结肠反射性刺激减少　　　　　　B．缺乏体力活动
    C．习惯性服用缓泻剂　　　　　　　　D．肛门内括约肌松弛
    E．环境改变情绪抑郁
34. 为大小便失禁的老年人进行护理时,措施不正确的是：(　　)
    A．提供容易消化、吸收、少渣少油的食物
    B．对大便失禁的老人,应注意保护肛周皮肤的干燥
    C．用温水清洗会阴部皮肤,保持清洁干燥
    D．掌握排尿规律,每隔2～3 h给便器1次
    E．全天都应多饮水,促进排尿反射,预防泌尿系统感染
35. 老年女性常会在咳嗽或打喷嚏时发生哪种尿失禁？(　　)
    A．压力性尿失禁　　　　　B．反射性尿失禁　　　　　C．急迫性尿失禁
    D．功能性尿失禁　　　　　E．完全性尿失禁
36. 下列关于老年护理过程中应该严格遵循的原则,不正确的是：(　　)
    A．老年护理的对象是一切老年人,包括健康的老年人
    B．无论老年人的自我照顾能力如何,护理人员都应尽可能地去替代完成日常生活活动
    C．护理过程中,应该考虑生理、心理、社会等多层面的健康
    D．持之以恒
    E．老年护理宜早开始
37. 对老年人进行皮肤护理时,应注意：(　　)
    A．脸部按摩应自上而下,由中间朝外按摩
    B．定期淋浴、洗头,避免碱性肥皂的刺激,保持皮肤pH在5.5左右
    C．头皮和头发干燥者应适当增加清洁次数
    D．为长期卧床老年患者进行全背按摩时,应双手沾适量乳液,从肩部开始沿脊柱两侧边缘向下按摩至骶尾部
    E．为长期卧床老年患者进行局部按摩时,压力要均匀,尤其要注意按摩局部病变皮肤,以促进血液循环,加速皮肤好转
38. 老年人皮肤瘙痒的最常见原因是：(　　)
    A．皮肤感染　　　　　　　B．皮肤干燥　　　　　　　C．慢性肾功能衰竭
    D．药物过敏　　　　　　　E．室内比较干燥
39. 护理老年人冬季皮肤瘙痒,哪项措施不妥？(　　)
    A．居室温度以18～22℃,湿度50%左右为宜　　B．内衣应选择纯棉制品,避免化纤制品
    C．洗澡水温选择50℃左右并用碱性浴液　　　　D．冬季洗澡次数最好每周1～2次
    E．皮肤瘙痒的治疗原则是润肤止痒
40. 饮食与营养对维持老年人的健康非常重要,对其营养特点的描述错误的是：(　　)
    A．早餐吃好,中餐吃饱,晚餐吃少　　　　　　　B．温度要适宜,宜温偏热
    C．适当增加热量的摄入,防止营养不良　　　　　D．食物加工应细、软、松
    E．少量多餐,低脂、低糖、低盐、高维生素

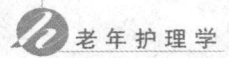

【判断题】
1. 老年人一日运动的总时间不超过 2 h 为宜。（  ）
2. 钠的缺乏可使肌力下降而导致人体有倦怠感。（  ）
3. 钾参与氧的运输,缺乏可引起贫血。（  ）
4. 老年人每日饮水量一般以 1 500 ml 左右为宜。（  ）
5. 老年人摄入的糖类中以谷类、薯类为宜。（  ）
6. 老年人摄入的脂肪中以花生油、豆油、菜油为宜。（  ）
7. 老年人皮肤 pH 值应保持在 4 左右。（  ）
8. 老年人的衣料首选纯棉织品。（  ）
9. 体力劳动不能完全取代活动锻炼。（  ）

【填空题】
1. 一般来说,老年人的最大心跳速度约为_____。
2. 休息要注意质量,有效的休息应满足_____、_____、_____3 个基本条件。
3. 如在饭前锻炼,至少要休息_____min 才能用餐;饭后,则至少要休息_____h 以上才能锻炼。
4. 步行过程中,老年人应注意使自己脉搏保持在_____为宜。
5. 一般而言,老年人游泳以每日 1 次或每周 3～4 次、每次游程不超过_____m 为宜。
6. 总胆固醇与 HDL-C 的比值大于 4.5,是老年人发生动脉硬化的严重不利因素,比值小于_____,则是最好的保护作用。
7. 60 岁以后,年龄每增加 10 岁,基础代谢率约降低_____。
8. 我国营养学会推荐,老年人每日膳食中约需供给蛋白质_____。
9. 老年人的运动后心率在_____min 之内恢复到运动前水平表明运动量适宜。
10. 老年人食量要合理分配,应遵循_____、_____、_____的原则。

【名词解释】
1. 平衡膳食    2. 休息    3. 睡眠呼吸暂停综合征    4. 皮肤瘙痒

【问答题】
1. 影响老年人活动的因素。
2. 叙述老年人活动应遵循的原则。
3. 观察老年人运动量是否合适的方法有哪些?
4. 老年人日常生活中常见的安全问题有哪些?
5. 简述老年人的饮食原则。
6. 影响老年人睡眠的因素有哪些?
7. 简述老年人皮肤瘙痒的护理措施。
8. 如何促进老年人睡眠?
9. 如何护理便秘的老年人?
10. 影响老年人生活节律的因素有哪些?
11. 老年人日常生活中如何防跌倒?
12. 病例分析:张某,女性,69 岁,因不慎摔跤引起股骨颈骨折。现已拆除石膏在家静养,社区护理人员访视,发现张老太太因担心再次摔倒而不愿意活动,请问护理人员该如何与其一起制定计划?
13. 病例分析:刘某,男性,72岁,因患骨性关节炎,外出活动能力逐渐减弱,生活不能完全自理,刘老先生不愿随外地的子女一起生活,今日来当地的老年院,夜里十二点,刘老先生还不能入睡,当班护理人员应该给予怎样的护理?
14. 病例分析:刘女士,61岁,自去年退休(原为某高校教授)以来一直觉得睡眠情况不好,医院体检示无明显器质性病变。追问平时作息习惯,自诉以前工作较忙,每日睡眠时间在 7 h 左右,目前晚间睡眠时间变少,多梦、早醒,为弥补夜间睡眠的不足,现每日下午睡眠达 2~3 h,不参加锻炼。

请问:(1)刘女士的睡眠状况可能与哪些因素有关?

(2)采用哪些措施可有效改善刘女士的睡眠状况?
15. 试论述睡眠呼吸暂停综合征的护理措施。
16. 试论述老年人运动时的注意事项。

# 第八章

# 老年患者的临床护理

**导 学**

**内容及要求**

　　老年患者的临床护理主要包括老年患者临床护理特点和老年人的用药护理两部分内容。

　　老年患者临床护理特点部分主要介绍老年人患病的特点、老年患者临床治疗的特点、老年患者临床护理特点、老年患者护理实践中应遵循的原则。在学习中，应重点掌握老年患者临床护理特点、老年患者护理实践中应遵循的原则；熟悉老年人患病的特点；了解老年患者临床治疗的特点。

　　老年患者用药护理部分主要介绍老年人的药物代谢特点、老年人用药的原则、用药老人的护理、老年人常用药物的注意事项。在学习中，应重点掌握老年人用药的原则、用药老人的护理；熟悉老年人常用药物的注意事项；了解老年人药物代谢的特点。

**重点、难点**

　　本章的重点是第一节中老年患者护理评估的注意事项、老年患者临床护理特点和老年患者护理实践中应遵循的原则；第二节中老年人用药的原则和用药老人的护理。难点在于准确理解老年人用药原则的含义。

## 第一节　老年患者临床护理特点

### 一、老年人患病的特点

　　老年人的内环境平衡更容易被打破，老年人的储备能力明显降低，容易诱发疾病，出现明显的功能减退，老年人患病后的临床表现以及病理变化等也有其特点。老年人患病的特点如下。

　　（一）老年人患病后的症状及体征不典型

　　由于老年人的感受性降低，往往疾病虽然已经比较严重，但是可以无明显的自觉症状，或症状表现不典型。如急性心肌梗死，老年人很少有心绞痛频繁发作、疼痛加剧、心绞痛发作时间延长等表现，常呈现无痛性急性心肌梗死。急性心肌梗死的老年人有的表现为呼吸短促和急性昏迷，甚至发生猝死；有的表现为恶心、呕吐、腹泻，容易被误诊为急性胃肠炎；有的仅感到头昏，或仅表现心衰、心律不齐；有的表现为突然出现的血压降低、休克，或暂时性脑缺血症状，如昏厥、意识丧失、抽搐，易误诊为脑血管供血不足；有的突然出现不能解释的行为改变、不明原因的腹痛并伴有低血压等。因此，老年人常因症状和体征不典型，导致疾病被漏诊或误诊。

### （二）多种疾病同时存在

老年人常常同时患有多种疾病，其主要原因是：①机体各系统的生理功能相互联系密切，一个系统发生异常，可以导致另一个或几个系统的异常，如呼吸道感染可以加重充血性心力衰竭；心肌梗死及发作性心律失常可以引起脑缺血。②很多疾病，如脑、心、四肢等的血管疾患多为慢性过程，在其过程中当某一器官发生急性改变时，其他器官也随着发生改变。③各种症状的出现及损伤的累积效应随年龄的增加而逐渐增加。如高血压、动脉硬化、糖尿病、肿瘤、脊柱弯曲、骨关节炎等常发生于同一位老人；有时可以有两种或两种以上的疾病损伤同一器官或同一系统，如同时存在阿尔茨海默病和多发梗死性痴呆。④免疫功能障碍、癌症、黏液性水肿和严重的贫血常同时见于免疫功能受损的老年人；另外，营养缺乏也可以导致免疫功能降低。⑤老年人容易发生骨折、压疮、骨质疏松、尿失禁、感染、血栓形成和支气管炎，且常可同时发生。⑥老年人患病后，由于同时使用多种药物，以及药物动力学原因，可以导致医源性疾病。当老年人同时患有多种疾病时，大多没有典型症状，如泌尿系统感染、前列腺肿瘤，常共同表现为食欲减退、呃逆、恶心、腹胀、腹肌紧张和体重下降等，使疾病的诊断更加困难。

### （三）易发生多种并发症

1. **意识障碍** 老年人因脑卒中、脑水肿、阿-斯综合征、病窦综合征、肺水肿、急性心肌梗死等可以导致血压下降、肺栓塞、败血症休克，甚至意识障碍。糖尿病酮体中毒所致昏睡或高渗性糖尿病性昏睡，低血糖、胃肠道大量出血、严重贫血、肺性脑病、急慢性肾功能衰竭、脱水及电解质紊乱等均容易引起意识障碍。

2. **水、电解质紊乱** 老年人由于参与代谢的组织、体细胞数量逐渐减少，因此，轻微的原因就可以导致水和电解质的紊乱。老年人大脑中枢对口渴的反应性差，容易导致饮水不足，故精神异常或吞咽障碍时，容易引起脱水，如果再合并发热、频繁呕吐及腹泻，可出现缺水性脱水，发生意识障碍、脑梗死、心肌梗死，甚至死亡。

3. **感染** 感染是导致老年患者病情恶化和出现多器官功能衰竭的重要原因之一。高龄、瘫痪、糖尿病、恶性肿瘤、长期卧床、住院时间超过 5 d 是老年患者并发感染的主要危险因素。有资料显示，老年人并发的各类感染中，发生率最高的前 10 位依次是：尿路感染、肺炎、结核、皮肤和软组织感染、带状疱疹、骨髓炎、菌血症、感染性心内膜炎、胆囊炎、憩室炎和腹腔脓肿。

4. **运动障碍** 老年人容易患骨关节炎，如腰椎骨性关节炎、膝关节及其他关节退行性病变、韧带及肌肉老化、各种骨关节疾病、痛风、足部疾患，这些疾病都可以引起运动障碍。近年来，随着脑血管病发病率的上升，由脑血管意外引起的偏瘫后遗症成为导致老年人运动障碍的重要原因。此外，老年人常伴有骨质疏松症，容易发生骨折，加上老年人肢体的灵活性差，缺乏体育锻炼等，也容易导致运动障碍。

5. **多器官功能衰竭** 老年人在严重创伤、感染、中毒、大手术等应激状态下，容易在短时间内同时或相继出现两个或两个以上的器官衰竭，因而死亡率较高。这与老年人随增龄各器官功能逐渐衰退有关。老年人多因肺部感染、晚期癌症合并多器官转移、冠心病急性发作引起严重心律失常或急性心肌梗死，导致多器官功能衰竭。其他诱因虽多，但能引起多器官功能衰竭的频率较低。老年人发生多器官功能衰竭时，各器官衰竭的发生率根据各器官所患的慢性疾病的情况及器官受损的程度而不同。老年患者原有慢性疾病的发病率也与老年多器官功能衰竭的发生率有关。在老年人的原发疾病中,慢性病首推心血管疾病,其次为呼吸系统疾病,第三为糖尿病合并肾脏损伤、慢性肾功能衰竭及高血压,第四为脑血管疾病及帕金森病,较少见的疾病为慢性肝炎和肝硬化。老年多器官功能衰竭是20多年前才提出的一种临床综合征,尚存在一些值得进一步研究的课题。

6. 出血倾向　老年人的出血倾向多表现为紫癜,多见于女性,常与血小板数量、毛细血管脆性、凝血功能、血浆纤维蛋白原等的异常有关。此外,在多种老年性疾病的严重期容易发生弥散性血管内凝血(DIC)。

7. 大小便失禁　老年人随增龄可以出现肛门括约肌功能障碍、膀胱容积变小、膀胱括约肌肌力减退,导致大小便失禁,尤其是在脑卒中的急性期和恢复期、各种疾病的终末期更为常见。

### (四)病程长、恢复慢且致残率高

老年人体质衰弱,多种疾病并存、多器官功能低下,对治疗的反应性差,使得老年人的病程延长、恢复慢。主要表现为不同程度的日常生活活动受限和自理能力下降或缺陷等。有调查显示,老年人患病率随着年龄的增长而增加,同时完全自理率则随着增龄而下降。

### (五)心理精神因素的影响明显

老年人患病与心理和精神因素的关系密切,患病后容易发生或加重各种心理问题,严重影响疾病的康复,要给予足够的重视。

## 二、老年患者的临床治疗和护理特点

### (一)老年患者的临床治疗特点

1. 疗效反应差,不良反应率高　药理学的理论认为,衰老是改变药物效应的重要因素之一。老年人使用药物治疗的机会较多,不良反应的发生率有随增龄而增加的趋势。护理人员要做好用药前的评估和用药后的疗效观察,做好老年人的用药指导,以保证疗效、减少或避免不良反应的发生。

2. 必须配合支持疗法　老年人因其营养储备少,患病后机体的消耗增大,单靠药物治疗而不及时补充营养,会影响机体的康复。有研究证实,支持疗法可以使老年患者的体质增强,缓解症状,疾病的复发率下降,就诊的次数和用药量减少。一般支持疗法主要包括饮食调配、短暂供氧和药物的供给。

### (二)老年患者的临床护理特点

1. 重视病情观察　病情观察是发现老年患者症状和体征,使老人得到及时救治的前提和基础。护理人员在护理老年患者的过程中,除了注意观察生命体征、神志、出入液量等指标外,还要注意老人有无水、电解质失衡,有无肾功能、血气分析等实验室检查指标的变化。而且要根据老人的反应能力来准确评估,作出正确判断。在观察过程中要树立整体护理的观念,注意到老年患者的患病特点,不轻易地用一种疾病解释所有症状和体征,综合考虑老年患者的特殊性。还要注意可能导致老年患者发生意外的状况,如跌倒、误吸、窒息、自杀等。

2. 基础护理与专科护理并重　对老年患者提供护理时,除了做好专科系统疾病的护理外,还要重视基础护理。做好日常生活护理,如饮食调配、皮肤护理、大小便护理等,以提高老人的舒适度,防止感染,促进康复。加强老人的安全防护,防止老人受到意外伤害。

3. 治疗护理和康复护理相结合　老年患者治疗的目的在于控制病情,挽救生命;康复的目的在于最大限度地提高生活自理能力。在为老年患者提供护理的过程中,要护理实施与健康教育相结合,鼓励老人在病情允许的前提下,尽早开始康复锻炼,并循序渐进、持之以恒。指导老人及其家属注意康复训练的时机、形式、强度、持续时间及注意事项等。

4. 身心护理相结合　老年患者作为整体的人,其身体疾病会导致心理问题的出现,心理问题又会加重躯体疾病。因此,在护理过程中,既要关注老人的躯体疾病,也要关注老人的心理状况,做好心理疏导。

综上所述,老年患者的护理应根据服务对象的健康状态、疾病程度、需要的变化而选择不同的内容和着眼点。随着年龄的增加,老化现象逐渐明显,不仅对生理功能产生很大的影响,而且,精神活动和社会活动的能力也低下。因此,老年患者临床护理的总特征应该不是面向疾病,而是面向生活的护理。

生活本身具有极为丰富的内涵,每一个生活行为并非单纯是为了满足生理需要,同时,还要满足精神和社会方面的需要。生活行为是有目的的行为,必须具备3个条件才能发生,一是机体的功能,这是生活行为发生的基础。需要通过治疗和护理的手段来提高机体的功能;二是环境条件,这是生活行为的空间。护理的任务是消除妨碍生活行为的因素或整理环境,使环境能补偿机体缺损的功能,促进生活能力提高;三是老人的意志,只有发挥老人的主观能动性,树立信心,努力地改变、利用环境,才能实现生活护理的目的。因此,面向生活的护理其含义是:护理的介入是要最大限度地发挥老年人的残存功能;整理环境,使其适合丧失的功能;教育、引导老人树立生活信心,锻炼意志,积极主动学习,寻求解决问题的方法。

### 三、老年临床护理实践中应遵循的原则

1. 把握护理对象的个性特点　老化是不可避免的、普遍的现象,但老化的速度、表现却因人而异。护理服务应根据老年人的身心状况、价值观、生活方式和习惯等,选择适当的护理方法,才能收到实效。

2. 尊重原则　老年人大半生操劳,为社会做出了巨大的贡献,人到老年,理应受到社会的尊重和敬爱,尤其是在患病期间,需要得到精心的治疗和高质量的护理。护理工作中要始终贯穿耐心、爱心、细心、诚心的原则,尊重体谅老年患者。有时老年人因身体不灵活,行动慢,理解力差,容易遗忘等原因,提出更多的要求。护理人员要采取恰当的措施,尽量满足老人的要求,维持和保护老人的自尊心,使他们感到有足够的安全感、舒适感和信任感。不论职位的高低,病情的轻重,自理能力的强弱,都应和善对待,真诚相处,并能提供个性化的服务。

3. 依靠和支持家属参与护理　家人是老人生活的直接照顾者,要承担照顾老人日常生活的责任,其辛苦的程度也非同寻常。因此,护理人员除了对老年患者提供直接的护理外,还要鼓励和支持家属,指导家属学会更多的技能,了解更多的知识,与护理人员密切合作。

4. 注重康复护理,提高生活自理能力　大部分老年人尚存部分自理功能,护理工作除了注意到缺损的功能之外,同样也要注意残存的功能。根据老人的情况提供全部护理、部分护理和健康教育支持,既能帮助老人保持现存功能,又能减轻老人的依赖心理,鼓励老人最大限度地发挥残存的功能,使其基本的日常生活活动能够自理。

## 第二节　老年人的用药护理

### 一、老年人的药物代谢特点

#### (一)药物吸收

口服给药是老年人最常用的给药途径,故药物的吸收与胃液的酸碱度、胃的排空速度、肠蠕动等情况有关。

(1)老年人随增龄胃肠黏膜和肌肉萎缩,分泌细胞数量减少,胃肠蠕动和排空减慢,使药物进入小肠的时间延迟,影响了药物吸收的速度与程度,主动转运吸收的钙、铁、乳糖等明显下降。

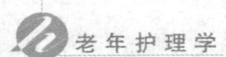

(2) 老年人分泌细胞数量减少,胃酸分泌减少,特别在患有萎缩性胃炎时,胃酸减少或缺乏,胃液的 pH 增高,可改变某些药物的溶解性和电离作用,从而影响药物的吸收。

(3) 老年人胃肠道体液减少,不易溶解药物,同时胃排空减慢,延长了小肠的吸收时间,故达峰时间(peak time, Tpeak)延长,而曲线下面积(Area Under the Curve, AUC)不变。

(4) 老年人常联合用药,也会影响某些药物的吸收。

### (二)药物分布

药物在人体的分布取决于血流量的多少、血浆蛋白结合率、机体的组成成分及药物的理化性质(分子大小、亲脂性及酸碱性质)。

(1) 老年人的心排血量较中青年少,一般在 30 岁以后每年递减 1%,而血流量减少会影响药物到达组织器官的浓度。心排血量减少导致各组织器官的血液灌注也相应减少。同时,老年人血管内弹性纤维减少,血管基底膜普遍增厚,使器官和组织的有效灌注减少,也会影响药物的分布。

(2) 机体的非脂肪成分体重随增龄而降低,男性 50 岁以后每年递减 0.45 kg,女性在 30 岁以后每年递减 0.2 kg,但脂肪成分体重 30 岁以后每年递增,女性脂肪成分体重的增加比男性明显,故一些脂溶性高的药物如巴比妥类镇静催眠药,其表观分布容积(apparent volume of distribution, Vd)随增龄而增大,呈正相关,而吗啡等水溶性药物的 Vd 与年龄则呈负相关。但还有一些药物并不受增龄的影响。同时由于细胞功能减退,细胞内液减少,体内水分占总体重的比例由年轻时的 61% 下降为 53%,使得亲水性高的药物,如地高辛,在体内的分布容积减小。

(3) 血浆蛋白结合率是改变 Vd 和血浆清除率(plasma clearance, CL)的重要因素之一。老年人蛋白质摄入量及体内合成减少,而蛋白质分解代谢增加,因而老年人血浆蛋白浓度随增龄有所降低,可使游离药物浓度增加,容易引起不良反应,如磺胺嘧啶、苯妥英钠、哌替啶、保泰松等应减少用药剂量。另外,同时使用两种蛋白结合率高的药物时,由于它们可能与蛋白同一部位发生结合,彼此间就会产生竞争性抑制结合的现象,如水杨酸盐与白蛋白的结合易被其他药物所置换而减少,使游离药物增多而引起不良反应。

### (三)药物的代谢

(1) 肝脏是药物代谢的主要场所,随增龄肝脏微粒体的药物氧化酶 P450 活性降低,对药物的代谢能力降低,且对诱导或抑制药酶作用的反应随增龄而减弱。如安替匹林的药物半衰期($t_{1/2}$),老年人比年轻人延长近 1/3,代谢清除明显减少。因而增加了这些药物的不良反应。有些非微粒体酶(如血浆碱酯酶)的活性也会随增龄而改变。

(2) 肝细胞、肝脏血流量均随增龄而减少,老年人的肝血流量仅是青年人的 40%~50%,90 岁以上的老人仅为 30%,肝脏重量可减少约 20%。肝血流量和功能细胞减少、肝脏药酶活性降低,对主要经过肝脏代谢灭活或经肝脏生物活化而显效的药物产生影响。肝脏代谢、解毒功能降低使药物的代谢减慢、作用时间延长、不良反应增加,对肝脏的损伤增加。因此,为老年患者应用主要经过肝脏代谢的药物时,应减少剂量,还要注意给药间隔。

### (四)药物排泄

大多数药物经过肾脏排泄。老年人肾血流量减少,65 岁时肾血流量仅为年轻人的 50%,有效肾单位数量和体积也显著减少,使肾小球滤过率、肾小管排泌和重吸收功能均明显降低。故通过肾脏原型排泄的药物的肾清除率将发生改变,多表现为半衰期延长,药物的血浆浓度上升。肾功能减退,经肾脏排泄药物的能力减少,易引起蓄积中毒。

### (五)药物的耐受性

老年人对药物的耐受性有所降低,单用一种或 2~3 种药物联合应用时尚可耐受,而更多的药物合用如不减少剂量,常不能耐受,易发生胃肠道的不良反应。此外,老年人个体差异较大,尤其是多种药物合用时常可发生药物的相互作用,使协同作用或拮抗作用增强,故药物的相互作用在老年人常可引起严重的不良反应。因此,要根据个体差异调整药物的用量。

综上所述,老年人药物代谢的变化是一个复杂的问题,不同研究的结论可能会有差异,在临床工作中要注意监测血药浓度的动态变化,大多数药物的药效强度与血药浓度是一致的,血药浓度的变化可反映药物吸收、分布、代谢、排泄等过程的变化规律,同时要结合临床指征,随时调整老年人的用药。

## 二、老年人用药的原则

世界卫生组织将合理用药定义为:"合理用药要求患者接受的药物适合其临床的需要,药物剂量应符合患者的个体化要求,疗程适当,药物对患者及其社区最为低廉。"这一概念提出合理用药的3个基本要素:安全、有效和经济。老年人用药原则包括以下几点。

### (一)受益原则

受益原则包含两层含义:一是要求老年人用药需有明确的适应证。二是用药的受益要大于风险。选择药物时要考虑到既往疾病及各器官的功能情况,对有些病症可以不用药物治疗则不要急于用药,如失眠老人的处理,可以通过生活方式指导、饮食调整来改善。必须用药时,要尽可能选用毒副作用小而疗效确切的药物。又如,老年人发生心律失常,如果无器质性心脏病,也没有血流动力学障碍,就应尽可能不用或少用抗心律失常药物,否则,长期用抗心律失常药物会增加死亡率。

### (二)五种药物原则

五种药物原则的含义是要求老年人的用药品种要少,最好5种以下,治疗时根据病情的轻重缓急选择使用。老年人常常同时患有多种疾病,有资料显示,老年人人均患有6种疾病,人均用药种类9.1种。同时使用多种药物,既增加老人的负担,降低用药依从性,还会增加药物间的相互作用,增加潜在的不良反应的危险性。联合用药品种越多,药物不良反应发生的可能性越高。

可以通过以下措施落实五种药物原则:①充分了解各种药物的局限性,合理搭配,避免过多用药。②针对最危害老年人健康的疾病,少而精地用药,切忌滥用药。凡是疗效不明显、耐受差、未按医嘱服用的药物应考虑终止,病情不稳定可适当放宽,一旦病情稳定后要遵守五种药物原则。③尽量选用具有兼顾疗效的药物,如高血压合并心绞痛者,可选用β受体阻滞剂及钙拮抗剂;高血压合并前列腺肥大者,可用α受体阻滞剂。④重视非药物治疗的作用,配合饮食疗法、物理疗法等方法,也可帮助老人缓解症状。⑤减少服用保健药品,根据老人的身体状况决定是否需要药物或保健品,尽可能采用非药物方法,以减少肝肾等主要脏器的负担。

### (三)小剂量原则

中国药典规定老年人的用药量为一般成人药量的3/4;开始剂量为成人用量的1/4~1/3,根据临床反应调整剂量,直到出现满意疗效而没有药物不良反应为止。药物剂量要准确,老年人用药要遵循从小剂量开始逐渐达到适宜个体的剂量。老年人用药剂量的确定,要根据老年人年龄、健康状况、体重、肝肾功能、临床情况、治疗反应等进行综合考虑。也有学者建议,从50岁开始,每增加1岁,剂量应比成人药量减少1%,60~80岁的老人用药剂量为成人药量的3/4,80岁以上老人的用药剂量为成人剂量的2/3。只有把药量控制在最低有效量,才是老年人的最佳用药剂量。

### (四)择时原则

择时原则的含义是选择最佳给药时间。选择最合适的给药时间进行治疗,可以提高疗效和减少毒副作用。因为许多疾病的发作、加重和缓解都有节律变化,所以,进行择时治疗时,主要根据疾病的发作、药代动力学和药效学的昼夜节律变化来确定最佳用药时间。例如夜间容易发生变异型心绞痛,主张睡前用长效钙拮抗剂。而治疗劳力型心绞痛应清晨用长效硝酸盐、β受体阻滞剂及钙拮抗剂。

#### （五）暂停用药原则

暂停用药原则的含义是老年人在用药期间出现了新的症状和体征，要暂时停止使用所有药物，仔细观察症状和体征的变化，以决定是增加药物还是停止用药。老年人在用药期间，应当密切观察老人的反应，一旦出现新的症状和体征，应考虑药物的不良反应或者是病情发生了变化，而不能再次追加药物。暂停用药是现代老年病学中最简单、最有效的干预措施之一。

### 三、用药老人的护理

老年人由于记忆力减退，对药物治疗的目的、服药的时间、方法等理解力下降，往往会影响老年人安全及时用药。故做好用药老人的护理是护理人员的重要任务之一。

#### （一）护理评估

1. **服药能力和作息时间**　包括老年人的智力状态如理解力、阅读处理能力、记忆力等，视力、听力、备药能力、准时准量服取能力、及时发现不良反应的能力、吞咽能力等。通过对老年人服药能力和作息时间的评估，可以帮助老人制定合理的服药计划，便于及时辅助老人用药和观察反应。

2. **老年人的用药史**　详细评估老年人的用药史，建立完整的用药记录，特别是曾引起过敏和不良反应的药物，及老人对药物了解的情况。

3. **老年人各系统的老化程度**　详细评估老年人各脏器的功能情况，特别是肝、肾功能等，以判断药物使用的合理性。

4. **心理社会状况**　了解老年人的文化程度、家庭经济状况、饮食习惯、对治疗和护理方案的认识程度，家庭支持的有效性，对药物有无依赖等。

#### （二）护理措施

1. **用药方式的选择**　应考虑老年人的作息时间，给药方式尽量简单，结合老年患者的生活自理能力及生活习惯，如果口服给药与注射给药效果相差不多，尽量采用口服方式，方便患者自行服药。

2. **安全、正确服药**　护理人员应以老人及其家属能够接受的方式，务必使其完全了解医嘱上的药物种类、名称、每种药物的服用时间、间隔时间、药物的作用、副作用及毒性反应、用药方式、期限及用药禁忌证等。必要时，可用书面的方式，醒目的颜色将用药时应注意的事项标于药袋上，以保证老年人能够安全、正确、有效的用药。

3. **密切观察和预防药物的不良反应**　老年人表现出的药物不良反应常不典型，但神经、精神症状较突出，用药中如出现类似老化现象如健忘、意识模糊、焦虑、抑郁、食欲下降等，应首先考虑与药物的关系。对既往有过不良反应的药物，应记录清楚，便于治疗时参考。对过去未用过的药物要严密观察，出现不良反应，须及时停药。对并发症多的老年人，应在治疗中注意避免药物的互相作用，影响病情变化。

4. **做好用药健康教育**　护理人员必须重视老年人及其家人的用药指导，鼓励老人首选非药物性措施，将药物的危害降到最低。训练老年人自我服药的能力，可采取卡片和小容器等帮助老年人增强服药的记忆。指导老人及其家人不随意购买和服用药物，即便是一些滋补类药物，也要在医生指导下适当使用。

#### （三）提高老年人的用药依从性

老年人患有慢性病居多，需要长期用药。由于记忆力减退、经济收入减少、担心药物的毒副作用、家庭社会支持不足等原因，会导致老人的用药依从性差。护理人员要采取措施，帮助老人提高用药的依从性。

1. **加强用药护理**　对住院的老人，护理人员应严格执行给药操作规程，做好"三查七对"，帮助老人正确用药。对出院带药的老人,护理人员要根据老人的认知水平,采取恰当的措施帮助老人了解药物名称、作用、剂量、用药时间、不良反应等。做好醒目标签,将不同给药途径的药物分开放置,便于老人使用。社区护理人员还要定期到老人家中评估老人的用药状况,清点剩余药量。对社区居住的空巢和独居老人,护理人员要帮助老人准备一些可以提醒用药的用具,如每日服药专用药盒、小闹钟等,促使老人养成按时按量服药的习惯。对精神异常或不配合治疗的老人,护理人员应与家属积极合作,做好督促检查工作,确定老人的服药情况。对吞咽困难的老人,可以通过鼻饲管给药。护理人员还要帮助老人保管药品,定期整理家中保存的药品,及时剔除过期药,以保证用药安全。

2. **建立合作性护患关系** 护理人员要吸纳老年人参与用药护理计划的制定和修改,鼓励老人说出对病情和用药的看法和感受,倾听老人的治疗意愿,了解老人用药中的困难。护理人员要与老人建立合作性护患关系,使老人形成良好的治疗信心,促进服药依从性的提升。

3. **开展形式多样的健康教育** 护理人员可以借助宣传媒介,通过专题讲座、小组讨论、咨询服务、相关知识展览、个别指导等措施,强化老人的用药相关知识,让老人了解每种药物的作用,提高老人自我管理用药的能力。

4. **评价老人的用药行为** 要求有能力的老人写用药日记、自我观察记录等,护理人员要定期检查老人的用药记录。对用药依从性好的老人给予及时肯定,对依从性不好的老人要给予更多的评估,帮助其解决困难,以提高用药的依从性。

### (四)常用药物的注意事项

1. **镇静催眠药** 要小剂量服用且几种药物交替服用。对呼吸衰竭而又无人工气道辅助呼吸的老人尤应慎用。

2. **抗生素类** 应选择对肝肾功能损害较小的药物,且剂量和疗程适当,避免因广谱、量大、疗程长而致肠道菌群失调或霉菌感染。

3. **强心苷类** 地高辛是老年人常用的强心药,由于老年人肾功能减退,药物排泄速度减慢,半衰期延长,故应定期监测血药浓度,以免发生中毒。对慢性心力衰竭胃肠道淤血较重者,会因吸收不良而影响药效,可用去乙酰毛花苷(又名西地兰)静脉注射,但注入要缓慢,同时注意监测心率及心律。

4. **利尿剂** 老年人在心力衰竭时食欲较差,会影响正常的水、电解质的摄入,加上肝肾功能减退,调节能力差,易发生水、电解质紊乱及酸碱失衡,所以在使用排钾利尿剂时,应注意监测血气及血电解质情况,以便早期发现失衡现象,及时补充调整。

5. **降压药物** 要注意监测24 h动态血压,找出最佳用药剂量及间隔时间,并特别注意用药个体化。另外,老年人降压要适度,以免因血压下降过快、过低,而引起心、脑、肾的缺血。

6. **抗心律失常药物** 老年人心律失常的治疗应首选副作用小的药物,并主要由临床效果决定剂量,而不能只看血药浓度,否则可能会因用药剂量大而发生其他类型的心律失常。在静脉应用抗心律失常药物时,要格外谨慎,必须有心电、血压的监测。

7. **钙拮抗药** 应用钙拮抗剂的种类、剂量均应考虑老人的个体差异,并注意观察心率变化。

8. **β受体阻滞药** 老年人由于肝血流量减少,β受体阻滞剂的半衰期延长,故应用此类药物时,剂量要小。对患糖尿病应用胰岛素的老人,服用此药应谨慎。

9. **解热镇痛类药** 老年人对解热镇痛类药物的作用较敏感,老年人用药的半衰期延长,故老年人服用此类药物剂量要小,为一般成人剂量的1/2。有些高龄老人用一般成人剂量的1/4仍可出现大汗和低血压。老年人如长期服用小量阿司匹林,也会诱发溃疡出血,因此要注意观察。

10. **胰岛素** 老年人由于肾功能减退,对胰岛素的灭活功能降低,导致胰岛素作用时间延长,易发生低血糖反应。因此,胰岛素用量应适当减少,并应严密观察,注意监测血糖、尿糖,以便及时调整胰岛素用量,避免发生低血糖。此外,有些老年人,肾糖阈较高,血糖在11.2 mmol/L(200 mg/dl)以

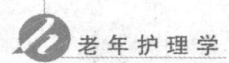

上时尿糖才显示阳性,所以每日除监测尿糖外,还应监测血糖。因低血糖对老年人危害极大,要予以重视。

总之,针对老年人用药,要周密考虑年龄、体质及各项生理功能,结合药理学、生物化学、药物动力学和病理生理的相互关系,准确恰当地选用药物及其剂量、用法、疗程,提高用药的安全性与有效性,防止因用药不当所致的药物不良反应和药源性疾病的发生。

---

## 复 习 题

**【A 型题】**

1. 老年人患病后容易漏诊或误诊,其原因是: （    ）
   A. 老年人疾病的症状和体征不典型　　　B. 老年人患病后并发症多
   C. 老年人患病病程长恢复慢　　　　　　D. 精神心理因素的影响明显
   E. 老年人患病致残率高

2. 下列哪项不是老年患者常见的合并症? （    ）
   A. 意识障碍　　　　B. 水电解质紊乱　　　　C. 出血倾向
   D. 行为异常　　　　E. 多器官功能衰竭

3. 关于老年患者的临床治疗特点,陈述正确的是: （    ）
   A. 疗效反应快　　　B. 不良反应率低　　　　C. 需要饮食配合
   D. 需要长期供氧　　E. 用药剂量大

4. 关于老年患者的临床护理特点,陈述不正确的是: （    ）
   A. 重视病情观察　　　　　　　　　　　B. 基础护理和专科护理并重
   C. 治疗护理和康复护理相结合　　　　　D. 身心护理相结合
   E. 重视疾病预防

5. 老年患者护理实践中应遵循的原则,需除外: （    ）
   A. 把握护理对象的个性特点　　　　　　B. 整体护理原则
   C. 依靠和支持家属参与护理　　　　　　D. 注重康复护理
   E. 提高生活自理能力

6. 老年人最常用的给药途径是: （    ）
   A. 口服　　　B. 皮内注射　　　C. 皮下注射　　　D. 静脉给药　　　E. 外用

7. 为老年人选择用药时要保证用药的受益大于风险,遵循的用药原则是: （    ）
   A. 受益原则　　　　B. 五种药物原则　　　　C. 小剂量原则
   D. 择时原则　　　　E. 暂停用药原则

8. 中国药典规定老年人用药量为成人量的: （    ）
   A. 1/4　　　B. 1/3　　　C. 1/2　　　D. 2/3　　　E. 3/4

9. 为老年人进行用药相关评估时,不属于评估内容的是: （    ）
   A. 老人的服药能力和作息时间　　　　　B. 老年人的用药史
   C. 老年人各系统的老化程度　　　　　　D. 老年人的心理社会状况
   E. 老年人的居住环境

**【判断题】**

1. 老年人患病的特征之一是老年人表现出典型的症状和体征。 （    ）

2. 老年人患病多为慢性病,并发症少,致残率低。（　）
3. 老年患者的评估目的是发现潜在的健康问题。（　）
4. 老年人生活行为发生的基础是老年人的意志。（　）
5. 老年临床护理以疾病护理为主要特征。（　）
6. 老年人的脂肪成分减少而影响脂溶性药物的分布。（　）
7. 老年人的用药种类最好控制在8种以下。（　）
8. 老人在用药期间出现了新的症状和体征,要及时添加新药处理新的症状。（　）

【填空题】
1. 老年人患病的特点有_____、_____、_____、_____和_____。
2. 老年患者临床护理的总特征是_____。
3. 老年患者生活行为的产生需要_____、_____和_____3个条件。
4. 老年患者护理实践中应遵循的原则有_____、_____、_____和_____。
5. 老年人的用药应遵循_____、_____、_____、_____、_____等五大原则。

【问答题】
1. 简述老年人患病的特点。
2. 老年人患病主要有哪些并发症?
3. 老年患者的临床护理有哪些特征?
4. 简述老年患者的临床护理的总特征及其含义。
5. 老年患者护理实践中应遵循的原则是什么?
6. 简述老年人的用药原则及其含义。
7. 老年患者用药前的护理评估需要包含哪些内容?
8. 老年患者用药的护理措施主要包含哪些内容?
9. 提高老年人用药依从性的主要措施有哪些?

# 第九章

# 老年人常见疾病的护理

## 导学

**内容及要求**

老年人常见疾病的护理包括十部分的内容：呼吸系统疾病老人的护理、循环系统疾病老人的护理、消化系统疾病老人的护理、泌尿系统疾病老人的护理、代谢与内分泌系统疾病老人的护理、运动系统疾病老人的护理、神经精神系统疾病老人的护理、血液系统疾病老人的护理、感官系统疾病老人的护理和肿瘤疾病老人的护理。

主要介绍老年人各系统随着年龄的增长，其结构和功能发生的变化，老年人各系统常见疾病及其临床特点，常见护理问题和护理措施。肿瘤疾病老人的护理阐述了老年肿瘤发病的危险因素、老年肿瘤的临床特点、老年肿瘤患者的心理护理、老年肿瘤患者疼痛的护理和老年肿瘤患者的放化疗护理。在学习中，应重点掌握上述各系统、器官常见疾病的护理问题和护理措施，老年肿瘤患者的心理护理、疼痛的护理和放化疗的护理。熟悉上述各系统、器官常见疾病的临床特点，老年肿瘤发病的危险因素、老年肿瘤的临床特点。了解老年人各系统和器官的结构和功能变化。

**重点、难点**

重点内容是老年人充血性心力衰竭、冠心病、高血压、慢性阻塞性肺病、糖尿病、消化性溃疡、老年退行性骨关节病、急性脑血管病、老年期痴呆、肿瘤疾病老人的护理等内容。其难点为老年各系统、器官结构和功能的变化。

## 第一节 呼吸系统疾病老人的护理

### 一、老年呼吸系统结构和功能的变化

#### （一）老年呼吸系统解剖结构变化

1. 上呼吸道　上呼吸道由鼻、咽、喉组成，当空气通过这些器官时，被过滤、湿润和加温或冷却。老年人鼻黏膜变薄，腺体萎缩，分泌功能减退，鼻黏膜的加温、加湿和防御功能下降，容易患鼻

窦炎及呼吸道感染。通常人的口咽部有大量正常菌群包括需氧菌和厌氧菌定植,在多种情况下能阻止致病菌的寄居,如G⁻杆菌仅为暂时性出现,且发生率低于2%,65岁以上的老年人G⁻杆菌分离率可达20%,其他致病菌的发现率亦有所增加。上呼吸道寄生菌的吸入是引起肺部感染的主要途径。

2. 下呼吸道　下呼吸道由气管、支气管、支气管树及肺泡等组成。老年人的咽黏膜和淋巴组织萎缩,喉黏膜感觉减退,呼吸肌的弹性及强度下降,喉头反射和咳嗽反射减弱;吞咽与声门协调性下降,增加误吸、误咽危险。老年人气管和支气管黏膜上皮和黏液腺退行性变,纤毛受损、数目减少且运动减弱,防御和清除能力下降,容易患老年性支气管炎,长期吸烟和在有害粉尘环境下工作的老年人更为明显。细支气管杯状细胞增多、黏液分泌亢进。加之咳嗽清理气道分泌物能力下降,易引起黏液潴留,导致小气道管腔狭窄,气道内在阻力增加。同时,细支气管壁弹性减退及其周围肺组织弹性牵引力减弱,在呼吸时阻力进一步增高,因此易发生呼气性呼吸困难。

3. 肺　结构呈现老化,称为"老人肺"。主要表现为:肺萎缩,肺实质体积及重量减少,硬度加大,弹性下降,呈现灰黑色;肺泡数量和肺泡壁弹力纤维逐渐减少,肺泡弹性下降,导致肺不能有效扩张;肺泡间隔中毛细血管数量及血管黏膜表面积减少;肺泡壁断裂,肺泡相互融合,形成老年性肺气肿;肺动脉壁随年龄增加可相继出现肥厚、纤维化、透明化等,肺静脉内膜硬化使肺血流量增加和肺动脉压力增高。

### (二) 老年呼吸系统生理功能的改变

1. 肺及胸廓的顺应性下降　肺的表面张力减少,终末细支气管和肺泡塌陷;由于弹性纤维和胶原纤维减少,肺弹性回缩能力减弱,再加上气道阻力增加,使得肺顺应性下降。随年龄增长,出现骨质疏松,脊柱后突和骨关节韧带钙化,肋间肌和辅助呼吸肌萎缩,胸廓活动幅度受限,由扁平胸变为桶状胸,使肺通气功能下降。

2. 气道高反应性　70岁以上老年人有20%表现为气道高反应性。可能与气道退行性改变、吸烟、职业暴露、空气污染、慢性炎症等有关。

3. 呼吸肌功能衰退　老年人呼吸肌活动度及能量储备随年龄增加不断下降。在体力活动后易出现胸闷、气短。主要由于:呼吸肌强度和耐力下降;膈肌变薄、收缩幅度下降,下降幅度每减少1 cm,可使肺容积减少250 ml;胸壁肌肉弹性降低,肋间肌和膈肌出现迟缓症。所以,老年人呼吸逐渐趋向于腹式呼吸代偿。

4. 呼吸驱动力减弱　二氧化碳($CO_2$)是调节呼吸运动最重要因子。体内$CO_2$浓度升高时通过呼吸中枢反馈调节,可刺激通气量增加。但老年人呼吸中枢对$CO_2$的敏感度下降,尤其是慢性阻塞性肺部疾病(COPD)患者由于呼吸中枢对高碳酸血症的耐受使得敏感性更加迟钝。同时,老年人外周化学感受器对低氧刺激的通气反应能力也明显下降。

5. 通气功能及气体交换功能减退　在老年呼吸功能的改变中,通气功能及气体交换功能变化出现最早,受损最明显。进入老年后期肺活量逐渐降低,而残气量和功能残气量随着年龄增长而上升,使老年人的换气效率明显降低。肺毛细血管黏膜表面积减少,心排血量及血管弹性下降,肺灌注流量减少,通气血流比例增加,肺泡与血液气体交换的能力降低。有人形容以20岁肺功能为100%,到60岁则为75%,到80岁则下降到60%。

## 二、常见呼吸系统疾病及其特点

老年人由于呼吸系统生理性老化,导致功能的生理性下降。同时,诱发呼吸道疾病的高危因素较多,如长期吸烟、COPD、充血性心衰、脑血管病、癌症、糖尿病、营养不良等。故易患上呼吸道感染、老年性慢性支气管炎与阻塞性肺气肿、老年性肺炎、老年肺结核、内源性哮喘、肺癌、肺纤维化等,大部分最终死于呼吸衰竭。

## (一)老年性肺炎

老年人感染性疾病中呼吸系统感染占57%,老年人肺炎的发病率和死亡率显著高于年轻人。肺炎的严重程度也随年龄的增加而加重。肺炎死亡的患者中,老年人约占70%。

1. **病因**　引起老年性肺炎的主要病原体是细菌,院外肺炎以肺炎链球菌、流感嗜血杆菌为主;医院获得性肺炎以需氧革兰阴性杆菌(如铜绿假单胞菌)、革兰阳性球菌(如金黄色葡萄球菌)感染为主。其他病原体还包括真菌和病毒。老年人肺炎通常为厌氧菌与需氧菌的混合感染,此外,细菌与真菌的混合感染也较常见。

2. **临床表现**　①病因复杂:老年人所患的各种疾病均可成为发生肺炎的基础和诱因。②临床表现不典型:可无明显的畏寒、寒战、发热、胸痛。而非呼吸系统症状有时却较突出,如全身乏力、嗜睡、表情淡漠、精神异常、意识障碍;或以消化系统症状为首发,如纳差、恶心、腹痛、腹泻等。发热和白细胞增加不明显,体温一般在37~38℃,白细胞在$(10\sim15)\times10^9/L$。③并发症多且重:包括电解质紊乱、酸碱失衡、弥散性血管内凝血、心律失常、心力衰竭、低氧血症等。一旦发生此类并发症,后果严重,必须积极组织救治。

3. **治疗**　在老年肺炎的治疗方面,抗生素的选择对临床疗效起着很重要的作用。在抗生素治疗前应常规留痰培养和做药敏试验,病程中根据治疗效果和药敏试验结果及时调整用药方案,并注意加强支持疗法,积极治疗基础疾病,以提高老年肺炎的治愈率。当老年肺炎患者出现严重并发症和中毒症状时,要严密监护。合并感染中毒性休克时,应及时给予抗休克治疗,及时纠正心衰、心律不齐,维持心血管状态的稳定。对于需要保持气道通畅以及纠正严重的缺氧和二氧化碳潴留者需及时行机械通气治疗。

## (二)老年慢性阻塞性肺部疾病

慢性阻塞性肺部疾病(chronic obstructive pulmonary disease,COPD)是指由于慢性气道阻塞引起通气功能障碍的一组疾病。主要包括慢性支气管炎和阻塞性肺气肿,是老年人最常见的慢性呼吸系统疾病,且随增龄而增多。慢性支气管炎是在多种致病因子的长期作用下引起气管、支气管黏膜及其周围组织的慢性非特异性炎症,是引起肺气肿和肺心病的最主要原因。慢性阻塞性肺气肿是指终末细支气管远端部分(包括呼吸性细支气管、肺泡管、肺泡囊、肺泡)因为炎症造成不同程度的气道阻塞,气腔永久性异常扩张,并伴有气道壁的破坏。约85%患者同时具有这两种疾病。

1. **病因**　吸烟是已知的最重要原因。吸烟者肺功能减退明显,减退程度与吸烟量及吸烟时间呈正比。COPD患者中80%有明显的吸烟史。大气污染、其他理化刺激(工业废气、粉尘)、感染、过敏,甚至受凉和气候变化都是急性发作的常见诱因。老年人支气管和肺组织的老化、自主神经功能失调、肾上腺皮质功能和性腺功能减退、免疫球蛋白减少、单核巨噬细胞功能低下成为发病的内在因素。

2. **临床表现**　本病起病隐匿,病程缓慢,常反复急性加重。主要表现为咳嗽、咳痰、气促,于急性感染期可有间断发热。体格检查肺内可闻及干湿啰音,有典型肺气肿的体征。其中以气促为主要表现者为肺气肿型,以炎症缺氧为主要表现者为支气管炎型。尤其应注意老年COPD者不同于一般成人的特点:①呼吸困难更突出,口唇发绀,呼吸时呈缩唇呼气。患者多采取身体前倾位,颈、肩部辅助呼吸肌参与呼吸运动。②机体反应能力差,典型症状弱化或缺如。③易反复感染,并发症多,易诱发右心衰竭。

3. **治疗**　治疗以预防反复发作,减缓或阻止肺功能下降,改善症状,增加活动能力,提高生活质量为目的。COPD的治疗和预防应当视为统一的问题。预防和提高治疗COPD的效果首先应戒烟。β受体激动剂、茶碱是COPD患者解除喘息的配伍用药,若症状未获缓解,必要时可酌情添加皮质类固醇。重症的COPD老年患者往往因为呼吸道感染而突发病情加重,在原来已经有一定程度缺氧和通气障碍基础上,呼吸道感染将进一步使其加重。因此控制感染是 COPD 重症时必须予以重视的。

### (三) 慢性肺源性心脏病

慢性肺源性心脏病(简称肺心病)是由慢性肺、肺血管病变所引起的肺脏结构和(或)功能的损害从而导致肺循环阻力增加,肺动脉高压,右心室肥大,晚期发生心功能衰竭的一类心脏病。在老年性器质性心脏病中,发病率仅次于缺血性心脏病。

1. 病因 在我国以 COPD 为最主要病因,占 80%～90%。COPD 时,肺小动脉因缺氧及二氧化碳潴留发生痉挛,肺循环阻力和肺动脉压力增加,导致右心室后负荷呈病理性增加,早期为维持正常的心排血量和心室充盈,右心室发生代偿性肥厚。随着病情的加重,肺循环阻力进一步增加,肺动脉压力升高显著,超过右心室的代偿能力而发生右心衰竭。

2. 临床表现 肺心病由于病程较长,多在 10 年以上。病理生理变化较大,故临床表现轻重不一,且复杂多变。

(1) 心、肺功能代偿期:主要以 COPD 表现为主,多有慢性咳嗽、咳痰伴有喘息。冬季加重,常发生呼吸道感染。活动后呼吸困难、胸闷、心悸加重。

(2) 心、肺功能失代偿期:呼吸道感染是诱发肺心病急性加重的最常见原因,可诱发呼吸衰竭和右心衰竭。常伴有腹痛、腹胀、恶心、呕吐等消化道充血症状。肝脏肿大,有压痛,并可见肝颈静脉回流现象。严重右心衰竭可出现皮下水肿、腹水和胸腔积液、静脉怒张及发绀等。感染控制后,病情缓解,又可恢复到原来的代偿期。老年肺心病急性发作期,在病情加重、治疗欠佳时容易发生多种并发症:①肺性脑病:是肺心病死亡的首要原因,死亡率在 50% 左右;②酸碱失衡、电解质紊乱;③心律失常;④肝功能损害;⑤上消化道出血;⑥心肾功能衰竭;⑦弥散性血管内凝血,死亡率极高。

3. 治疗 急性发病期的治疗是针对呼吸衰竭和心力衰竭的治疗。主要治疗原则有:①控制感染:由于急性加重的主要诱因是呼吸道感染,故防治感染是其首要环节。②保持呼吸道通畅、治疗呼吸衰竭:多数肺心病患者存在明显的气道狭窄,感染时痰液的增多使气道阻塞加重。改善通气功能是纠正呼吸衰竭的重要方法。吸氧、应用支气管解痉剂、祛痰剂、合理使用呼吸兴奋剂,必要时还应行气管插管或气管切开吸痰以及人工辅助呼吸等。③治疗肺动脉高压和心力衰竭:包括给氧、血管扩张剂、利尿和强心剂的应用。对于肺心病老人来讲,氧疗是治疗肺动脉高压和心力衰竭最重要手段;血管扩张剂是辅助性的治疗措施,常用药物有:α受体阻滞剂、钙拮抗剂、血管转换酶抑制剂等。④纠正酸碱失衡和电解质紊乱:肺心病发作时,大都合并酸碱失衡和电解质紊乱,及时有针对性地进行治疗,可提高存活率,减少并发症。同时,做好并发症的预防及早期治疗工作。

### (四) 老年支气管哮喘

支气管哮喘(简称哮喘)是由多种细胞特别是肥大细胞、嗜酸性粒细胞和 T 淋巴细胞参与的慢性气道炎症性疾病。这种炎症使易感者对各种激发因子具有气道高反应性,并引起气道缩窄,以反复发作的喘息、气促、胸闷和咳嗽为症状,多在夜间或凌晨发作。哮喘是常见病,发病以儿童和老年为主。老年哮喘是指 65 岁以上的哮喘患者,与其他年龄段的患者相比较,过敏因素和典型发作性喘息较少。

1. 病因 呼吸道感染是最常见诱因。以内源性、混合性偏多,可能由于老年人免疫功能低下容易感染或原有慢性支气管炎使气道反应性增高所致。而老年人机体的调节能力差,寒冷、潮湿易导致气道内热量丧失及上皮细胞内环境紊乱,诱发肥大细胞释放介质而引起支气管哮喘。

2. 临床表现 多不明显,与 COPD 相类似或混合存在。由于老年人大多有老年性肺气肿及慢性支气管炎等基础疾病。其呼吸道常见咳嗽、胸闷、呼吸困难等症状,但缺乏特异性。老年人有明显的肺和气道结构重塑,即使在缓解期,肺功能检查亦存在明显的异常。对支气管扩张剂反应性下降。

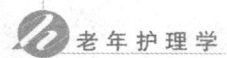

常合并其他疾病,病情更加复杂。

3. 治疗　控制气道炎症、缓解气道痉挛、注重长期规范管理及治疗。老年支气管哮喘重型多见,并发症多,治疗上强调采取综合措施。不但要使用支气管扩张剂及糖皮质激素,同时要注意防治呼吸衰竭及酸碱失衡等并发症。此外,所有治疗用药均要注意老年人用药特点,剂量不宜过大。合并心脏疾病时忌静脉推注氨茶碱,以免引起心律失常。

### (五) 肺结核

肺结核是由结核杆菌引起的慢性呼吸道传染病,结核菌可累及全身多个脏器,但以肺最为多见。肺结核占老年结核病的绝大多数。

1. 病因　其发病一直被认为由于过去感染结核菌后潜在病灶的结核菌再活化所致,即"内源性复燃"。同时,老年人机体免疫功能下降,发生外源性感染导致患病的概率增加。

2. 临床表现　临床表现多不典型,常伴有其他疾病而使病情复杂。结核典型的症状发热、盗汗、咯血在老年人中发生概率较低,而一些非特异性症状,如咳嗽、咳痰、食欲不振、呼吸困难、消瘦却较明显,易被医生和患者忽视。肺部 X 线表现不典型,以被动发现为主。痰结核菌检出率高,传染性强。对治疗依从性差或治疗不配合。

3. 治疗　应用合理的化学治疗方法即选用 3 种以上敏感的抗结核药,制定一个合理的治疗方案,坚持规律用药,按规定用足疗程,能使结核病的治愈率达 95% 以上。对老年肺结核患者应高度重视患者的个体化差异,采取综合治疗措施。主要治疗原则有:①重视既往用药史和药敏试验结果,选用敏感有效药物。②避免使用毒副反应大而效果差的抗结核药物。③药物剂量宜偏中、偏小。④用药期间密切注意患者的肝、肾功能。

## 三、常见护理问题及护理措施

### (一) 常见护理问题

1. 清理呼吸道无效　与气管、支气管感染、阻塞、分泌物增多,咳痰无力有关。
2. 气体交换受损　与肺部感染、肺气肿、慢性阻塞性肺部疾病有关。
3. 活动无耐力　与呼吸功能下降、机体缺氧有关。
4. 疼痛　与胸腔手术、肿瘤的牵拉、侵犯神经、胸膜病变等有关。
5. 知识缺乏　与缺少信息、缺乏正确指导,无法描述有关疾病原因及诱因、危险因素、治疗、预后及并发症有关。
6. 焦虑　与呼吸困难,害怕窒息,担心病情复发有关。
7. 睡眠型态紊乱　与呼吸困难,不能平卧有关。
8. 营养失衡(低于机体需要量)　与呼吸困难、疲乏等引起食欲不振有关。
9. 有窒息的危险　与痰液黏稠、咯血、呕吐、食物误吸有关。

### (二) 护理措施

1. 病情观察　观察呼吸的频率、节律、深度、有无鼻翼煽动、呼吸困难;观察有无咳嗽,能否有效排痰,并记录痰液的性质、颜色、量及黏稠度。

2. 促进排痰　主要措施包括:①湿化呼吸道,对分泌物黏稠、排出困难者,要保证充足的水分摄入,对心、肾功能正常,无青光眼的患者,每日给水总量约为 3 000 ml,少进食奶及奶制品。②雾化疗法,使水分子变为微小颗粒被吸入较深的细支气管内。可根据病情的不同酌情使用化痰剂、抗生素、平喘药等,每日 3~4 次。③体位引流,利用重力作用使肺、支气管内分泌物排出体外。适用于肺脓肿、支气管扩张等有大量痰液而排出不畅时。引流上叶肺段可采用半坐位,引流中叶采用仰卧的头低足高位,抬高床尾 30 cm。引流下叶采用俯卧的头低足高位,抬高床尾 40 cm,保持 5~10 min。

如需多个区域同时引流，中间应安排患者适当休息。体位引流时要观察患者的呼吸、有无发绀等情况，引流应安排在两餐之间。禁用于呼吸功能不全、明显呼吸困难和发绀、近1～2周内有大咯血、严重心血管疾病或体弱不能耐受的老年人。④胸部叩击，在体位引流时施行。叩击时病变部位应抬高。叩击者手的拇指与四指并拢呈杯状，叩击时手和胸壁间形成一气垫，以手腕力量，从肺底自下而上、由外向内、迅速而有节律地叩击胸壁。叩击应在呼气时进行，避开乳房、心脏和脊柱。每次呼气叩击3～5次，持续5～15 min，注意不可在饱餐时进行。⑤促进有效咳嗽，采用尽可能有效使用腹部肌肉的姿势。如屈膝坐姿，双足着地，上身前倾。如患者无法采取该体位，可抬高床头，膝盖微曲，双脚踏于床垫上，使用膈腹式呼吸，即用鼻吸气，缓慢地缩唇呼气。对因疼痛不敢咳嗽的患者，可适当给予止痛剂，同时，双手从两侧向中央固定手术部位以减轻疼痛。

3. 饮食指导　向患者及家属说明摄取足够营养的重要性，与他们共同进行科学合理的食谱设计。饮食应以清淡易消化、高热量、含较高蛋白及较低糖类的食物为主；注意患者的饮食习惯，保持口腔清洁，避免油腻、辛辣等刺激性的食物。

4. 人工呼吸机的护理　对严重的气体交换障碍、呼吸功能衰竭、血气分析指标有严重缺氧和二氧化碳潴留的慢性病老人，可使用人工呼吸机纠正缺氧和二氧化碳潴留。使用前向患者解释呼吸机工作原理。患者、家属及护理人员共同设计使用人工呼吸机期间的沟通方式。呼叫装置置于患者伸手可及处。护理人员要经常检查呼吸机是否正常运作，密切观察患者的生命体征。定期行血气分析检查以了解应用效果。保持呼吸机管路的通畅、湿化，严格无菌操作，同时做好口腔护理，加强营养摄入。

5. 注意观察咯血先兆　床边备好抢救物品及药品。一旦发生咯血，要保持患者安静，大咯血者要绝对卧床休息，取患侧卧位，减少患侧活动。遵医嘱及时给予输血、止血药物，同时安慰患者，减轻恐惧心理。指导患者轻轻地将气道内的积血咳出。

6. 心理护理　正确评估老年人的心理状态，关心、倾听患者的倾诉，解释并介绍疾病相关知识。对危重患者和病情突然变化的患者，护理人员更应采取积极的心理疏导，消除患者的恐惧心理，介绍成功病例以增强战胜疾病的信心。对使用呼吸机的患者，要使其感到护理人员随时在身边，以提供心理上的支持。

7. 做好出院指导

（1）向患者及家属解释防治原发病诱因的重要性：如预防呼吸道感染，注意保暖勿着凉，室内定时通风，不去或少去人群聚集的地方。不接触过敏原，少接触灰尘、烟雾及刺激性气体。加强口腔卫生，如饭前及饭后要漱口。避免误吸。

（2）增强体质：老年人应重视合理饮食，保证营养充足供给，坚持适度运动如散步、太极拳等，有利于提高心肺功能。活动量及运动时间均应从小量开始。试用冷水洗脸以增强耐寒能力。

（3）呼吸训练：坚持腹式呼吸及缩唇呼吸训练，每日3～4次，每次15～20 min。

（4）家庭氧疗指导：长期吸氧可延长呼吸系统疾病老人，尤其是COPD老人的生存时间及提高其生活质量。护理人员应详细指导有关氧疗过程中的注意事项，主要包括：①注意安全，供氧装置周围严禁烟火，防止氧气燃烧爆炸。②观察氧疗效果，如吸氧后呼吸困难缓解，心率减慢，发绀减轻，表明氧疗有效。③保持吸入氧气的湿化，避免干燥的氧气对呼吸道产生刺激和气道黏液栓形成。④保持氧气导管清洁与通畅，定时更换消毒，防止感染。

（5）戒烟指导：戒烟对呼吸系统疾病的老年人是非常必要的。由于许多老年人有较长的吸烟史，戒烟较困难，需制定合理的戒烟计划，耐心地讲解吸烟的危害及戒烟对治疗及诱发疾病的意义，以使患者很好地配合。在戒烟期间可食用水果、蔬菜为主的低热量饮食，多饮汤水以排除体内积蓄的尼古丁。告诉老人及家属在戒烟期间可出现坐立不安、烦躁、头痛、腹泻和失眠等戒断症状，但可逐渐消失，不必紧张。指导患者避免接触吸烟人群或环境。

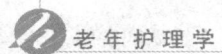

# 第二节 循环系统疾病老人的护理

## 一、老年循环系统结构和功能的改变

### (一) 心脏

心脏瓣膜增生,心内膜可出现灰白色斑块,心瓣膜增厚以游离缘最明显。瓣膜钙化,主动脉瓣钙化通常沿主动脉瓣环沉积。瓣膜黏液样变性,可发生二尖瓣脱垂。心肌肥大,左心室肥厚。心肌细胞脂褐质沉积,衰老的心肌颜色变深,呈棕色。心肌间质结缔组织增生、脂肪浸润及淀粉样变。70岁以上老年人的心肌中,小动脉或微动脉内膜肥厚。心脏传导系统表现为细胞成分减少、纤维组织增多、脂肪浸润。心包的弹性纤维随增龄而增生,使心包增厚变硬。

### (二) 血管

随着年龄增长,主动脉胶原纤维增生和弹性纤维减少、断裂或变性,使主动脉壁僵硬度增加。动脉粥样硬化是以内膜病变为主,纤维增殖性肥厚,通常伴有脂质和钙盐沉着。静脉管壁胶原纤维增生、弹性降低、管腔扩大、内膜增厚、静脉瓣萎缩或增厚。毛细血管内皮细胞减少,基底膜增厚、弹性降低、脆性增加,单位面积内有功能的毛细血管数目减少。

### (三) 心血管功能的变化

1. **心功能的变化** 随着年龄的增长,左室射血时间、射血前期延长,左室内压最大上升速率减慢。心肌收缩功能减弱,心排血量随增龄下降,每年约下降1%。心肌间质纤维化、淀粉样变及心包增厚等增龄性变化,心脏僵硬度增加,其顺应性降低,心室舒张不充分,导致舒张早期被动充盈速率减慢。心脏储备功能减退,对突然应激的反应性降低。

2. **血压的变化** 由于老化使主动脉弹性储备作用降低,静息血压随增龄而升高,以收缩压明显,60岁后舒张压有下降趋势,因而老年人表现为收缩压升高和脉压增大。老年人由于主动脉弓和颈动脉易发生动脉粥样硬化,其压力感受器的敏感性降低,对突然的体位变化失去即时的、精细的调节,使老年人容易发生体位性低血压。

3. **老年人血管功能变化** 主动脉和大动脉老化,弹性减退,伸展性降低,因而老年人大动脉弹性储备降低。老年人因静脉壁张力下降、弹性减退和静脉血管床扩大,静脉压随增龄而降低。

## 二、常见循环系统疾病及其特点

### (一) 充血性心力衰竭

充血性心力衰竭(congestive heart failure, CHF)是指在静脉回流正常的情况下,由于原发的心脏损害引起心排血量减少和心室充盈压升高,临床上以组织血液灌注不足以及肺循环和(或)体循环淤血为主要特征的一种综合征。老年人充血性心力衰竭患病率不断增加,75~84岁老人发生该病的危险几乎是65~74岁老人的2倍。患病率随增龄升高,每10岁大约增1倍。

1. **病因** 老年患者心力衰竭的病因特点有:①常多病因并存,如冠心病、高血压、肺心病、糖尿病、退行性心脏瓣膜病、肾衰、贫血等,常有2种或以上病因并存。最常见病因为冠心病,占60%~65%;其次为高血压占20%;老年特有病因为退行性心脏瓣膜病和心肌淀粉样变性。国内老年肺心病合并冠心病或高血压占25%~75%。②诱因重叠多变。老年心衰常见诱因以呼吸道感染尤其是肺炎和急性心肌缺血最为常见;其次为心律失常如快速型心房颤动、阵发性室上性心动过速;其他如肾功能衰竭、负性肌力药物如β受体阻滞剂、大量快速输液、情绪急剧变化、劳累、排便困难和骨折等均可诱发。

2. 临床表现　老年患者充血性心衰的临床表现有以下特点：①症状不典型：在老年心衰患者身上心衰症状常常不典型，可能仅仅表现为劳力性呼吸困难，因而不愿活动。阵发性呼吸困难，白天症状轻，夜间加重，常于睡眠中突然胸闷憋醒，垫高枕头或坐起感觉呼吸顺畅，喜右侧卧位。咳嗽、疲乏无力、食欲减退、恶心、腹胀、下肢水肿。②体征被掩盖：老年人常有肺气肿，心界常比实际心脏小，听心音亦受影响。由于脊柱后凸及胸廓畸形，心尖搏动位移，常不能代表心脏大小。老年人往往合并有慢支，肺部湿啰音也不一定代表心力衰竭。长期卧床者水肿出现在骶部而非下肢。③神经精神症状突出：因同时伴有脑动脉硬化，脑供血不足常较为突出。主要表现为神志不清、反应迟钝、嗜睡和烦躁不安等。④多器官疾病并存：常伴有呼吸系统、泌尿系统、消化系统、脑血管疾病等，故临床表现复杂。CHF症状常常被掩盖。⑤易发生并发症：如水、电解质紊乱、肝肾功能减退、下肢静脉血栓形成、上消化道出血、呼吸系统及泌尿系统感染等。⑥常发生心律失常：发生率约50%。窦性心动过缓和房颤最多见，分别占42.3%和33%。其他各种心律失常均可见到。⑦临床表现与诊断技术结果的关联性差：如老年人多存在肺部疾病，胸部X线检查结果缺乏典型性。

3. 治疗　老年人心力衰竭的药物治疗主要包括急性期的血流动力学治疗和慢性期的神经内分泌治疗。血流动力学治疗起效快，改善症状效果好，主要药物包括洋地黄制剂、利尿剂和血管扩张剂等。神经内分泌治疗起效慢，但降低病死率作用大，主要药物包括血管紧张素转换酶抑制剂、β受体阻滞剂、醛固酮拮抗剂等。

### （二）冠状动脉性心脏病

冠状动脉性心脏病（冠心病，coronary heart disease，CHD）是指因冠状动脉血流减少而导致心肌缺血、缺氧，甚至坏死而引起的心脏病，亦称缺血性心脏病（ischemic heart disease）。最常见的病因是冠状动脉粥样硬化。

1979年，WHO基于冠心病的临床表现，将其分为无症状性心肌缺血、心绞痛、心肌梗死、缺血性心肌病和猝死等5型，并一直沿用至今。

1. 心绞痛　心绞痛（angina pectoris）是心肌缺血的临床表现。早些年，参照WHO关于"缺血性心脏病的命名及诊断标准"，将心绞痛分为劳累性心绞痛、自发性心绞痛、混合性心绞痛三大类。前两类又可归纳为数种不同的类型。初发性劳累性心绞痛为稳定型心绞痛，其余均为不稳定型心绞痛（unstable angina，UA）。

(1) 病因：当各种原因引起的心肌需氧与供氧平衡失调时会引起或加重心肌缺血。其主要的病因是冠状动脉粥样硬化性病变所致冠状动脉血流的减少。冠状动脉收缩、血栓形成、血小板聚集、冠状动脉阻塞是不稳定型心绞痛的致病因素，当冠状动脉供血与心肌需血之间发生矛盾，冠状动脉血流量不能满足心肌代谢的需要，引起心肌急剧、短暂的缺血与缺氧时，即产生心绞痛。情绪激动、劳累、吸烟、饱餐、寒冷、便秘等均可引起心脏负担加重，是不稳定型心绞痛的诱发因素。

(2) 临床表现：典型的心绞痛症状从详细询问病史中即可获得，常是在劳累或情绪激动时出现发作性胸痛，呈绞榨感、紧缩感、压迫感或沉重感，部位在胸骨后，可放射至左肩、左上肢、颈背及上腹部或其他部位，经休息后或舌下含服硝酸甘油后很快可缓解，但也可在安静时发作。

(3) 治疗：稳定型心绞痛的治疗以预防心肌梗死和猝死，减轻症状和缺血发作，提高生活质量为目的。UA治疗是以即刻缓解心肌缺血和预防严重不良后果（死亡或心肌梗死或再梗死）为目的。

药物治疗包括：①抗心肌缺血药物：硝酸盐类、β受体阻滞剂、钙拮抗剂。钙拮抗剂主要用于对上述两类药物疗效不满意或不能耐受的患者，特别可用于变异型心绞痛或合并高血压的患者。②抗血小板与抗凝治疗：抗血小板药物有阿司匹林；血小板GPⅡb/Ⅲa受体拮抗剂（主要用于中、高危需介入治疗的患者）。UA患者应用抗凝药物有肝素、低分子肝素。③降脂治疗：已有多项大规模临床试验显示了降脂治疗的重要性，特别是他汀类药物降低了冠心病的死亡率及心血管病总死亡率。

危险因素控制治疗：对高血压、糖尿病、肥胖、脂代谢紊乱、吸烟等危险因素的治疗与预防，是冠心病二级预防的重要内容。

血管重建治疗：是冠心病的重要治疗方法，包括经皮冠状动脉腔内成形术（percutaneous transluminal coronary angioplasty，PTCA）、支架植入等。

2. 急性心肌梗死　急性心肌梗死（acute myocardial infarction，AMI）发生在冠状动脉粥样硬化的基础上，由于冠状动脉痉挛、斑块破裂出血、血栓形成等原因，产生持续而严重的心肌缺血，导致局部的心肌坏死，是冠心病的严重类型。

（1）病因：①过度劳累：老年人抬重物、负重登楼、过度的体育活动等，都可使心脏的负担明显加重，心肌需氧量突然增加。②情绪激动及精神紧张：如激动、紧张、愤怒、受惊等，会引起血管收缩、心率加快，直接导致心肌缺血、缺氧，诱发心肌梗死。③暴饮暴食：进食大量高脂肪、高热量的食物后，血脂浓度突然升高，导致血液黏稠度增加，血小板聚集性增高，在冠脉狭窄的基础上形成血栓，引起急性心肌梗死。④寒冷刺激：北方天气寒暑变化无常，气候的变化也是老年人发病率高的一个重要原因。⑤便秘：便秘在老年患者当中十分常见，便秘患者在用力排便时，腹腔内压力会突然升高。可影响心肌的血液供应，诱发心肌梗死。⑥吸烟：烟中的尼古丁等物质可促使冠状动脉发生痉挛，诱发心肌梗死。

（2）临床表现：老年人急性心肌梗死发病时的症状有很多特点，与年龄轻者有较大差别，主要有以下几种表现。

无痛：老年心肌梗死约40%属无痛型。无痛的原因包括：①老年心肌梗死常伴有严重并发症，如心力衰竭、心源性休克、严重的心律失常、昏厥等，掩盖了疼痛。②老年人神经系统衰退。老年患者往往同时伴有脑动脉硬化，脑供血不足，对疼痛敏感性降低，痛阈升高，或因老年痛觉纤维衰退等，而呈无痛状态。③梗死病灶微小。对于老年患者，由于长期反复发生冠脉循环障碍，多出现微小的梗死病灶，而急性的大块透壁梗死较少见。

不典型性疼痛：①老年患者可表现为上腹部或剑突下疼痛。疼痛的性质为阵发性剧痛或闷痛，局部一般无压痛及肌紧张，极个别患者可有反射性肌痉挛，在腹部出现不同程度的压痛和肌紧张，极易误诊为急性胃炎、胃穿孔、急性胰腺炎或胆道疾患等。此症状是由于心肌梗死病变，引起反射性迷走神经对胃肠道的刺激作用所致。②老年患者可表现为咽痛、牙痛。由于胸骨后疼痛放射到牙齿及咽部，从而使老年患者主要表现为牙痛、咽痛。

典型症状者少：心肌梗死的典型症状是胸骨后剧烈疼痛，压榨样或紧缩样，有濒死感，烦躁不安，疼痛持续时间长者，伴有面色苍白及出汗，经休息及含服硝酸甘油后疼痛不缓解。在老年人中典型症状者不多，不足30%，高龄老人更少见。

（3）治疗：应将老人置于重症监护室内绝对卧床休息，保持环境安静。通过吸氧提高动脉血氧分压，改善心肌氧合，缩小梗死范围，减轻心肌缺氧损伤。监测心电、血压、呼吸、心率等指标。可用盐酸哌替啶50～100 mg肌内注射镇痛。

85%以上的患者冠状动脉内有新鲜血栓形成。现已公认应尽可能及早（发病6 h内）给予溶栓治疗，增加梗死相关动脉再开放概率，有效缩小梗死面积，保护左心室功能，降低病死率。常用的溶栓药物有：链激酶（SK）：用药量为150万IU在1 h内静滴完毕；尿激酶（UK）：目前常规采用150万IU、30 min静滴方案。组织型纤维蛋白溶解酶原激活剂（t-PA）：是由血管内皮细胞等组织合成的一种丝氨酸蛋白酶，能选择性溶解血栓中的纤维蛋白，不产生全身纤溶状态，但价格昂贵。

采用β受体拮抗剂，能缩小梗死范围，减少心脏破裂并防止再梗死，从而使病死率降低。作用机制与其抗心肌缺血，减慢心率，抗心律失常和降低冠状动脉血管壁张力有关。常用药物有普萘洛尔、阿替洛尔、美多心安等。

应用硝酸盐类药物治疗，临床已证实此类药物能增加冠状动脉供血，改善心肌缺血，提高室颤阈值，尤其是对于大面积梗死、肺充血及血压较高者；左心衰、AMI合并心绞痛者治疗较为有利。此类药物易产生耐受性,常需不断增加剂量。

应用血管紧张素转换酶抑制剂(ACEI)。AMI发病后早期应用ACEI对血流动力学无严重不良影响,对长期预后也较为有益,对伴有左心功能障碍或前壁AMI治疗效果尤佳。临床应用应从小剂量开始,如卡托普利、依那普利,具体情况视病情、患者的个体差异而定。

抗血小板制剂的应用。此类药物有阿司匹林、潘生丁和磺吡酮。大量研究表明,阿司匹林在治疗AMI中具有重要作用。应在AMI出现症状后的24h内常规应用。由于溶栓药物只能溶解新鲜血栓,遗留破裂的粥样硬化斑块可造成高达30%的血管再栓塞,推荐采用阿司匹林与溶栓药物联合治疗方案。

应用介入治疗,包括急诊PCI(PTCA、急诊支架植入术)。

### (三) 高血压

高血压是心脑血管疾病最重要的危险因素,而老年人又是高血压高发人群。

1. 病因　高血压的病因主要有:①遗传因素:许多研究表明,高血压有家庭遗传倾向,认为高血压的发生是遗传因素与一系列环境因素相互作用的结果。②年龄因素:高血压的发病率随年龄增长而增加。③精神因素:情绪紧张及精神创伤与高血压的发病有一定关系。④食盐摄入量:专家们普遍认为摄钠盐过多是引起高血压的重要原因之一,对已患者更为不利。⑤其他因素:烟酒过度、肥胖等。

2. 临床表现　老年人高血压的临床表现主要有以下特点:①单纯收缩期高血压患病率高:收缩压随年龄增长逐渐升高,而舒张压多在50~60岁之后开始下降,脉压逐渐增大。②血压波动大:老年高血压患者在24h之内常见血压不稳定、波动大。不能以1次血压测量结果来判定血压是否正常,每日至少常规测量2次血压。③易发生体位性低血压:老年人体位性低血压发生率较高,并随年龄、神经功能障碍、代谢紊乱的增加而增多。多见于体位突然发生变化以后,血压突然下降,头晕目眩,站立不稳,视力模糊,软弱无力等,严重时会发生大小便失禁、出汗甚至晕厥。④晨峰高血压现象:老年晨峰高血压是指血压从深夜的低谷水平逐渐上升,在凌晨清醒后的一段时间内迅速达到较高水平,这一现象称为晨峰高血压。老年高血压患者,特别是老年单纯收缩期高血压患者晨峰高血压现象比较常见。⑤并发症多:老年高血压并发症多且严重,包括动脉硬化、脑卒中、冠心病、心肌肥厚、心律失常、心力衰竭等。长期持久血压升高可致肾小球入球动脉硬化、肾小球纤维化、萎缩,最终导致肾功能衰竭。

3. 老年高血压的诊断　老年高血压是指在年龄大于60岁的老年人群中,血压持续或3次非同日血压测量收缩压≥140 mmHg和(或)舒张压≥90 mmHg;若收缩压≥140 mmHg及舒张压<90 mmHg,则诊断为老年性高血压。

4. 治疗　老年高血压的治疗应考虑心血管疾病的危险因素、靶器官损害、合并心血管或非心血管疾病等综合因素,积极而平稳地进行降压治疗,通过降压控制危险因素及逆转靶器官损害,最大限度地降低心血管疾病发病和死亡的总危险。

(1) 一般治疗:改变生活方式的治疗有利于降压及控制心血管危险因素。适当运动,减轻体重,控制热量摄入,降低高脂血,限制钠盐(<6 g/d),戒烟,限制饮酒。

(2) 药物治疗:初始治疗应从目前常用的五大类:利尿剂、β受体阻滞剂、血管紧张素转换酶抑制剂(ACEI)、钙拮抗剂(CCB)、α受体阻滞剂(ARB)中选择治疗的起始用药和维持用药。①利尿剂:小剂量氢氯噻嗪12.5~25 mg/d。主要副作用是低钾血症(必要时可与保钾利尿剂合用)、肌肉痉挛、血尿酸升高,大剂量长期使用时可影响糖脂代谢。②β受体阻滞剂:用于心肌梗死后,伴心绞痛及心功能不全的患者。如美托洛尔25~50 mg/d。主要副作用为疲乏、心动过缓,长期大剂量使用可引起糖脂代谢紊乱。不适用于有糖耐量异常、传导阻滞、哮喘、慢性阻塞性肺气肿的患者。③ACEI:适用于心肌梗死后,伴左心功能不全、糖尿病、肾脏疾病的老年患者。常用药物有卡托普利12.5~25 mg,每日3次。主要副作用是咳嗽、皮疹。④CCB:对我国高血压患者治疗效果明显。如硝苯地

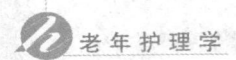

平(心痛定)10 mg,每日2~3次。该类药物可增加脑血管并发症的发生,故不适于老年人的常规服用。⑤ARB:降压作用与ACEI相似。常用药物哌唑嗪1~2 mg,每日2次。因易发生直立性低血压,故老年人慎用。

### 三、常见护理问题及护理措施

#### (一)常见护理问题

1. 心排血量减少　与心脏前后负荷改变、心肌收缩力下降、心肌缺血和电解质紊乱有关。
2. 活动无耐力　与心排血量下降、外周血管供血不足、动脉血栓、疼痛、体力减退有关。
3. 体液量过多　与体循环瘀血、水钠潴留、低蛋白血症有关。
4. 组织灌注改变　与动脉硬化、动脉痉挛及血压下降、体位性低血压有关。
5. 疼痛　胸痛与心肌缺血有关。
6. 知识缺乏　与对疾病的病因、危险因素、治疗、预后等相关知识缺乏有关。
7. 执行治疗方案无效　与健康教育不到位、患者缺乏相关知识有关。

#### (二)护理措施

1. 全面进行护理评估　应全面、仔细地收集患有循环系统疾病的老年人主观和客观资料,针对老人的患病种类有针对性地评估,以发现老人现存和潜在的健康问题,为制定、调整和完善护理计划提供依据,达到预防发作、缓解症状和促进健康的护理目标。

2. 疼痛护理　①严密观察疼痛部位、性质、持续时间、诱因和缓解因素。②当患者心绞痛发作时,立即停止活动,卧床休息;观察生命体征、心律和心电图的变化,及有无大汗、呕吐等伴随症状;吸氧,流量2~4 L/min;给予舌下含服硝酸甘油0.5 mg,疼痛不能缓解时给予镇痛剂盐酸哌替啶或吗啡。③解除患者的紧张情绪,做好安慰解释工作,避免不必要的检查和操作,必要时给予镇静剂。保持室内光线、温度适宜,尽可能让患者处于安静状态,将心肌耗氧量降到最低。

3. 预防及控制感染　对于原有心力衰竭基础疾病的老年患者,如果发生感染,要保证足量按时给予抗生素,保持血药浓度,保证用药效果。加强对心率、体温变化的护理观察,及早发现心力衰竭的早期表现。

4. 用药的护理

(1)输液的护理:老年人心脏储备功能差,输液过多、过快可增加心脏前负荷诱发急性心力衰竭。合理控制液体总量和安排输入时间,在预防老年急性心力衰竭的发生上显得尤为重要。具体措施为:对患者及其家属进行控制输液速度意义的教育,防止因体位改变或依从性较差自行调节输液速度造成短时间大量液体输入;建立输液巡视观察卡,加强巡视并记录输液速度、总量。老年人也可应用输液泵控制输液速度。交替输入胶体液与晶体液;对原有心力衰竭病因者,在输液过程中更应严密观察脉率等生命体征变化。

(2)使用硝酸甘油的护理:在用药前应向患者及家属解释用药后可能出现颜面潮红、头痛、头晕、心悸、恶心、腹胀等症状,是因为药物扩血管作用引起的。为防止用药后出现直立性低血压,可嘱患者用药后卧床休息。尽可能使用微量输液泵输注硝酸甘油,严格控制速度,以防发生低血压等。根据患者适应情况控制滴速在10~30滴/min,输液过程中嘱患者在床上大小便,避免体位突然改变引起直立性低血压、头晕、冷汗、心悸等症状。输液前及输液期间严密监测血压变化。

(3)注射低分子肝素时一般选择脐周腹壁皮下,药液应注入脂肪层,避免误入肌层致出血。

5. 饮食指导　指导患病老人宜进食清淡、富含维生素、优质蛋白质及纤维素的食物。进餐不宜过快、过饱,宜少食多餐,低盐,限制甜食及高脂饮食。老年急性心肌梗死患者饮食应以少量多餐,给予低脂、低胆固醇、多维生素、少刺激性、清淡易消化的半流质饮食,如稀饭、面条、清汤、肉末等,少吃动物内脏、蛋黄、肥肉等。

6. **防止便秘** 由于老年人胃肠道功能减退,病后卧床又减弱了肠蠕动,便秘的发生率较高,排便用力可增加心脏负荷,特别对心衰的老年患者可加重心衰症状。同时,用力排便时还会增高迷走神经张力,反射性地引起心律失常,从而危及生命。因此,须注意老年 AMI 患者的大便情况。如入院 2~3 d 无大便时,应及时给予缓泻剂,防止大便用力,或便前给予硝酸盐类药物含化。必要时给予小剂量灌肠。协助患者养成定时排便习惯,教会其在床上使用便器也是不可忽视的。在饮食方面指导患者增加蔬菜、香蕉、蜂蜜的摄入,以保持大便通畅,从而避免心肌再缺血的发生。

7. **经皮冠状动脉介入术(PCI)的护理** PCI 已被广泛应用于不稳定型心绞痛治疗。术后护理措施有:①术后 4~6 h 拔出动脉鞘管,压迫止血后,用弹力胶布"8"字形加压包扎,沙袋压迫 8 h,术侧肢体制动 12 h,平卧 24 h。在此期间,避免患者出现剧烈咳嗽、用力排便等增加腹压的活动,术侧肢体不可弯曲,协助患者做好一切生活护理。②严密观察血压、心率、心律、术侧肢体远端皮肤颜色、动脉搏动等,以防由于穿刺口压迫时间过长及力量过大造成肢体远端缺血或静脉血栓形成。③由于术中及术后均需应用抗凝药物,特别要注意观察有无出血倾向,眼结膜、口腔黏膜及血管穿刺点是较易发生出血的部位。此外,应密切观察有无血尿、便血,65 岁以上患者易出现颅内出血,故应密切观察有无意识障碍等。④少数患者在注入造影剂后,出现一过性局部及全身灼热感、恶心,及时告知患者此为造影剂不良反应,安慰患者,免除心理负担。术后鼓励患者多饮水,并适当加快输液速度,加快造影剂排出。

8. **心理护理** 护理人员应根据患者不同文化程度、生活阅历及性格特征因人施教,态度诚恳、耐心细致地与患者交谈,在感情上努力与患者拉近距离,稳定患者情绪,减少各种不良刺激。根据病情特点,有针对性地向患者进行心理疏导,尽可能地给予心理护理干预和社会支持。经常给患者安抚、鼓励、启发和引导,对疾病忧虑恐惧者,讲明疾病的防控因素,减轻其思想顾虑及压力,保持良好的心态。对疾病不予重视不愿长期服药者,应对其讲明疾病及并发症的危害,使患者主动配合治疗,促进患者早日康复。老年心肌梗死患者,多悲观恐惧,对痊愈信心不足,尤其是平时有慢性病,或者是老年性疾病的患者。护理人员应尊重患者,观察病情细致,技术操作娴熟,态度和蔼、耐心,护理周到,不怕麻烦,认真做好患者的生活护理,耐心倾听他们的诉说,理解患者,同情患者,以取得老年患者的信任,使他们保持最佳心理状态,增强治愈的信心,有利于疾病的恢复。

9. **做好出院健康指导** ①对老年患者应加强健康教育,提高对疾病的认识水平,教育患者保持心情舒畅,避免情绪激动,注意劳逸结合,避免劳累。多进行有氧运动,如慢跑、散步、打太极拳等。改变不良的生活习惯如吸烟、酗酒等。②向患病老人介绍疾病的常识,提供相关科普知识读物,讲解坚持遵医嘱按时服药的重要性,了解药物的副作用,特别是抗凝、扩张血管等药物,对预防再梗死至关重要,切忌随意停药及换其他药物。嘱咐其定期来医院复查,有不适感或其他疑问随时就诊。③老年患者记忆力减退,要帮助其制作一张个人健康联系卡,联系卡上注明老人姓名、年龄、所患疾病、家人及联系电话、医院联系电话及医生、护理人员姓名及联系方式。同时,附简单的急救要领,并嘱其随身携带硝酸甘油或速效救心丸,以便发作时使用。

## 第三节 消化系统疾病老人的护理

### 一、老年消化系统结构和功能的改变

#### (一)食管

衰老所致食管的组织学改变为食管黏膜上皮逐渐萎缩、平滑肌层变薄、支配该部位的神经节细

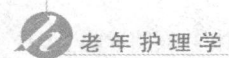

胞数目减少,黏膜固有层弹力纤维增加,腺体周围出现弹力纤维。食管功能改变包括蠕动反应减慢、非蠕动反应增加及食物传递时间延长。老年人食管收缩压力减弱发生于食管远端,使食管对食物颗粒的清除能力减弱。食管下括约肌压力下降导致老年人易发生胃十二指肠内容物反流。由于食管平滑肌萎缩,使食管裂孔增宽,从而老年人食管裂孔疝的发生率也增加。

### (二) 胃

胃黏膜固有层胶原组织增生是老年人胃黏膜变化的基本病理改变。固有层特别是腺体间和黏膜肌层的结缔组织增生并胶原化,增生的胶原组织沿微管系统与胃黏膜上皮细胞分隔,影响了氧和营养物质的扩散,是导致腺体发生萎缩性变化的原因之一。随年龄增长胃黏液分泌逐渐减少,其原因与老年人黏液细胞减少有关。我国老年人幽门螺杆菌(Hp)感染率明显高于青年人。由于 Hp 感染率高、胃黏膜血流量减少、胃黏液分泌减少及食物在胃内排空时间延长等诸多因素,老年人胃溃疡的患病率比非老年人高。

### (三) 小肠

老年人小肠的重量减轻,小肠黏膜变粗、变短,形成叶状、迂曲状绒毛增多。小肠黏膜上皮细胞数目减少,黏膜纤维化增加,黏膜表面积减少。老年人常发生动脉硬化、栓塞,或因心力衰竭、低血压、低血容量等使血液灌注减少而致胃肠道缺血。随年龄的增长,小肠腺逐渐萎缩、小肠液分泌减少、消化酶分泌和调节功能下降,导致小肠消化、吸收功能减退。

### (四) 大肠

老年人大肠在形态方面的改变为肌层变薄、肌纤维萎缩,使老年人结肠容易扩张形成憩室。肛门胶原组织随年龄增长,替代了肛门内括约肌的平滑肌组织,因此老年人肛门肌肉弹性减弱,张力下降。随年龄增长肠腺结构异常,分泌黏液减少,润滑粪便作用下降。老年人大肠肌张力的减低导致结肠运输减慢,内容物通过结肠的时间延长。肠蠕动减慢,使肠内水分过多吸收,也是造成粪便干结的原因。随年龄增长直肠壁弹性减弱,直肠壁对内容物牵张感受器应激性减退,内脏感觉阈值升高。直肠容量检测可见直肠初始感觉阈值升高,排便阈值增加,直肠最大耐受容量增加。上述变化也是老年人发生便秘的病理生理学基础。由于直肠充盈感、排便紧迫感减弱,加之肛门内、外括约肌失调,粪便从肛管流出,易造成大便失禁。

### (五) 肝、胆

肝脏实质细胞减少、变性,肝脏萎缩,使肝脏重量逐渐减少;随着肝细胞数的减少,可出现白蛋白降低、球蛋白增高、α-谷氨酰转肽酶、碱性磷酸酶、乳酸脱氢酶等轻度增高;肝糖原减少,轻度脂肪变,吞噬功能下降;肝脏内结缔组织增生,容易造成肝纤维化和硬化。由于肝功能减退,药物在肝脏内代谢、排出速度减慢,易引起药物性不良反应,甚至产生毒性作用。故老年人长期服用某些药物应考虑到老年人药物代谢动力学的改变,用药剂量一般应减少。胆囊不易排空,胆汁黏稠,胆固醇增多,易使胆汁淤积而发生胆结石。

### (六) 胰腺

胰腺位置降低,可达第 2 腰椎水平。胰腺重量逐渐减轻,正常成人为 60~100 g,50 岁后逐渐减轻,80 岁时减至 40 g。胰腺的外分泌腺功能下降,但胰淀粉酶、胰蛋白酶与年轻人相同,而脂肪酶减少,影响了老年人对脂肪的消化吸收,易产生脂肪泻。胰腺分泌胰岛素的生物活性下降,导致葡萄糖耐量下降,容易患老年性糖尿病。

## 二、常见消化系统疾病及其特点

### (一) 食管裂孔疝

食管裂孔疝是指腹腔内脏器主要是部分胃经正常横膈上的食管裂孔凸入胸腔。食管裂孔疝是常见病,且老年人高发。据统计,裂孔疝发病率中,70岁以上者达70%。

1. **病因** 多与老年人因裂孔肌退行性变,膈肌结缔组织弹性降低,食管周围韧带松弛有关。其次,在此基础上,由于肥胖、便秘可使腹压增高,促成食管裂孔疝的发病。

2. **临床分类** 分为滑动型裂孔疝、食管旁裂孔疝和混合型裂孔疝。滑动型裂孔疝多见,表现为食管胃连接部通过食管裂孔向上疝入后纵隔。食管旁裂孔疝表现为胃的一部分从食管的左前方通过增宽的裂孔进入胸腔。食管旁裂孔疝由于食管胃连接部仍位于膈下,故较少发生胃食管反流。混合型裂孔疝较少见,常由食管旁裂孔疝发展而来。

3. **临床表现** 食管裂孔疝患者可无症状或症状轻微,常见的症状为消化道症状。滑动型裂孔疝可表现为反流性食管炎的症状,胸骨下段后方疼痛,疼痛为灼热性、牵张性或顶堵样痛。疼痛多在进食或食后0.5~1h发生,伴嗳气、呃逆。巨大裂孔疝如压迫心、肺、纵隔可产生气急、心悸、发绀等症状;如扭转引起嵌顿可出现梗阻、坏死及穿孔等严重情况。

4. **治疗** 食管裂孔疝的内科治疗以防止胃食管反流、促进食管排空为原则。严重的裂孔疝,特别是食管旁裂孔疝一经确诊,应外科手术治疗。

### (二) 消化性溃疡

消化性溃疡是消化系统的常见病和多发病,近年来消化性溃疡随着人类寿命的延长而老年人发病率有上升趋势。

1. **病因** 消化性溃疡病因和发病机制是损害因素与保护因素的关系失调所致。胃酸过高、黏膜保护作用减弱和幽门螺杆菌感染等是产生溃疡病的最主要因素。主要病因有:①胃黏膜抗溃疡能力降低:老年人胃动脉发生硬化,血流减少,胃黏膜发生萎缩,黏膜和重碳酸盐分泌减少,胃黏膜上皮更新率降低,从而导致抗溃疡能力下降,促成了消化性溃疡的发生。②胃激素分泌亢进:老年人胃肠蠕动功能减退。食物淤积刺激幽门管,导致胃激素分泌亢进,胃液酸度增加,促使溃疡形成。③肺功能减退:老年人常有肺部疾病,肺功能减退,一方面因缺氧导致胃壁血管收缩,使黏膜抵抗力降低,另一方面因$CO_2$潴留,促使胃壁细胞的碳酸酐酶活性亢进,胃酸分泌增加,诱发或加速溃疡形成。④服用多种药物:老年人常患多种疾病,比青年人需服用更多的药物,尤其是非甾体抗炎药,可直接刺激胃黏膜的分泌或刺激胃酸分泌,损伤黏膜形成溃疡。因此,老年人使用非甾体抗炎药应特别谨慎,尤其对那些有溃疡病症状或证实有消化性溃疡的老年人。⑤Hp感染:老年人Hp的感染随着年龄增长而增加。

2. **临床表现** 老年患者的临床表现不典型,疼痛部位模糊,难以定位,呈不规则放射,大部分老年患者缺乏典型节律性上腹疼痛。老年人消化性溃疡的疼痛缺乏规律性与下列因素有关:①老年人感觉迟钝,对疼痛反应力差;②多伴有慢性胃炎。炎症可破坏黏液-黏膜屏障,削弱黏膜的抗酸能力形成胃溃疡,所引起的消化不良症状使溃疡的症状缺乏典型性;③老年人胃排空能力差,常因胃酸反流而引起反流性食管炎,出现胸骨部位烧灼样痛或剑突下、肩胛区、颈部等部位疼痛,使之症状不典型,易误诊为心绞痛。

许多老年患者以上消化道出血、穿孔并发症为首发表现,食欲不振、恶心、呕吐、体重减轻、贫血等症状较为突出。老年消化性溃疡患者常因呕吐和食欲减退,以及与年龄相关的肌肉萎缩和营养储备减少使体重减轻,体重减轻往往成为唯一或首发表现,易误诊为恶性肿瘤。

3. **辅助检查** X线钡餐胃肠道造影是常用的一种诊断溃疡病的方法,多采用钡剂和空气双重对比造影技术。对于怀疑有消化性溃疡的老年患者,胃镜检查优于X线钡餐检查,被公认为是当前诊断溃疡病最优的方法。

4. **治疗** 消化性溃疡的治疗要兼顾原发病的治疗及并发症的治疗。原发病治疗主要包括以下几种药物:①抗酸药,能中和胃酸和降低胃蛋白酶的活性,从而减弱或消除胃酸对溃疡面的刺激和腐蚀作用,缓解疼痛。如复方氢氧化铝片(胃舒平)、复方铝酸铋片(胃必治)等。②抗胆碱能药物,阻断

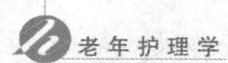

壁细胞的乙酰胆碱受体,使胃酸及胃泌素分泌减少。哌仑西平是选择性抗胆碱能药物,溃疡近期愈合率可高达70%～94%。③$H_2$受体拮抗剂,选择性地与组织胺受体竞争性结合,阻断壁细胞分泌胃酸,如西咪替丁、法莫替丁。④质子泵抑制剂,如奥美拉唑,是强大的胃酸分泌抑制剂,长期治疗也安全。⑤硫糖铝(胃溃宁)能中和胃酸,形成胃保护膜,有刺激内源性前列腺素合成、促进局部碳酸氢盐及黏液的分泌等胃黏膜保护作用,多于餐前服用。

如果老年人患消化性溃疡并发出血需要严密监护,应常规给氧,有效补充血容量。止血措施包括药物、内镜下止血和手术治疗。消化道穿孔位居老年人消化性溃疡并发症的第2位,老年人消化性溃疡穿孔很少能够自行愈合,需紧急手术治疗。

### (三) 胃癌

胃癌在老年人实体瘤发病谱中长期占据主导地位,是老年腹部肿瘤防治的重点病种。

1. **病因** 就老年胃癌的发病机制而言,幽门螺杆菌的作用正日益受到关注。Hp的慢性感染状态可造成胃黏膜上皮囊性坏死、活性氧合成增加,促使胃腺峡部干细胞增殖、分化为分泌黏液的肠化细胞。与此同时,正常的胃腺体内主细胞却受到破坏、胃酸分泌减少,胃腔内pH上升。有学者提出,Hp慢性感染状态可能是导致老年胃癌发生的主要病因之一。

2. **临床特点** 老年胃癌起病隐匿,症状常缺乏特异性。临床表现主要有:①临床上不明原因的上腹痛、上腹部不适、饱胀不适、食欲减退为主,且多能耐受。②症状明显者,出现上消化道出血症状、幽门或贲门梗阻症状及明显贫血、不明原因消瘦。③消化性溃疡节律改变,制酸剂不能缓解。

3. **辅助检查** X线钡餐检查对胃癌诊断有很大帮助,老年人易接受,但检出率不高。胃镜加活检是目前胃癌诊断最可靠的方法。

4. **治疗** 随着现代医学的发展,人们已逐渐认识到,即便对晚期胃癌亦应该采用积极治疗的新观念来代替消极等待的旧意识,高龄本身并不属手术禁忌证,决不轻易放弃手术治疗机会。对某些无法切除的病例也应酌情采用肿瘤细胞减灭术,减少晚期肿瘤相关并发症,为施行其他综合治疗创造便利条件。对确已手术切除无望的患者,可试行辅助化疗,待肿瘤降期后,再次评价肿瘤情况以决定是否可行肿瘤切除。对部分化疗疗效不佳,且出现消化道梗阻等严重并发症的患者,则应尽可能采用非手术或微创治疗方法,以缓解并发症,改善生活质量。

### (四) 肠梗阻

老年肠梗阻病因复杂、起病急骤、病情进展迅速,短时间内即可导致严重的病情变化,且最初症状多不典型,常伴有其他老年性疾病,因此手术概率低,死亡率极高。

1. **病因** 以结肠肿瘤和肠粘连居多,此外高龄老人多伴有动脉硬化等心血管疾病,易发生肠系膜血管栓塞或血栓形成导致血运性肠梗阻。另外,70岁以上的老年人胃肠道功能减弱、肠蠕动差,导致胃肠内容物易形成胃石、粪石,而引发粪石嵌塞。老年人牙齿大部分脱落,食物不易磨碎,未磨碎的食物在肠道运行过程中发酵膨胀也易嵌塞肠腔。

2. **临床特点** 老年性肠梗阻主要有两个临床特点:①症状主要有腹痛、腹胀、恶心、呕吐、停止排气及排便。常见的腹部体征可出现明显压痛和高调肠鸣音。老年人对痛觉感应和应激反应迟钝,自觉症状临床表现常不典型。肠梗阻病情轻重与临床表现不相符,完全性肠梗阻可能没有呕吐及肠蠕动亢进;即使发生肠绞窄、肠坏死而引起腹膜炎,也没有明显的腹膜刺激征。机体反应性差,白细胞计数正常或仅轻度升高等。但器官功能减退,肠道耐受膨胀能力差且屏障功能弱,更易绞窄和细菌移位。②合并高血压、慢支和糖尿病等多见,增加了治疗的复杂性和危险性。肠梗阻时负氮平衡和水、电解质、酸碱失衡在老年人中更为常见且严重。老年患者的病死率明显高于年轻患者。

3. **治疗** 老年肠梗阻发病后,会使原有基础疾病进一步加重,给治疗带来了非常大的困难,故高龄肠梗阻患者治疗困难、死亡率高、手术风险大。在没有发生绞窄性肠梗阻的情况下,尽量采用非手术保守治疗。措施主要有禁食、胃肠减压、肠外营养支持和生长抑素的应用,必要时加用糖皮质激素、抗生素。保守治疗的同时应做好术前准备,3 d 左右无好转或有腹膜刺激征时应果断采用手术治疗。术中如肠管已失去生机或坏死,应果断切除,减少毒素的吸收,防止病情恶化,不可对失去活力的肠管抱有恢复生机的侥幸心理而导致术后发生肠瘘等严重后果。对于结、直肠癌肠梗阻的患者,应根据患者的具体情况、肿瘤部位决定手术术式。

### 三、常见护理问题及护理措施

#### (一)常见护理问题

1. **便秘**  与饮食不良、饮水不足、运动减少、肠蠕动减慢、恶性肿瘤、肛门疾病、神经系统疾病及某些药物(如钙剂、铝剂)的影响有关。
2. **腹泻**  与胃肠黏膜分泌液体量增多、肠黏膜吸收面积减少或吸收障碍、肠蠕动亢进、胃内容物渗透压增高及药物副作用等有关。
3. **大便失禁**  与胃肠功能紊乱、神经肌肉功能障碍、直肠括约肌失去控制有关。
4. **体液不足**  与消化道出血、腹泻、呕吐及液体摄入不足有关。
5. **营养失调(低于机体需要量)**  与不能正常进食、肠道吸收或代谢障碍有关。
6. **疼痛**  与消化性溃疡、胃肠道肿瘤、胃肠神经功能紊乱有关。
7. **知识缺乏**  与对疾病的危险因素、发生过程、治疗及预后缺乏正确的认知有关。

#### (二)护理措施

1. **基础护理**  ①口腔护理:对于留置胃管、严重消化道出血的患者,禁食时间长,口腔易发生溃疡。每日给予口腔护理,擦洗时动作应轻柔,防止损伤口腔黏膜,并注意观察口腔黏膜的变化。呕血后要加强口腔护理,防止残留物或气味再次引起呕吐。②皮肤护理:消化系统疾病患者对细菌感染的抵抗力降低,卧床时间长,皮肤长期受压,易发生压疮。应保持床单干燥、整洁。协助患者翻身,按摩尾骶部,每 2 h 按摩 1 次,至患者能下床。频繁便血的患者要做好肛门部位皮肤护理。

2. **胃肠道出血的护理**  ①密切观察病情变化,动态观察患者的生命体征、面色变化,及时发现消化性溃疡引起的上消化道大出血。②发现大出血时要迅速配合医生进行抢救处理,快速静脉输液,立即配血,保持呼吸道通畅,同时给予氧气吸入。③呕血时采取头低足高位,头偏向一侧,嘱患者不要屏气,按医嘱迅速进行各种止血治疗及用药等抢救措施。④对老年患者补液时最好及时测定中心静脉压来调整输液的量和速度,防止急性肺水肿的发生。⑤观察呕血和黑便的颜色、量和性状,估计出血的量及程度,准确记录 24 h 出血量。若患者脉搏、血压逐渐恢复至正常水平,大便转黄色,提示出血停止。出血停止后仍需继续观察,防止继续出血或再出血的发生。⑥合理饮食,在饮食上应少量多餐、定时定量,食物制作时要稀、软、熟、烂、少渣易于消化吸收;避免摄入过冷、过热、过酸、过咸、粗糙饮食,戒烟、酒、浓茶,饮食有节。对溃疡病患者发病严重时,应进流质饮食,如牛奶、豆浆、米粉、蛋汤等。但不宜多食,病情好转可改为半流食、软食。随病情好转,逐步增加食物的品种和量,直至过渡到普通饮食。

3. **胃癌术后护理**

(1) 预防感染的护理:由于老年人胸廓弹性降低,肺顺应性差,呼吸肌收缩无力,肺泡变薄,弹性减弱,形成老年性肺气肿,故胃癌术后肺部感染并发症较正常人高。对术前有慢性咳嗽、哮喘及慢性支气管炎者,常规雾化吸入。特殊病例根据痰培养药敏结果使用抗生素。指导患者训练有效咳嗽、咳痰、深呼吸,保持室内空气新鲜,经常通风换气,各项操作严格执行无菌规程,防止感染。注意保暖,预防感冒。术后鼓励和指导患者早期半卧位,主动和被动排痰,协助翻身和拍背、深呼吸及常规雾化吸入。对无力咳嗽及痰液黏稠者可在床边监护下行气管镜吸痰,咳嗽和排痰尽量取得患者和家

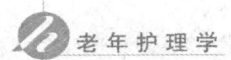

属的配合,肺功能不全者可辅以呼吸机呼吸。严密观察腹痛和体温变化,引流管是否通畅,引流液颜色、性状,每日更换引流袋。

(2) 预防血栓性静脉炎的护理:术后 6 h 协助患者活动下肢,做屈伸运动。对于生命体征稳定的患者,术后第 3 日可下床活动,活动时间根据患者情况而定。

(3) 预防肠麻痹的护理:早期活动以防止腹胀、便秘及肠粘连,有利于患者的康复。观察胃管引流是否通畅,正确连接减压装置,以减轻胃肠道压力,促进吻合口愈合。如有血块堵塞时,可用注射器抽吸,必要时可用少量生理盐水冲洗,但不可用力过猛。一旦术后开始进食,出现腹痛、腹胀、呕吐,影像学表现为全小肠和结肠胀气等肠管麻痹表现时应立即禁食,取半卧位;持续胃肠减压,补液;应用胃肠动力药。

4. 肠梗阻的护理

(1) 病情观察:老年人反应力差,致使肠梗阻症状多不典型,大部分高龄患者叙述病情时言不达意,有的靠家属描述,故要求护理人员反复询问病史,密切观察生命体征,有无腹部胀痛及呕吐,白细胞计数有无增高及持续发热,若有病情变化应及时处理。

(2) 胃肠减压管的护理:胃肠减压是传统而有效的改善肠梗阻的治疗方法。应保持胃肠减压管的通畅,经常挤压胃管,以防堵塞。固定和衔接好减压装置,观察引流液的量、性状、颜色以及有无气体引出,为观察病情提供动态信息。

(3) 肛门低压灌肠的护理:因肠道对温度敏感,温水注入肠道可刺激肠蠕动,可采用温肥皂液灌肠,温度 39~41℃,液量 300~500 ml。灌肠后记录排气、排便的时间、次数,大便的性状、量和颜色。

(4) 饮食护理:禁食期间,遵医嘱经静脉补充水、电解质、静脉高价营养,必要时输血。恢复饮食后,适当给予清淡易消化饮食,逐渐增加饮食量、新鲜水果和粗纤维类蔬菜。注意要少量多餐,避免选择产气多及生冷硬刺激的食物。

(5) 合理输液:速度不宜太快,量不宜过大。同时,心电监护以观察心肺功能。详细记录 24 h 出入水量,保持体液平衡。腹胀患者可加重心肺疾患,应取半卧位,低流量吸氧。病室要安静,各项治疗及护理处置要动作轻柔。

5. 心理护理　消化系统疾病特别是消化性溃疡属心身疾病范畴,疾病的发生发展与个性特征、心理刺激等有明显关系。老年人全身各系统生理功能减退,反应迟钝,行动迟缓,经常胃纳差,上腹部不适,又长期吃药,所需医疗费用多,易产生消极、悲观或孤独,甚至在病情加重时会出现恐惧等心理反应,这种不良的心理会加重病情。护理人员应主动与患者交流,并耐心听其主诉,了解他们不同的想法和心理状态,耐心细致地做好心理疏导和解释。增加对他们的巡视次数。针对不同的心态制定不同护理计划,调节好患者的心理状态,取得患者与家属的信任与理解,使患者能够自觉配合治疗。

6. 做好出院健康指导

(1) 适当活动,注意休息,避免重体力劳动。给予高蛋白、高热量、高维生素、易消化的软质饮食。多食新鲜蔬菜和水果,少吃脂肪,少吃或不吃腌制品。少喝或不喝高浓度饮料,避免刺激性食物及过冷、过热饮食,禁烟、忌酒。半年内每日 4~5 餐,细嚼慢咽。保持乐观、自信、愉快的心境。

(2) 患者出院时要按疗程带药,不可中断用药,禁用易诱发溃疡的药物,如阿司匹林等非甾体药物,防止溃疡复发。告知患者停药 1 个月和半年后进行复查,对其家庭成员也要做好指导工作,预防幽门螺杆菌的传播。患者出院后应保持生活规律,注意劳逸结合,保持乐观情绪。同时注意饮食卫生,不进过冷、过热、油炸、辛辣刺激性食物,以及戒烟、酒、浓茶、咖啡等,养成良好的饮食习惯。服药方法指导:向老人及家属详细讲解所服药物的治疗机制,确保老人能够按时并正确服药。如使用雷尼替丁应在餐前 30 min 服用,可抑制进餐时诱发的胃酸分泌。胃黏膜保护剂尽量在餐前 30 min 服用,才能达到治疗目的。质子泵抑制剂(PPI)奥美拉唑肠溶胶囊(洛塞克),该药宜饭前 30 min 服用。

(3) 出院后 3 个月、半年、1 年均应到医院复查,病情变换随时就诊,以后随着时间的推移,结合本人情况可适当延长复查时间。

## 第四节 泌尿系统疾病老人的护理

### 一、老年泌尿系统结构和功能的变化

#### (一)肾脏

1. **肾脏结构的改变**　正常成年人两肾的平均重量为 250～270 g;40 岁以后,肾脏的重量开始逐渐减轻,体积缩小,到 70～80 岁时,肾脏的重量下降 20%～30%,总体积也下降 20% 左右。肾脏的长径在 50～80 岁平均缩短 2 cm,肾脏体积的减少主要与肾皮质变薄有关。随着年龄的增长,肾脏血浆流量(RBF)开始减少,40 岁以后 RBF 约每 10 年下降 10%,至 90 岁时仅有青年人的一半。RBF 的下降除了与老化引起的肾动脉、肾内小动脉硬化、血管壁内膜增厚、管腔狭窄相关外,还可能与缩血管物质如血管紧张素反应过度,以及舒血管物质如一氧化氮产生不足和反应不良等有关。由于肾皮质外带血流量降低的现象较近髓质部更为明显,肾内血流重新分布,肾皮质外层向内层和髓质分流,使老年人在 RBF 明显减少的情况下仍可以相对保持水及电解质调节功能的稳定。

2. **肾小球结构和功能的改变**　随着年龄的增长,完整和正常的肾小球数目进行性减少,肾小球体积与肾小球数目呈现明显的负相关。随增龄,硬化性肾小球的数量逐渐增多,尤其是在肾皮质外带更为明显。肾小球硬化比例 60～69 岁可增高至 10%,70～79 岁高达 19%,80 岁以上老年人约 25% 的肾小球完全硬化。肾内血管的狭窄和动脉粥样硬化的程度均与肾小球硬化呈正相关。出现肾小球系膜硬化,系膜区面积增宽。研究证实,40 岁以后,肾小球滤过率(GFR)每 10 年减少 8～10 ml/min。GFR 随着年龄增长而减退在临床上没有任何表现,除非出现了其他急性或慢性肾脏疾病而进一步损害了 GFR。临床上通常根据血肌酐、尿肌酐测定值计算的内生肌酐清除率来反映 GFR 的变化,但是由于老年人的肌肉组织明显减少,内源性肌酐的产生减少,另外肾小管分泌肌酐的代偿增多,故尽管随年龄增长而出现 GFR 的降低,血清肌酐值却不会明显升高,因此仅根据血清肌酐水平的变化很难评估老年人的实际 GFR 的状况。

3. **肾小管间质结构和功能的改变**　肾小管的数量和体积随着年龄的增长逐渐减少,40 岁以后功能性肾小管组织按照每年 1% 的速度递减,近曲肾小管的体积也明显缩小;肾小管尤其是远曲小管的长度变短,出现管腔扩张、憩室和囊肿;肾小管萎缩,肾小管上皮细胞出现凋亡和空泡样变性;肾间质体积明显增加和间质纤维化逐渐明显,并偶见炎性细胞浸润。老年人肾小管间质功能的改变可以造成以下几方面的问题:钠的吸收和排泄障碍,容易造成机体的钠平衡失调;肾小管水及渗透压平衡功能损害,尿液的浓缩稀释功能出现障碍,容易造成血容量不足和脱水状况;肾小管排酸、重吸收和重新合成碳酸氢根的功能损害,有时可能引起代谢性酸中毒;肾小管对各种物质转运的储备功能降低,可以引起钙、磷代谢失衡,影响某些药物的代谢等;肾小管间质损伤后,可以影响肾素-血管紧张素、前列腺素、激肽类物质及红细胞生成素等合成,影响抗利尿激素和利钠因子的反应性。

4. **肾血管结构的改变**　随着年龄的增长,肾脏内血管,尤其是动脉血管即使是在血压正常时也出现明显的改变,主要表现为小血管的透明样变性和动脉硬化。因此,肾小动脉硬化通常被认为是一种老年性改变。细小动脉血管的透明样变性主要见于肾小球的出入球小动脉,表现为血管壁失去结构、透明增厚和管腔狭窄;肾脏的直小动脉、弓形动脉、小叶间动脉表现为动脉硬化,即血管壁的胶原纤维和弹力纤维增多、内膜向心性、分层增厚;叶间动脉可以出现内膜增殖性硬化、肌纤维母细胞增生、内膜增厚、管腔狭窄;肾动脉可以出现粥样硬化改变,管壁上可以有脂质沉积或出现泡沫

细胞。

### (二) 输尿管

老年人输尿管平滑肌层变薄,支配肌肉活动的神经细胞减少,输尿管收缩降低,将尿送入膀胱的速度减慢,并且容易反流,引起肾盂肾炎。

### (三) 膀胱

膀胱肌肉萎缩,肌层变薄,纤维组织增生,使膀胱括约肌收缩无力,膀胱缩小,膀胱容量减少。50岁以后,膀胱容量比20岁时减少约40%,由于肌肉收缩无力,使膀胱既不能充满,也不能排空,故老年人容易出现尿外溢、残余尿增多、尿频、夜尿量增多等。又因膀胱肌纤维组织增生,造成流出道梗阻,在膀胱造影时可有小梁和憩室形成。

老年人饮水减少,尿液中的代谢产物易在膀胱内积聚形成结石;结石在膀胱内被尿液冲击而滚动,长期刺激膀胱内壁,容易诱发膀胱癌。老年女性可因盆底肌肉松弛,膀胱出口处呈漏斗样膨出,常引起尿失禁。

### (四) 尿道

尿道肌肉萎缩、纤维化变硬、括约肌松弛,尿液流出速度减慢或排尿无力。由于尿道口充血肥大,尿道黏膜出现皱褶或狭窄,出现排尿困难。女性尿道腺体的腺上皮分泌黏液减少,尿道抗菌能力减弱,使老年女性泌尿系感染的发生概率增大。有些老年男性由于前列腺增生,压迫尿道引起尿路梗阻,更容易发生排尿不畅,甚至造成排尿困难。

## 二、常见泌尿系统疾病及其特点

### (一) 急性肾功能衰竭

老年患者急性肾功能衰竭(acute renal failure,ARF)是各种病因引起的肾功能急剧下降而出现的临床综合征。发生率和死亡率较非老年人群高,常出现严重急性肾小管坏死。

1. **病因** 肾前性 ARF 在老年人中发病率明显高于年轻人,占 ARF 的 38%~60%。这主要是由于老年人肾脏存在 RBF 和 GFR 下降等生理性改变,当肾灌注进一步减少时极易造成肾功能衰竭。肾灌注不良是造成肾前性 ARF 最常见的病因。临床上因呕吐、腹泻、失血、出汗过多、补液不足、滥用利尿剂及各种原因导致的体液丢失而导致老年 ARF 最为常见。药物过量或过敏介导的急性间质性肾炎也是老年患者急性肾功能衰竭的多见因素。此外,尿路梗阻引起的肾后性急性肾功能衰竭也不容忽视。

2. **临床表现** 主要表现为氮质血症,水、电解质及酸碱平衡紊乱。老年 ARF 患者普遍存在食欲不振、恶心、呕吐、腹胀。大多有意识异常,如意识淡漠、嗜睡、烦躁、失眠、谵妄。绝大多数有少尿、无尿,仅个别患者尿量保持正常,无多尿患者。此外,患者还可出现肠道感染、贫血和感染等症状。合并症主要有冠心病、高血压、糖尿病。

3. **治疗** 老年 ARF 的治疗,应根据不同的病因进行。药物或脱水引起的肾前性 ARF 以停药,补充容量,增加钠盐摄入为主,肾功能多可逐渐恢复。如怀疑血管炎、急性肾小管坏死应尽早行肾穿刺活检,使用激素或细胞毒药物冲击治疗。手术或药物所致 ARF 除停药,减少创伤操作外,应早期行肾脏替代治疗,特别是合并糖尿病肾病的患者。肾后性 ARF 应在纠正全身内环境紊乱后及时解除梗阻,往往可以较快恢复一定程度的肾功能,预后良好。

(1) 血液透析:对于合并腹部肿瘤、腹部手术史伴腹膜粘连、疝、反复腹膜感染、严重肺部疾病、无法在家庭开展腹透的老年终末期肾病患者,可以选择血液透析治疗。老年人的血管条件较差,血管通路问题在临床上很常见,处理也较棘手,动静脉内瘘仍为最佳的血管通路,但是与年轻患者相比,老年患者采用人工血管和颈内静脉长期留置导管的比例更高。老年人心脑血管并发症较多,包括心力衰竭、冠心病、脑血管意外等，临床上应特别关注。老年人透析时常易发生低血压，应严格控制透析期间体重增长，避免透析时进食，可调高透析液钠浓度，采用低温透析，服用升血压药物。

(2) 腹膜透析：合并严重心血管疾病、外周血管条件差、严重出血倾向、无法定期至医院透析中心的老年患者可选择腹膜透析治疗。腹透具有保护患者残余肾功能、血流动力学稳定、患者能自由安排生活等优点，进行腹膜透析的老年患者易发生腹膜炎、导管相关并发症，也常有蛋白质摄入不足、胃肠道消化吸收功能减退、营养不良等。

(3) 肾移植：随着健康观念的更新，越来越多的老年患者也能进行移植，老年人肾移植的1年、5年肾脏存活率为73%、56%，1年、5年患者生存率可达98%、90%，老年移植患者的生存率明显高于透析患者，生活质量也能明显改善。老年人的体液免疫功能和细胞免疫功能较非老年成人均有所下降，肾移植患者急性排异的发生率较年轻人低，且老年人对免疫抑制剂的耐受差，易发生免疫抑制剂的毒副作用。

## (二) 老年前列腺增生症

老年前列腺增生症(benign prostatic enlargement，BPE)是增大的前列腺挤压尿道引起前列腺部尿道梗阻或前列腺内交感神经支配的肌张力增加所致，是一种老年男性的常见病、多发病，随着年龄的增长发病率逐渐增高。

1. 病因　前列腺是依赖雄性激素的器官，雄激素达到一定水平，前列腺生长结构才能完整。老年人睾丸功能减退，雄激素水平降低而雌激素水平高于雄激素，就可能引起前列腺增生症。

2. 临床表现　前列腺增生症以梗阻性和刺激性表现为主要特征。主要表现为尿频（尤其夜尿增多）、尿急、排尿困难等。除了进行性排尿困难、肉眼血尿等主要症状外，高龄患者易出现前列腺部尿道充血水肿、引起尿流受阻。75岁以上老年人腹肌收缩力及膀胱收缩压明显下降，常导致急性尿潴留。同时，前列腺增生症常引起泌尿系感染、膀胱结石、肾积水、肾功能不全等并发症。

3. 治疗　根据第五届国际良性前列腺增生症咨询委员会国际科学委员会推荐意见，归因于下尿路症状的良性前列腺增生症治疗方法有4类：警惕性等待、药物治疗、手术治疗和微创治疗。

(1) 警惕性等待：消极的处理方法。患者定期随访和监测，每3~6个月进行1次，最长不超过1年，特殊情况和变化较快时考虑进行其他治疗。

(2) 药物治疗：随着药物疗效的可靠性和安全性不断提高，使BPE药物治疗的可接受性也有所提高，药物治疗主要有两类：选择性肾上腺能受体α1拮抗剂和5α还原酶抑制剂。

(3) 手术治疗：对于重度增生的患者特别是残余尿较多的患者需手术治疗。开放前列腺手术包括耻骨上经膀胱前列腺切除术、耻骨后前列腺切除术、耻骨后保留尿道前列腺切除术。

(4) 微创手术：经尿道前列腺电切(TURP)或经尿道前列腺气化电切(TUVP)和激光治疗。

(5) 其他：前列腺尿道气囊扩张简单易行，可达到立竿见影的效果，但效果不持久。目前常用前列腺支架管，其优点是简单易行疗效快。

## 三、常见护理问题及护理措施

### (一) 常见护理问题

1. 排尿异常　与下尿道感染、尿路结石、老年人泌尿道组织形态改变有关。
2. 排尿困难、尿潴留　与老年人激素平衡失调有关。
3. 压力性尿失禁　与老年人骨盆肌肉和支持结构退行性变有关；与前列腺切除术累及尿道远端括约肌有关。
4. 有感染的危险　与老年人机体抵抗力下降、尿潴留、尿液酸碱度改变、插管有关。
5. 有皮肤完整性受损的危险　与尿失禁、尿频有关。

6. 睡眠形态紊乱　与尿潴留、夜尿增多、排尿困难有关。

7. 焦虑　与尿频、尿失禁、不适有关。

（二）护理措施

1. 老年急性肾功能衰竭患者的护理　①卧床休息。②严密观察：密切观察患者的血压、体温、脉搏、呼吸及尿量。③饮食指导：从胃肠道补充部分营养，获得营养支持。先让患者胃肠道适应，以不出现腹胀和腹泻为原则。指导患者及家属尽量利用胃肠道补充营养，给予清淡流质或半流质食物为主。酌情限制水分、钠盐和钾盐。早期应限制蛋白质。④防止继发感染，感染是少尿期患者的主要死亡原因。常为血液、肺部、尿路、胆管等部位感染。可根据细菌培养和药物敏感试验合理应用抗生素。尤其重要的是严格无菌操作及消毒隔离，做好病房消毒，控制探视人员。另外遵医嘱尽量选用对肾脏无毒性作用的抗生素。

2. 老年肾移植术后护理　肾移植术后常规护理措施参见《外科护理学》的相关内容。因老年患者肾移植术后容易发生冠心病、感染、药物性肝功能损害、糖尿病等并发症。本教材重点介绍老年肾移植患者术后并发症的护理。

（1）心血管系统并发症：老年患者透析时间长，心功能基础差，长期高血压引起血管脆性增加，术后又需大量输液，心脏负荷重，易致心脑血管意外增加，特别是很多老年患者术前就并发有冠心病、心衰等疾病。所以术后护理应严密观察患者生命体征的变化，持续心电及血氧饱和度监测。术后 2 d 内每小时测量 1 次血压、尿量，每 4 h 测量 1 次体温，防止因血压过低引起肾血流量不足或因血压过高导致脑血管意外。水、电解质及酸碱平衡紊乱是老年肾移植术后较常见并发症，护理人员要遵循量出而入的原则，糖盐交替使用，维持水、电解质及酸碱平衡。严格控制液体出入量，防止由于液体过多而诱发心衰。根据患者血压的波动情况，随时调整降压药剂量和服药时间，以使肾移植术后患者收缩压控制在 140～160 mmHg。

（2）预防和控制感染：由于老年患者体质差，加之大剂量免疫抑制药物的应用，易发生感染。术后患者将安置在消毒隔离室内，由专人特护，强化消毒隔离制度及感染指标监测，严格无菌技术操作。注意患者体温变化。加强患者肺功能锻炼，必要时雾化吸入，防止肺部感染。禁食期间口腔护理每日 3 次，防止口腔感染。留置尿管期间，每日消毒尿道口 2 次，每日更换无菌引流袋 1 次，防止泌尿系统感染。另外，合理应用抗生素，并采取综合措施，以有效预防各种感染。

（3）合理使用免疫抑制药物：对老年患者应采用低剂量的免疫抑制药物，并注意观察免疫抑制药物的不良反应，加强对患者药物浓度监测，准时准量给患者服药，并指导其正确服药。此外，护理人员还应严密监测患者肝肾功能情况，观察患者皮肤巩膜黄染、食欲减退等情况。当出现肝功能损害时，建议减少免疫抑制药物的用量并应用护肝药物，进行饮食指导和调整。

（4）移植术后糖尿病：注意对患者血糖的监测和控制，包括床旁微量血糖监测，监督患者定时定量进食，按时服降糖药或注射胰岛素等。同时加强对患者手术伤口的护理，防止感染及伤口破裂的发生。

3. 老年前列腺切除术围手术期护理

（1）注重手术前训练：手术前指导患者练习卧床排便，并指导患者行深呼吸、咳嗽、排痰能力锻炼。指导患者进行提肛肌运动，可防止术后尿失禁发生，利于手术后康复。

（2）术后严密观察血尿情况：一般早期出血发生在术后 24 h 内。原因多与术中止血不彻底、气囊导尿管压迫不够或创面渗血有关。特点是膀胱持续冲洗液为深红色，伴有小血块，量多时极易造成导尿管阻塞。发现此类现象要及时报告医生。为防止出血，术后 48 h 内必须用等渗盐水持续膀胱冲洗，必要时使用冰冻等渗盐水持续膀胱冲洗。因冲洗液经尿道、膀胱循环，冲洗速度快，患者可能出现体温下降、发冷等，应注意保暖，注意四肢血运情况。2～3 d 后，如引流液颜色转清，可调整冲洗频率，改为间断膀胱冲洗，每日 2 次膀胱冲洗。

(3) 妥善固定并保持三腔二囊导尿管的通畅,翻身时注意引流管有无移位和脱落,确保管道不扭曲、不打折,并定期挤压引流管,防止血块堵塞。每日擦洗尿道口1~2次,每日更换引流袋,防止逆行感染。

(4) 注重基础护理,注意尿道口有无漏尿,及时处理。保持床单整洁、干燥,保持臀部、会阴部皮肤清洁干燥,预防湿疹及压疮发生。尽量满足患者需要,协助患者更换体位,减轻患者对疼痛的敏感性,必要时给予镇痛药。加强饮食护理,肠蠕动恢复后,首先给予流质饮食,少量多餐,逐渐进食易消化、含纤维素多的食物,保持大便通畅。特别提醒患者手术后1周内尽量在床上排便,防止用力不当引起手术创面出血,防止尿管脱出。注意预防肺部并发症,痰多者给予雾化吸入,叩背协助患者排痰。多活动下肢,防止静脉血栓形成。

4. 心理护理　　老年患者术后存在较严重的焦虑、抑郁症状,医护人员应在术后早期即进行健康教育,讲解术后可能发生的并发症、药物的作用及副作用引发的症状,减轻患者的焦虑和恐惧,正确理解肾移植。护理人员应鼓励和引导患者情感宣泄,对患者提出的问题耐心解答,向患者介绍治疗和恢复过程,使患者保持良好心态,配合治疗。了解患者的社会支持情况,与家属多联系,使患者获得最大的支持和理解。

5. 健康教育　　前列腺切除术后1周不做肛管排气或灌肠,以免损伤前列腺窝而出血。指导老人多吃易消化、富含粗纤维的食物,促进肠蠕动;保持大便通畅,避免增加腹压导致前列腺创面出血。1个月内不能温水坐浴,2个月内禁跑步、过性生活,3个月内使用大便椅进行排便,半年内禁止骑跨动作。

# 第五节　内分泌系统疾病老人的护理

## 一、老年内分泌系统结构和功能的变化

随着年龄的增长,老年人内分泌器官的重量降低,各类与激素特异性结合的受体普遍减少,导致生理的或内分泌系统受到刺激时,反应速度慢且程度低,同时对药物刺激的反应性也明显降低。

### (一) 垂体

垂体位于下丘脑-垂体-内分泌腺轴的中枢部位,对生长、发育、生殖、代谢、应激、衰老各种活动都具有重要调节作用。老年人垂体的重量可减轻20%,血供明显减少,垂体出现明显的弥漫性纤维化和铁沉积增多。但一些激素如促肾上腺皮质激素(ACTH)、促甲状腺素(TSH)、促黄体素(LH)的释放及储备功能不受增龄的影响。在妇女绝经期后促卵泡激素(FSH)、催乳素(PRL)分泌增加,FSH/LH明显增高。此外,在老年男性也可见PRL的升高。老年人生长激素(GH)分泌不如青年人旺盛。以上激素改变的机制可能与中枢儿茶酚胺神经递质调节降低有关。神经垂体分泌的抗利尿激素(ADH)在老年期减少,以致肾小管对尿液重吸收减少,出现利尿或多尿表现;而加压素(AVP)随增龄出现增高的趋势。

### (二) 肾上腺

老年人肾上腺发生退行性改变,包括重量减轻、皮质出现结节、皮质和髓质细胞减少、结缔组织滋长、脂褐质颗粒沉积与细胞微结构变化。肾上腺皮质随增龄对ACTH的反应性下降,由于皮质醇的分泌速率和排泄率均减少,故血浆皮质醇浓度仍保持不变,其分泌的昼夜节律亦维持正常。但老年人在应激状态下可导致应激性失调,出现短期乃至长期或永久性应激病,甚至死亡。引起这些变化的重要原因之一是肾上腺皮质轴功能匮乏。老年人血浆醛固酮的水平和排除率均下降50%,代谢清除率下降20%,肾素与醛固酮的含量呈明显正相关,活性也随之下降。女性到70岁以上,约有

1/3 的人对缺钠、体位改变及运动等功能状态的变化无相应反应。

### (三) 甲状腺

老年人甲状腺纤维化和萎缩,导致腺体体积缩小,重量减轻,甲状腺滤泡的数目、大小、胶质和分泌颗粒均减少,同化碘的能力较慢,三碘甲腺原氨酸($T_3$)向甲状腺素($T_4$)的转化能力下降。

### (四) 胰腺

老年人胰岛 B 细胞衰老致胰岛素分泌减少、延长或分泌变异的胰岛素。循环血液中存在抗胰岛素抗体或抗胰岛素受体抗体,周围组织的胰岛素受体量减少、亲和力下降或受体缺陷,使机体对胰岛素的敏感性下降,导致老年人糖耐量随年龄增加而降低,易患糖尿病。

### (五) 胸腺

胸腺既是一个中枢免疫器官,又是一个内分泌器官。在 11~12 岁时胸腺最重,到 60 岁后明显萎缩,其重量只有儿童的 1/10。随着增龄,胸腺将前体细胞转化为 T 细胞的功能减退,外周淋巴细胞随增龄而减少,其后免疫功能下降。

### (六) 性腺

女性 50 岁前后即进入更年期,卵巢功能开始衰退,其体积逐渐缩小,重量减轻,最后缩小为一小片结缔组织。男性睾丸的曲细精管固有膜和基底膜增厚,管腔变窄、硬化,生精上皮细胞减少。性腺激素受脑垂体支配,女性更年期过后,主要靶器官——卵巢功能停止,雌激素、雌二醇($E_2$)不能从卵巢分泌,只能靠肾上腺供给,因此总量显著减少。

## 二、常见内分泌系统疾病及其特点

### (一) 糖尿病

糖尿病(diabetes mellitus,DM)是严重威胁人类健康的慢性疾病,年龄大于 65 岁者 DM 的发病率高达 15%~20%。老年性糖尿病是老年人内分泌代谢疾病中最常见的病种,其中 90%~95% 为 2 型糖尿病。与非老年性糖尿病相比,老年性糖尿病患者的心、脑血管并发症多,与年龄相关的多器官功能损害常见。

1. **病因** 糖尿病属于多基因多因素的遗传病,主要病因有:①胰岛 B 细胞分泌胰岛素减少,拮抗胰岛素的激素增加。葡萄糖利用障碍,机体代谢紊乱,导致糖尿病的发生。②糖类摄入减少,糖耐量减退,或摄入过多转化为脂肪导致体重增加。③老年人活动减少,胰岛素敏感性降低。④肥胖,特别是腹部肥胖更容易降低胰岛素的敏感性。⑤随增龄脂肪组织增加,储存糖的肌肉组织则减少,导致葡萄糖被肌肉摄取、储存和代谢减少。这些因素共同促使老年人易患糖尿病。

2. **临床表现** 2 型糖尿病是老年人的常见病,其自身特点:①患病率高,50 岁以上人群糖尿病患病率随年龄增加而上升。②起病隐匿,有典型"三多一少"症状的病例较少,症状不典型或者以并发症或伴随症就诊者占大多数。胰岛素抵抗综合征即代谢综合征是常见并发症之一,主要由高血压、冠心病和脑卒中构成。皮肤疖肿反复发作或经久不愈,严重者可致皮下坏疽。糖尿病性白内障是常见的眼科并发症,易导致老年人视力减退或失明。老年女性患者可出现阴部瘙痒,男性患者可出现阳痿。并发神经病变可出现四肢末端麻木、疼痛或感觉异常。③心血管、神经及肾病并发症多见,且往往多种共存,病情复杂、发病早、病情重,是老年性糖尿病主要死亡原因,因此高血压、高脂血症、高血糖、高凝状态、高胰岛素血症等是老年糖尿病诊治的重点。④易合并感染,2 型糖尿病老年患者由于存在糖、脂类及蛋白质代谢紊乱,不仅机体体液免疫功能受损,细胞介导免疫功能也下降,防御感染能力明显降低。同时,老年人由于各脏器功能逐渐衰退,免疫力更为低下,因此更易出现感染性疾病,其中以肺部感染、泌尿系感染居多。⑤糖尿病高渗性非酮症昏迷是老年糖尿病最常见的急性并发症,可呈首发临床表现出现,多发生于50岁以上的轻型患者,2/3的患者发病前无糖尿病史,且在临床上常被误认为脑血管病,易漏诊、误诊常危及生命。

3. 治疗　老年性糖尿病的治疗是以控制代谢紊乱,保证必需的营养、维持胰岛的功能,及时发现和处理并发症,延缓疾病的发展,维持老年人的生活能力、提高其生活质量为目的。应遵循"先行教育,调整饮食,适当运动和合理药物"的综合治疗方针。

(1) 营养疗法:不追求绝对的饮食控制,提倡均衡饮食,进出热量平衡,糖类、蛋白质、脂肪比例科学。多食低血糖指数、低热量食物,粗细粮搭配。少食甜食,多食蔬菜,适量水果,每日纤维摄入量不低于30 g,每日食盐应限制在6 g以下,戒烟少酒。

(2) 运动疗法:选择非竞技类运动项目,建议每周有3～5次20～60 min的运动,每日行走半小时是最易完成的活动。运动量适度。空腹晨练需注意预防低血糖。注射胰岛素后必须进餐,才能运动,进餐后不宜立即运动。有并发症者宜在医师指导下,开运动处方进行锻炼。严重心脑肾功能不全者不宜运动。外出活动随身带食品,以防低血糖。

(3) 药物治疗:磺脲类药物是目前应用最广泛的药物之一,降糖作用明显。最大的副作用是低血糖。老年糖尿病患者肾功能减退,磺脲类引起的低血糖可持续一星期,与其他药物合用时更需小心。二甲双胍是老年糖尿病的基础用药,用于糖尿病前期及糖尿病全程,其降糖作用强、有效控制体重、价廉,可轻度改善血脂及血黏度。该药最大副作用是消化道反应及乳酸性酸中毒,服用后出现体重逐渐减轻,低于正常者应停用。老年患者每日剂量不宜超过1.5 g,大于75岁的老年患者应计算肌酐清除率,肌酐清除率＜30 ml/min时,二甲双胍禁用,80岁及以上老人应减量。α糖苷酶抑制剂(阿卡波糖)主要控制餐后血糖。胰岛素增敏剂(罗格列酮)可增加机体对胰岛素的敏感性,以加强胰岛素的作用来达到降低血糖的目的,可用于糖尿病前期到晚期,可与任何降糖药物合用。胰岛素老年糖尿病患者若病程较长,胰岛功能明显减退,三种口服药合用血糖仍未控制,或有严重并发症应立即胰岛素治疗。替代治疗是不用口服降糖药,三次餐前短效胰岛素,一次睡前中长效胰岛素。补充治疗是口服降糖药加睡前一次中长效胰岛素。也可白天早晚二次混合胰岛素,中午或睡前加口服降糖药。老年糖尿病不主张胰岛素强化治疗,剂量调整应微调。

### (二) 甲状腺功能亢进症

老年人甲状腺功能亢进症(甲亢),是多种原因引起的甲状腺功能增强,甲状腺激素分泌过多,导致机体代谢亢进的临床综合征。它可以是成人甲亢的延续和老年期新发生的甲亢,以神经系统、心血管系统、消化系统等的兴奋性增高为主要表现,是临床上常见的内分泌疾病之一,老年人甲亢占甲亢患者的4.7%～17%。

1. 病因　在甲亢的病因中,最常见的是甲亢伴弥漫性甲状腺肿(Graves病)、结节性甲状腺肿、高功能性腺瘤等。

2. 临床表现　老年人甲状腺出现一定程度的纤维化和萎缩,分泌减少,甲状腺素降解速度减慢,组织对甲状腺的反应也发生改变,从而导致老年人甲亢表现不典型,症状轻微,时隐时现。缺乏有关甲亢的主诉,甲亢突眼症、甲状腺肿大、急躁、食欲亢进、基础代谢率(BMR)＞60%等高代谢症状不明显,而消瘦及食欲减退多见,少数患者仅以心房颤动为主症。可以将老年人甲亢的临床表现归纳为下列3类。

(1) 心脏型:以心脏症状为主,老年人常有不同程度的心血管疾病,$T_3$与$T_4$使心脏对儿茶酚胺敏感,增加心率与每搏量,缩短左室搏出时间并加速循环,使心脏负担过重,故老年甲亢易出现心功能不全如呼吸困难、心绞痛、心力衰竭及心房纤颤等。老年甲亢还可出现早搏、房室传导阻滞、心电图ST段以及T波改变等。心血管系统表现可能是老年人甲亢主要的、有时甚至是唯一的表现,故有人称之为"老年甲亢心脏病"。老年甲亢还可与冠心病等心血管病互为因果,加重甲亢病情,也可加重心脏病。所以,在老年人心脏病中诊断不明和(或)对治疗反应不好时,不要忽略甲亢的存在。

(2) 胃肠型:以消化系统的表现为主,与成人甲亢患者大多有食欲亢进不同,老年甲亢患者通常食欲不振、纳差、厌食、恶心、呕吐、腹泻、便秘、腹泻与便秘交替。老年甲亢厌食的原因不明,可能与老年性胃肠功能减退、胃酸缺乏、慢性胃炎、心力衰竭、肝脏损害等有关。

(3) 淡漠型:以精神症状为主,患者多表现为神志淡漠、反应迟钝、抑郁不欢、嗜睡、寡言少语。重者昏睡、严重消瘦、体重明显下降,因而呈恶病质状态。

3. 治疗　老年甲亢的患者应注意休息,避免精神刺激,补充足够热量和营养。有临床症状的甲亢老人需要治疗。治疗措施包括抗甲状腺药物(ATD)治疗、手术治疗和放射性$^{131}$I治疗。目前治疗甲亢常用的药物主要为硫脲嘧啶类的丙硫氧嘧啶(PTU)和咪唑类的甲硫咪唑(他巴唑),通过抑制过氧化物酶,使腺体滤泡内酪氨酸的碘化作用不能进行,抑制甲状腺素的合成。ATD治疗保留甲状腺体的完整性,不损害腺体及周围组织,使用简便、安全,但治疗时间长,复发率高。放射性$^{131}$I治疗甲亢已有60多年的历史,原理是$^{131}$I入血后,被甲状腺摄取和浓集,释放出射程只有1～2 mm的β射线,电离作用于腺体组织,而对周围组织一般不会造成损伤,安全且效果肯定。如果老年人不能耐受长期的药物治疗或依从性差,合并甲状腺结节,尤其是伴有压迫症状,不能排除癌变时,手术治疗也是一种选择。除甲亢危象外,应禁止碘制剂及高碘食物。

## 三、常见护理问题及护理措施

### (一) 常见护理问题

1. 营养失调,高于机体需要量　与机体代谢异常、活动减少、饮食习惯不佳、缺乏营养知识有关。

2. 活动无耐力　与肥胖、肌肉和神经能量供应不足、肌肉软弱无力、疼痛等有关。

3. 保持和维护健康的能力改变　与文化程度低、知识缺乏、缺乏对运动的正确认识和有效指导有关。

4. 有感染的危险　与糖代谢异常、末梢循环不良有关。

5. 有皮肤完整性受损的危险　与周围神经病变出现肢体远端的感觉功能障碍,如足的自主神经运动功能丧失、皮肤干燥水肿、足的运动神经病变、继发性胼胝形成、下肢血管供应不足有关。

6. 便秘　与代谢率降低、组织消耗减少、活动量减少等有关。

### (二) 护理措施

1. 饮食护理

(1) 膳食热量的计算:热能的摄入应根据老人的身高、体重、体力活动量来计算。标准体重(kg)=[身高(cm)－105(女)或100(男)]×0.9。肥胖程度或体型的判断:实际体重在标准体重的±10%以内,属正常体重,在10%～20%是超重,超过20%为肥胖。计算方法是:(实际体重－理想体重)/理想体重×100%。根据体型、劳动强度确定所需的总热量;通过查表(表9-1)计算出每日的总热量。

表9-1　糖尿病老人热量的计算[kal/(kg·d)]

| 体型 | 卧床休息 | 活动量极少 | 轻体力劳动 | 中等体力劳动 | 重体力劳动 |
| --- | --- | --- | --- | --- | --- |
| 正常体重 | 15～20 | 25 | 30 | 35 | 40 |
| 超体重或肥胖 | 15 | 20 | 25 | 30 | 35 |
| 体重不足 | 20～25 | 30 | 35 | 40 | 40～50 |

（2）热能的分配：糖类、蛋白质和脂肪供热能的比例分别是55%～65%、15%～20%和20%～25%。此外还需结合老人的饮食习惯和病情需要作适当调整。肥胖者脂肪和糖类摄入量应相对减少，消瘦者则反之。如老人有肾功能损害，蛋白质的摄入量应用低值，并选用优质蛋白如牛奶、鸡蛋、瘦肉，适量控制植物蛋白质的摄入。血脂增高的老人，应减少脂肪和富含胆固醇的食物，如鸡蛋黄、动物内脏、肥肉，用植物油代替动物油。

（3）餐次的分配：让老人采取一日5～6餐的方法。正餐早中晚主食量各为1/5、2/5、2/5，并从3餐中匀出25～50 g主食作为加餐。

（4）严格限制患者甜食的摄入，忌食油炸、煎炸品，限制患者饮酒与食盐的摄入量，鼓励患者多吃粗制米面、杂粮、豆类及蔬菜，特别鼓励黄色及绿色蔬菜。

（5）使用中效或长效胰岛素的患者睡前少量进食，以免低血糖的发生。患者每日可饮一袋牛奶，若无禁忌证，允许患者饮少量葡萄酒，鼓励患者喝适量的绿茶、燕麦片，吃黑木耳。

（6）指导甲亢患者多吃些营养丰富而又容易消化的食物，恶心呕吐者，可服用甲氧氯普胺（胃复安），腹泻、大便次数多者应给予止泻药，并密切注意有无脱水，注意观察排泄物的颜色和气味，同时做好口腔护理，防止发生吸入性肺炎。

2. 病情观察　注意观察患者心率、脉搏、血压、体温及尿量的变化，观察有无水肿等心功能异常的早期表现。发现木僵、昏迷等甲亢危象先兆症状应及时报告医生，以便进行抢救。在进行静脉推注和输液时，要严格控制输液量和速度，每分钟30～40滴。避免在短期内过多地增加心脏负担，导致心力衰竭。血糖及血压测定对糖尿病患者十分重要，应定时测量患者血压，定期测量患者血糖值，若血压较稳定，可每日测量1次；血糖较稳定则每周测量1次。注意监测其变化，若出现异常情况，及时报告医生。

3. 胰岛素治疗的护理　为老年糖尿病患者进行胰岛素治疗时应严格控制时间及剂量，嘱患者注射胰岛素20～30 min后进餐。注射胰岛素后，按时巡视病房，询问患者有无不适症状，特别是首次用药的患者，以便及时发现低血糖症状及各种不良反应。

合理选择胰岛素注射部位。由于注射部位、注射深度、温度及运动等因素会影响胰岛素的吸收与注射效果，不同部位皮下组织胰岛素吸收率的变化是引起血糖浓度波动的重要因素。腹部胰岛素吸收率最快，然后依次为上臂、臀部、大腿，因此，固定在一个解剖部位内采用更换注射点的方法，可减少胰岛素吸收率的变化。

4. 糖尿病足的护理　糖尿病足坏疽多发生于有严重血管和神经并发症的患者，尤以老年患者多见，其周围血管病变致患足动脉狭窄和闭塞者高达78%～92%。因此，应做好以下护理：①足部检查：每日在明亮处检查足部、趾部、脚掌和脚跟，确定足是否有受伤、感染，是否有温度的改变。②足部清洁：每日用不超过40℃的温水浸泡清洗足部5～10 min，洗脚后用软毛巾擦干。保温最好不用热水袋、电热毯或电热饼等，以防烫伤。③保护足部：勿赤脚行走或穿凉鞋或拖鞋，防止异物刺伤皮肤。选择宽松、透气性好的鞋袜，鞋的大小以超过大拇趾半寸为宜，鞋底要有弹性。④足部伤口的处理：高度重视足部伤口的处理，聚维酮碘（碘伏）消毒伤口，用无菌纱布保护，注意观察伤口的愈合情况，2～3 d后伤口不愈合需及时就医，进行正规换药，直到痊愈。避免用碘酒、紫药水等处理伤口，以减少刺激或避免掩盖感染的征兆。

5. 运动疗法　根据老人的年龄、性别、饮食习惯、平时活动量、血糖水平、血压、是否接受药物治疗等制定计划，设计恰当的运动方式和强度，指导老人运动时做好个人监测，以免运动过量；指导老人运动时避免受伤的方法，保证老人安全。指导并鼓励其做些力所能及的生活自理活动，提高自理能力。

6. 预防和处理低血糖

（1）指导老年患者及其家属识别低血糖的症状：虚汗、眩晕、心慌、颤抖，尤其是双手；双腿软弱无力;饥饿感明显;手足或嘴唇麻木或刺痛;视力模糊,眼冒金星;说话含糊不清;脚步不稳可发生跌倒;焦虑易怒;头晕头痛;精力不集中等。

(2) 低血糖的处理:要随身携带糖果,自觉低血糖症状时要及时含服。有条件情况下可喝一杯糖水或牛奶。如症状不缓解,必要时就医给予静脉补充糖。

(3) 预防:应用降糖药物后要按时进餐。保持运动量的恒定,超过平时的运动量应及时补充食物。按时监测血糖变化,及时就医调整胰岛素的用量。外出时随身携带标识牌和必要的食物,标识牌上注明病名、可能出现的健康问题、处理方法等,以便发生问题时他人给予及时处理。

7. 心理护理　　老年糖尿病患者由于长期服用降糖药及接受饮食控制,加之缺乏糖尿病防治知识,认为糖尿病无法根治,易产生烦躁、悲观、失望等消极情绪。护理人员应多与患者沟通交流,向患者讲解有关糖尿病的相关知识,用高尚的情操唤起患者战胜疾病的乐观情绪,树立战胜疾病的信心,减少和延缓并发症的出现。老年甲亢患者极易误诊为忧郁症或老年精神病,护理人员应主动尊敬、关心、体贴老人,经常与老人交谈,了解他们的饮食、睡眠及心理活动情况,耐心地向他们解释病情,提高他们对疾病的认识,消除紧张焦虑情绪,患者保持良好的心境,积极配合治疗,促进早期康复。

8. 做好出院健康指导　　为患者发放糖尿病手册,根据老年人的特点,配以图片增加其可读性,嘱患者经常翻阅手册,以促进其进行正确的饮食、锻炼等。定期为患者播放糖尿病保健宣传片,以便对手册上的内容进行补充,使患者感受更加直观,理解更深刻。教会患者或家属注射胰岛素的方法,讲述并演示,让患者或家属复述操作程序并进行实际操作。护理人员对患者或家属操作中出现的问题进行解释说明,必要时再进行详细的讲解与演示。对于即将出院的患者,强调随访的重要性,嘱其定期到医院进行检查。树立患者的信心,耐心向患者解释糖尿病虽不能根治,但通过合理的饮食控制和适当的运动和合理的用药,保持乐观的生活态度,不但可以很好地控制病情,还可以延缓低血糖、糖尿病的并发症的发生,可以像健康人一样正常生活。

## 第六节　运动系统疾病老人的护理

### 一、老年运动系统结构和功能的变化

#### (一) 骨骼

骨骼是人出生后生长发育最为迅速和变化最为明显的部分。骨骼的发育通常在35岁左右达到峰值骨密度,随后骨形成逐渐减慢,成骨与破骨失去原有的平衡;钙质交换出现负平衡,骨中钙逐渐减少,钠、锌、水分增加,胶原纤维增多,骨骼开始萎缩,表现为骨皮质变薄,黄骨髓增多,骨小梁变细、断裂、数量减少,骨量减少,出现骨质疏松,导致骨骼的脆性增加。这些退行性变因骨骼的种类和性别的不同有较大差异,一般来说长骨比扁骨明显,女性比男性明显。骨骼的退行性改变与性激素分泌减少,蛋白质、矿物质、钙质、维生素 D 摄取减少,吸收不良等因素有关。此外,老年人活动量小、运动减少,血液循环减慢,营养不良或长期使用激素等均可引起骨骼的改变。

#### (二) 关节

关节位于骨与骨之间,是由骨端关节软骨、关节囊和关节腔构成。老年人关节软骨的改变最为明显。随着年龄的增长,软骨中的蛋白质、黏多糖、硫酸软骨素 A 及水分减少,硫酸角质蛋白及软骨素 B 增加,软骨细胞耗氧量降低,使软骨变黄,弹性和韧性减退,硬度、脆性和不透明性增加。由于长期的磨损,负重关节面的透明软骨变薄,表面变得粗糙不平,部分软骨出现裂纹,露出骨面,或软骨剥离形成游离体,即"关节鼠",可使老年人在行走时关节疼痛。位于破坏软骨下的骨质受到牵拉、磨损

出现骨质增生形成骨刺,骨质发生囊性变。关节囊的纤维结缔组织增生,韧带的韧性和弹性降低。这些改变使关节的完整性和稳定性受到破坏,关节发生全面退行性变化,出现疼痛、活动受限或运动障碍。关节的滑膜随年龄增长也发生退行性变,主要表现为滑膜萎缩、变薄,表面皱裂和绒毛增多,滑膜的细胞减少,纤维增多,毛细血管减少,不同程度的血液循环障碍,代谢降低,从而导致滑膜和关节囊充血、肥厚增生,促使关节软骨变性,进一步影响关节的功能。

### (三) 骨骼肌

成年人全身骨骼肌占体重的 40%～50%。骨骼肌因年龄的增长出现细胞总数减少,变性萎缩,肌纤维的数量和大小也发生改变,使肌群体积缩小,弹性下降,肌肉总量减少,30 岁时男性肌肉占体重的 43%,60 岁以上骨骼肌重量可减少到仅占体重的 25%。这些变化使老年人容易疲劳,出现腰酸腿痛。另外,由于老年人神经-运动功能的减退,使老年人活动更加减少,导致动作的不稳定性增加,动作速度减慢、笨拙。故老年人动作迟缓,运动幅度降低,体力减退,较难完成复杂动作。

### (四) 椎间盘

连接两椎体之间的椎间盘,是由髓核和其周围的纤维环构成。颈部和腰部的椎间盘由于长期负重,承受各种冲击和挤压力,使纤维环中的纤维变粗,弹性下降、变硬。30 岁以后,富有弹性和柔韧性的胶状髓核物质逐渐被纤维组织和软骨细胞取代,椎间盘液体明显减少,弹性锐减变硬,最终演变为软骨实体。椎间盘的退行性变使脊椎负重时缺乏缓冲弹力,纤维环向侧后方膨出导致椎间隙变窄,椎间盘周围韧带松弛,使椎体活动时出现先后错动不稳;韧带松弛会刺激和牵拉椎体骨质,使其出现骨质增生,形成骨刺或骨赘。这些因素刺激压迫脊髓、神经、神经根及动脉,使一些老年人出现颈、腰椎病的症状或体征。

骨骼、关节、肌肉和椎间盘的退行性变化,在 60 岁以后普遍存在,以承重大的脊柱、膝、髋关节最为明显。退化主要表现为关节囊的纤维结缔组织增生,韧带弹性和柔性减退,甚至出现关节间隙不对称、狭窄,关节面硬化变形,骨质增生硬化,关节边缘形成骨刺,关节面下形成囊肿,关节囊积液,椎间盘移位等,进而发生骨性关节炎、压迫神经血管,使人体出现不适感,并出现活动受限。

## 二、常见运动系统疾病及其特点

### (一) 脊柱的退行性疾病

随着年龄增长,脊柱也会相应地发生不同程度的退行性变,可以影响脊柱的任何一个节段,其病理改变主要为椎间盘、椎体、小关节、韧带等结构的变化。脊柱退行性变包括椎间盘、椎间关节和韧带的退行性变。椎骨、椎间盘以及周围的韧带、肌肉发生退行性改变,使得椎体间隙变窄,脊柱不稳,椎体边缘、小关节和椎弓根发生骨质增生,椎间盘突出,椎管狭窄,这些改变出现在颈椎、胸椎或腰椎,称为相应部位的骨质增生、椎间盘突出或椎管狭窄。如果这些改变压迫、刺激颈部的神经根、脊髓、椎动脉或交感神经,会表现出一系列症状和体征,称为颈椎病;如果压迫胸、腰部的神经根或脊髓,则称为胸椎病或腰椎病。老年人最为常见的脊柱退行性疾病是颈椎病,其次是腰椎病。

1. 颈椎病  由于颈椎椎间盘组织(或椎间关节)退行性改变及其继发病理改变累及其周围组织结构(神经根、脊髓、椎动脉、交感神经等),并出现相应临床表现。该疾病多见于长期低头伏案的工作者,好发于第 3～7 椎间隙。颈椎病按病变的部位、范围及不同的受压组织,可表现出不同的症状和体征。临床上颈椎病分为神经根型、脊髓型、交感神经型和椎动脉型。

(1) 神经根型颈椎病:此型在所有颈椎病中发病率最高,占 50%～60%,因压迫和刺激神经根而致。常见临床表现为颈部疼痛,向一侧或两侧肩部、上肢或手指放射,并伴上肢麻木、无力、过敏、异样感。咳嗽、打喷嚏、仰头可加重疼痛。此外,可出现颈部僵硬,活动受限,肩背部压痛,颈部肌力减弱,甚至肌肉萎缩。

(2) 脊髓型颈椎病:此型在颈椎病中较少见。因脊髓的外在压迫和(或)血液供应减少产生脊髓功能障碍所致。该病起病缓慢,先表现为一侧或双侧下肢麻木发沉发紧和行走不稳,行走时有踏在棉花上的感觉,颈后伸时易引起四肢麻木、无力、持物不稳,活动不灵活,异样感。胸部或腰部有束带感,大小便失禁或尿潴留,严重者可引起瘫痪。

(3) 交感神经型颈椎病:此型约占颈椎病的10%,因分布于颈神经根、脊膜及椎间关节囊的交感神经受到刺激所致。此病既可表现为交感神经兴奋,也可表现为交感神经抑制。交感神经兴奋的症状有头痛或偏头痛,有时伴恶心呕吐;视物模糊、视力下降、眼干涩;心跳加快、心律失常、血压升高或降低;多汗或无汗。交感神经抑制的症状有头昏、眼花、流泪、鼻塞、心动过缓、血压下降及胃肠胀气等。

(4) 椎动脉型颈椎病:此型的发病率约占所有颈椎病的9.44%。因椎动脉受压、迂曲变细使血流受阻而致。表现为反射性脑血管痉挛或一过性脑缺血,除颈部疼痛外,还出现枕部痛、单侧头痛、眩晕、猝倒、恶心呕吐,视力、听力减退等,常因颈部突然转动而诱发或加重。椎动脉型颈椎病所致的猝倒不伴有意识丧失,且猝倒后能很快站起行走。

临床上还可见神经根、脊髓、椎动脉或交感神经两者或两者以上同时受压迫和刺激,各型颈椎病的临床表现同时出现,这种情况又称为混合型颈椎病。

2. **腰椎病** 腰椎与颈椎一样是退行性脊椎病的好发部位。腰椎病最常见的症状是腰痛,当腰4、5和腰5骶1间的神经根受压时,可出现坐骨神经痛。若腰3、4间的神经根受压时,可出现大腿前侧疼痛。X线检查可见腰椎生理前凸变直,骨质增生,小关节增生肥大,椎间隙变窄,甚至出现椎体压缩性骨折。

3. **腰椎间盘突出症** 是腰椎间盘纤维环破裂或髓核突出,压迫和刺激相应水平的一侧或两侧神经根或马尾神经所引起的一系列症状和体征。腰椎间盘突出起病缓慢,多与骨质增生,或骨质疏松,或椎体滑脱,或椎管狭窄症等同时存在,使其临床表现复杂而不典型,除腰痛和坐骨神经痛外,还可出现腹股沟和大腿前侧疼痛,但神经系统体征可不明显。

脊柱退行性疾病的治疗多采用非手术治疗,治疗措施有理疗、按摩、牵引、推拿,其主要作用是缓解或减轻压迫,消除刺激,促进血液循环,松弛肌肉痉挛,从而达到减轻或消除疼痛的目的。此外,辅以药物治疗如抗炎镇痛药、扩张血管药、解痉药,以及营养和调节神经系统的药物,也可采用穴位注射或痛点封闭等。如症状严重,非手术治疗无效者,可采用手术治疗。

## (二) 老年退行性骨关节病

老年退行性骨关节病又称为老年骨性关节炎、增生性关节炎,是一种因关节软骨发生退行性变,周围软骨增生、骨化而致的慢性退行性关节疾病,多为原发性。其特点为关节软骨损伤、骨质增生形成骨赘、关节活动障碍。此病好发于负重较大的膝关节、髋关节、脊柱及手指关节等部位。骨关节病的发病与年龄有明显关系,多见于中老年人,女性多于男性,肥胖者的发病率较高。

1. **病因** 根据致病因素可将该病分为原发性骨关节炎和继发性骨关节炎。常见病因有:①关节软骨随增龄发生不同程度的退行性变;②体重增加,关节负重增加,使关节面承受压力加大,压强增高,加重关节的退行性变;③关节软骨发育不良或软骨张力随增龄减少,软骨变硬,使关节软骨发生进行性破坏;④关节软骨下骨质因刺激和摩擦而变得骨质碎裂,加重关节软骨损伤;⑤软骨边缘软骨膜增生过度,形成新的软骨,最终成为软骨性骨赘,并骨化形成骨赘。

2. **临床表现** 老年退行性骨关节病的临床表现有:①关节疼痛:最早的主诉是关节疼痛,常为持续性钝痛。膝关节的发病率最高,为活动时疼痛,上下楼时疼痛加重;髋关节受累可出现髋关节疼痛,并放射到腿部。一般有运动后加重、休息减轻的特点;脊柱关节受累时出现脊髓、神经根受压迫或刺激症状;肩关节受累出现肩关节疼痛,起床或活动时间过长后疼痛加重,病情严重时夜间可出现明显疼痛,并有局部压痛。②关节肿胀:合并滑膜炎时常出现肿胀,肿胀的原因与滑膜充血、水肿、肥厚和关节腔积液有关,表浅的关节肿胀明显,深处部位肿胀多不明显。有些老年人同时伴有远端指间关节增粗。③关节活动受限:患者感觉关节活动不灵活,休息后不能立即活动,在清晨起床后或在关节开始活动时关节僵硬,但一般活动后,症状明显缓解。受累关节主动或被动屈曲时可出现关节弹响或骨擦音。④关节畸形:骨性关节炎的晚期,由于关节结构的破坏、关节囊挛缩、肌肉痉挛可造成关节畸形。髋关节可有屈曲、内收、外旋畸形;膝关节常有膝内翻、膝外翻或屈曲畸形;末端指间关节屈曲畸形等。⑤X线表现:可出现受累关节间隙变窄,关节边缘骨赘形成,关节面粗糙和扁平,骨关节端出现小囊变;骨质疏松,关节内可有游离体出现,晚期可发生半脱位。

3. **治疗要点** 减轻关节的负重和适当休息是骨性关节炎的重要治疗措施,对患病关节要保护,以延缓病变的进程。物理治疗如红外线、超声波、离子导入、蜡疗等可减轻炎性水肿,促进血液循环,达到减轻肌肉痉挛和疼痛的目的。药物治疗一般采用非甾体消炎镇痛药。该类药物主要有消炎镇痛作用,只能缓解疼痛,不能制止病理过程的发展。如疼痛较重而不能缓解或关节明显畸形,活动严重障碍,可实施手术治疗。

### (三) 老年性骨质疏松症

骨质疏松症是一种以低骨量和骨组织微结构破坏为特征,导致骨脆性增加和易于骨折的代谢性疾病,是老年人常见的疾病之一。老年性骨质疏松症是机体衰老在骨骼方面的一种特殊表现,也是使骨质脆性增加导致骨折危险性增大的一种常见病,是引起老年人卧床率和伤残率增高的主要因素。40岁以后骨质疏松症的发病率随增龄逐渐增高,60岁以上的女性患病率为50%,男性患病率为20%。由于老年骨质疏松症的高发病率和易骨折性,我国已将骨质疏松的防治研究列为老年相关疾病攻关范畴。

1. **病因** 老年人随着年龄的增长,骨代谢中骨重建处于负平衡状态。这是因为一方面破骨细胞的吸收增加,另一方面成骨细胞的功能衰退。此外,还有以下多种因素:①遗传因素:遗传因素决定个人的峰值骨量和骨骼大小。峰值骨量越高,骨骼越重,到老年发生骨质疏松的危险就越小。骨质疏松症有明显的家族史,不同人种的发病率也不相同,白人比黑人易患病,亚洲人比欧洲人易患病。②内分泌因素:性激素在骨生成和维持骨量方面起着重要的作用。老年人由于性功能下降,抑制骨吸收和促进骨形成的性激素包括雌激素、雄激素和孕激素水平明显降低,特别是女性绝经后,雌激素水平降低明显,骨量快速降低,加速骨质疏松症的发生。③营养因素:由于老年人食量减少,吸收功能降低,蛋白质和钙的摄入不足及吸收明显不足,导致骨基质蛋白合成减少和血钙降低,骨钙外流,骨量丢失。钙的吸收必须有维生素D的参与,维生素D的缺乏,加剧钙的缺乏。另外磷、维生素C、氟、镁、锌等摄入不足或过多,都对骨量的维持产生不良影响。④免疫因素:免疫活性因子激活破骨细胞,促进骨吸收,抑制骨形成,导致骨量丢失。⑤生活方式:体力活动是刺激骨形成的基本方式。运动不仅能强壮肌肉,也能增加骨骼的密度和强度。故长期卧床及活动过少易于发生骨质疏松,此外,吸烟、酗酒、高蛋白、高盐饮食,大量饮用咖啡,光照减少等均是骨质疏松的易发因素。

2. **临床表现** 骨质疏松症起病和病程进展均较缓慢,早期多无明显临床表现。疼痛是骨质疏松症最常见的症状,以腰背痛为最多,多为酸痛,其次是膝关节、肩背部、手指、前臂、上臂。四肢酸软无力,容易发生骨折。椎体压缩性骨折在骨质疏松症老人中最普遍,它是老年人身材变矮、驼背的主要原因,其次是桡骨骨折和股骨颈骨折。股骨颈骨折对老年人危害最大,可导致老年人长期卧床,生活不能自理。

3. **治疗要点** 补充钙和维生素D是骨质疏松症的重要治疗措施。老年人每日至少需要钙800 mg,维生素D 600~800 U。补钙应以食物补钙为主,含钙高的食物有牛奶、豆制品、海产品等。通过食物摄入的钙量不足,应补给钙剂。维生素D可通过多晒太阳或给维生素D制剂获得。疼痛明显者可用降钙素迅速止痛,同时可减少骨吸收。二磷酸盐有抑制成熟破骨细胞活性,抑制骨吸收,刺激骨小梁再建的作用,严重骨质疏松者或不宜用激素代替疗法者可选用。雌激素代替疗法主要用于治疗和预防绝经后骨质疏松症,疗效好,但应注意适应证,有雌激素依赖性肿瘤,严重肝肾损害者、红斑狼疮者等均不宜使用。

### 三、常见护理问题及护理措施

#### (一)常见护理问题

1. 疼痛　与骨质疏松症、骨折、脊椎退行性改变、肌肉痉挛、手术康复锻炼等有关。
2. 躯体移动障碍　与疼痛、肌无力、骨折引起的活动受限有关。
3. 知识缺乏　与初次发病,对发病过程不了解,不熟悉治疗方案等有关。
4. 营养状态改变,高度钙利用无效　与钙摄入量不足、激素水平改变、不良饮食习惯、体内钙不平衡、骨退行性变等有关。
5. 活动无耐力　与逐渐衰老、骨质疏松性骨折、身高缩短、胸廓畸形、骨骼疼痛和肌无力、关节肿胀等有关。
6. 潜在并发症　与骨质疏松有关。
7. 社会隔离　与身体形象改变、活动无耐力、活动受限或制动、缺乏重要关系人等有关。

#### (二)护理措施

1. 减轻或缓解疼痛　引起疼痛的原因主要与腰背部肌肉紧张及椎体压缩性骨折有关,因此,通过卧床休息,使腰部软组织和脊柱肌群得到松弛可显著减轻疼痛。腰背痛突然发作时,应让老人缓慢地以俯卧方式移动到床上或就地躺下,使压力暂离腰背部,然后缓慢挺直腰背和伸腿,直到疼痛减轻。也可通过洗热水浴、按摩、擦背以促进肌肉放松。同时倾听老人和家属对疼痛的描述,持续观察老人对疼痛的反应,检查疼痛部位。疼痛严重者,可遵医嘱给予止痛剂、肌肉松弛剂等药物,观察记录用药效果,骨折的老人可通过牵引或手术方法缓解疼痛。

2. 休息与活动　根据老人的具体情况设计运动方案,以健步走有氧运动为主,身体好者可以适度蹬楼梯运动,运动量以身体能适应为原则,由小渐大,以轻度疲劳为限。运动能够促进血液循环,增强肌肉的收缩功能,促进骨质增加,保持骨量,减少钙流失。多晒太阳,这样不仅能够延缓骨质疏松的形成,增加日光照射,促进皮肤维生素D的合成和钙磷吸收,有利于骨的生成。

3. 营养与饮食　蛋白质、维生素是骨基质生成的必备物质,所以老年人应食用一些蛋白质和维生素含量较高的食物,尤其是维生素C和维生素D以及钙,是防治骨质疏松的最理想的营养素。豆制品、奶制品、鱼类、海带、虾米、蛋类、禽类、鱼肝油等食品中都富含上述元素。需要给予补钙治疗,如氨基酸螯合钙、碳酸钙+维生素D等钙剂。另外,老年人还需注意粗细粮的搭配,饮食要注意节制,不要吃得过饱,否则会引起体内甲状旁腺激素增加,使骨骼过分脱钙,造成骨质疏松。

4. 指导老人放松骨骼肌,以减轻疼痛强度　指导老人调整身体姿势或体位;因病情需要使躯体长期处于仰卧位或抬高下肢时,应在膝关节下垫软枕,使膝关节抬高屈曲形成10°～20°,以保持膝关节的功能位;腰背部疼痛可用软枕或棉被支撑;正确采用擦背、按摩或温水浴等,以促进肌肉松弛,减轻肌肉紧张。

5. 观察肢体状况　观察被包扎或固定的肢体的血液循环(温度或颜色的变化)、包裹的松紧度,牵引减轻疼痛的效果。指导老人每小时活动身体数分钟,如头前屈下颌靠近胸骨,上肢关节的活动,足背屈或跖屈,足趾扭动等。

6. 预防并发症　采取措施预防骨折老人或活动受限老人的并发症。制定翻身计划,帮助老人每2h更换身体姿势1次,并保护和按摩受压部位,促进血液循环。指导老人进行呼吸训练和咳嗽训练。进行被动和主动的关节活动训练,如果老人不能独立行走,训练老人进行床——轮椅或椅子之间的移动。定期检查及早发现并发症。

7. 采用雌激素代替疗法治疗骨质疏松症的注意事项  应详细了解妇科肿瘤、心血管疾病的家族史,使用前进行全面的妇科检查,包括乳腺,并检测肝肾功能,以排除激素代替疗法的禁忌证。治疗过程中每 6~12 个月进行 1 次妇科检查,严密监测子宫内膜的增殖变化,指导老人观察阴道出血情况。

8. 为老人提供安全的生活环境以防止跌倒和损伤  移开或放平高低不平的小地毯,避免地面光滑或潮湿,房间光线充足,避免耀眼的强光束或闪烁的光线。卫生间和楼道安装扶手,门把和自来水龙头使用长把手。指导老人选择穿平底、前方宽大、内衬材料质地软的鞋,鞋应宽松,鞋底防滑,裙子避免过长以免上下楼梯时踩地摔倒。配戴眼镜改善视力,必要时使用助行器或轮椅。使用有床栏的低矮床,以便站立时可支撑。日常生活用品如水杯、手杖、呼叫器、夜间使用的便器等放在容易取到之处。

9. 遵医嘱给予止痛药并指导老人正确用药  遵医嘱为老人应用止痛药,指导老人按照医嘱用量在正确的时间服用药物。为达到良好的止痛效果,不要等到疼痛剧烈时服药。观察和报告药物的不良反应,长期或大量服用阿司匹林的老人应注意胃肠道的不良反应,有无出血征兆,监测老人的凝血功能。糖尿病老人用水杨酸类药物,需每日检测血糖水平。

10. 心理护理  如果因关节变形和活动受限引起老人自我形象改变,应鼓励老人在康复治疗师的指导下坚持长期正确训练,以保持身体功能和体形。同时进行心理疏导,帮助老人调节自我,适应形象的改变。

# 第七节  神经精神系统疾病老人的护理

随着年龄的增加,老年人的中枢和周围神经系统也将发生一系列的生理或病理性改变,这些变化主要表现为:①神经细胞减少;②细胞形态改变;③脂褐质沉淀;④脑血管改变;⑤外周神经的老化主要表现在神经束内结缔组织增生,神经纤维变性等这些改变。使老年人容易出现一系列的神经精神疾病,如脑血管病、帕金森病、老年期痴呆等,严重威胁着老年人的健康。

## 一、老年神经精神系统结构和功能的变化

### (一)脑和神经元

老年人脑的重量逐渐减轻,体积逐渐缩小,其重量可减少 6%~10%。脑回缩小,脑沟变宽,脑室扩大,脑脊液增多,脑灰质变硬萎缩,含水量也减少,脑膜增厚。神经细胞变性和胶质增生,并出现不同程度的减少或缺失,最明显的部位在颞上回。脑细胞的慢性进行性代谢改变导致脑内脂褐质增加,脂褐质阻碍细胞代谢,导致细胞萎缩与死亡。大脑皮质锥体细胞的树突减少,使神经递质减少,神经元的轴突减少、肿胀和脱髓鞘,导致神经细胞物质传递回路中断。神经元胞体内形成纤维缠结,并有脂褐质沉积。此外,轴突和树突也伴随神经元的变性而减少,使运动和感觉神经纤维传导速度减慢。所有这些改变使神经系统功能受到损害。

### (二)神经递质和酶

神经递质由神经细胞合成,通过突轴释放。老年人脑神经递质合成减少,失去原有平衡,引起神经系统衰老。乙酰胆碱的减少使突轴后膜对钠、钾的通透性减少,引起老年人记忆减退,尤其是近期记忆力减退。神经递质 5-羟色胺含量减少,使老年人夜间睡眠的时间进行性地减少。老年人黑质-纹状体多巴胺含量减少,引起肌肉运动障碍,动作缓慢及震颤麻痹等。

老年人脑内谷氨酸脱羧酶、多巴胺脱羧酶、酪氨酸羟化酶、胆碱转乙酰酶及各类神经递质合成酶

的活性均降低。而分解神经递质的酶如单胺氧化酶的活性却随增龄而明显上升，使得神经递质的量减少，功能降低。老年人血管硬化供血不足，使血脑屏障功能降低，影响脑代谢，导致神经功能紊乱，容易发生脑供血不足、脑血管病及神经系统的感染性疾病。

### （三）脑代谢

老年人动脉粥样硬化致脑供血不足使脑组织缺血，脑蛋白质代谢障碍，代谢率降低，耗氧量下降，葡萄糖利用减少，最终导致脑软化。神经传导功能和受体结合功能也因磷脂代谢紊乱而改变。脑的这些改变，使老年人对内外环境的适应能力降低，智力衰退，记忆力减退，注意力易分散，容易疲劳，睡眠不良，性格改变。

## 二、常见神经精神系统疾病及其特点

### （一）短暂性脑缺血发作

短暂性脑缺血发作（TIA）是局灶性脑缺血导致突发短暂性、可逆性神经功能障碍。发作持续数分钟，通常在 30 min 内完全恢复，超过 2 h 常遗留轻微神经功能缺失表现或 CT 及 MRI 显示脑组织缺血征象。传统的 TIA 定义时限为 24 h 内恢复。

1. **临床表现**  多发于中老年人（50～70 岁），男性较多。发病突然，数分钟达到高峰，持续数分钟或十余分钟缓解，不遗留后遗症；神经功能缺损的症状相对固定，常按一定血管供血的范围反复出现。

短暂性脑缺血发作因缺血的动脉不同表现出不同的临床表现。①颈内动脉系统缺血发作的典型表现为一侧肢体无力或轻度偏瘫，感觉障碍，病变侧单眼一过性视力减退或失明，也可出现偏盲或视野缺损。当病变出现在大脑的左侧半球时，常出现失语及失用症，一般不出现意识障碍。②椎-基底动脉系统缺血发作的典型症状为眩晕，但耳鸣不明显。当小脑、脑干或大脑枕叶出现缺血时，则表现为共济失调、构音不清、吞咽困难。患者在突然快速转头时出现双下肢无力而猝倒，但意识清楚，常能自行站起。

2. **治疗**  TIA 治疗目的是消除病因、减少及预防复发、保护脑功能，对短时间内反复发作的病例应采取有效治疗，防止脑梗死发生。治疗措施包括短暂性脑缺血发作的危险因素的干预，如控制高血压、冠心病、高血脂、糖尿病及戒烟限酒等，抗血小板聚集和抗凝治疗，血管扩张药物及脑保护治疗，必要时可采用外科手术治疗。

### （二）老年人脑梗死

1. **脑血栓形成**  是脑梗死中最常见的类型。是脑动脉主干或皮质支动脉粥样硬化导致血管增厚、管腔狭窄闭塞和血栓形成，引起脑局部血流减少或供血中断，脑组织缺血缺氧导致软化坏死，出现局灶性神经系统症状和体征。①病因：脑血栓形成最常见的原因是动脉粥样硬化，其次是脑血管畸形、脑动脉炎、结缔组织病、真性红细胞增多症、血高凝状态等。此外，脑血栓形成有遗传倾向；男性比女性的发病率高；吸烟、肥胖、身体活动少和服雌激素的老人也易发生脑血栓。②临床表现：脑血栓形成之前大多数患者有非特异性脑供血不足的症状，如头昏、头痛、视物模糊等，1/3 的患者有明确的短暂性脑缺血发作。脑血栓形成多在睡眠中或安静状态下发病，典型患者入睡前正常，次晨起床时发现偏瘫，半身感觉障碍等局灶性神经系统损伤。多数患者在发病后数小时或 1～2 d 内症状达到高峰，患者一般神志清楚，临床表现取决于受累血管的分布和侧支循环的建立程度。

2. **脑栓塞**  是缺血性脑卒中最常见的原因之一，是由异常的固体、液体或气体栓子沿血流进入颅内动脉，使血管腔急性闭塞，导致血流受阻而产生的脑组织缺血坏死及脑功能障碍。栓塞性脑梗死约占脑梗死的 15%。①病因：心源性栓子是脑栓塞最常见的原因，其产生原因主要有风湿性心脏病、亚急性细菌性心内膜炎、急性心肌梗死、心脏手术等。其次是主动脉弓及其分支动脉粥样硬化性斑块脱落形成栓子,创伤所致的气体或脂肪栓子等。栓子阻塞动脉后造成动脉远端急性供血障碍,引起缺血性梗死,栓子刺激引起广泛性血管痉挛,扩大缺血范围。②临床表现:脑栓塞发病是脑血管病中最急的一种,多无诱因和前驱症状,病情常在数秒或数分钟达到高峰。若反复栓塞,病情在数天内呈进行性发展。患脑栓塞的老人常出现一过性不同程度的意识障碍,并有癫痫发作。栓塞性脑梗死的局灶性体征因受累的动脉不同有不同的表现。

脑梗死是一种急性病,需要紧急救助。其治疗原则是稳定病情,预防或减少进一步的脑损伤;尽早恢复缺血区的血液供应,改善微循环;加强缺血细胞的保护治疗;防治脑水肿;加强监护和护理,防治并发症;治疗原发疾病,防止复发。

### (三) 老年人脑出血

老年人脑出血是指原发性脑实质出血,占全部脑卒中的10%~30%。

1. **病因** 高血压及合并小动脉硬化是脑出血最常见的病因,约占脑出血的70%,其次是动脉瘤、动静脉畸形、血液病、脑动脉炎、原发性或转移性肿瘤、梗死后脑出血、抗凝剂及溶栓药物也可引起脑出血。

2. **临床表现** 脑出血常发生于50~70岁的高血压患者,男性略多。多在气候显著变化、情绪紧张、兴奋、排便及用力时发病。脑出血通常发病突然,起病急骤,在数分钟或数十分钟内病情发展到高峰。老人因出血、脑水肿引起急性颅内压增高,出现头痛、头昏、恶心、喷射性呕吐、不同程度的意识障碍。严重者还有鼾声呼吸,大小便失禁,高热,脉搏缓慢有力,呼吸频率、节律改变,血压急剧升高,瞳孔改变等全身症状。由于出血破坏不同部位的脑实质,老人可出现局灶性脑损伤的症状和体征,包括瘫痪、半身感觉障碍、偏盲、失语。大约有25%的患者出现癫痫发作,多出现在脑出血后72h内,严重者可迅速进入昏迷状态。

3. **治疗** 脑出血的预后较差,死亡率、致残率较高,且取决于出血部位、范围、出血量,以及入院时神经功能的障碍程度等。及时正确的处理是提高预后效果的重点。急性期的治疗主要是卧床休息,保持安静,密切观察意识变化,观察生命体征及瞳孔的变化;降低颅内压,减轻脑水肿,调节血压,防止出血再发生及预防和处理并发症。后期治疗主要是加强功能康复,促进脑功能的恢复,提高生存质量。

### (四) 老年人帕金森病

帕金森病(Parkinson's disease,PD)又称震颤麻痹,是中老年人常见的神经系统变性疾病,以黑质多巴胺(DA)能神经元变性丧失和路易小体(Lewy body)形成为特征。

1. **病因** 特发性帕金森病的病因迄今未明,目前认为与遗传因素、环境因素、年龄老化有关。当前研究认为,PD并非单一因素所致,多种因素可能参与其中。遗传因素可使患病易感性增强,只有在环境因素及衰老的相互作用下,通过氧化应激、线粒体功能衰竭、钙超载、兴奋性氨基酸毒性作用、细胞凋亡、免疫异常等机制才导致黑质多巴胺能神经元变性缺失而发病。

2. **临床表现** 多于60岁以后发病,起病隐匿,缓慢进展,逐渐加重,主要表现为静止性震颤、肌强直、运动迟缓和姿势步态异常。震颤是该病的基本特征之一,早期出现在肢体远端,手部震颤多见且明显。震颤在静止时出现,随意动作时减轻,睡眠时消失,情绪紧张震颤加剧。肌强直是本病最重要的症状之一,表现为屈肌和伸肌张力同时增高,在关节被动运动时始终保持阻力增高,称为"铅管样肌强直"。伴有震颤时,被动运动常有齿轮运动感,又称"齿轮样强直"。运动迟缓和姿势步态异常也是本病的常见症状,表现随意动作减少、主动运动缓慢;面部表情呆板,常双眼凝视,瞬目少,笑容出现和消失减慢,如同"面具脸"。患者起步困难,步行慢,步子越走越小,前冲不易停下,临床称为慌张步态。运动变换困难:即难以从一个动作转换到另一动作,加之始动困难,呈现出犹豫不决和步态凝固。患病老人行走时步态不稳,常发生跌倒,转弯和上、下楼时更易发生。老人行走时头前倾,

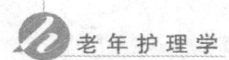

躯干前曲,膝肘弯曲,臂外旋,手置于躯干前,手指弯曲,构成帕金森病特殊的姿势。此外,老人还可出现思维和智能障碍、自主神经功能紊乱、声音颤动、流涎、静坐不能、睡眠障碍等。

3. 治疗　震颤麻痹因病因不明,治疗较困难,以药物治疗为主,且需长期服药。常采用的治疗方法有:抗胆碱能药物如苯海索和丙环定;多巴胺代替疗法如左旋多巴、多巴苄丝肼等;多巴胺能受体激动剂如溴隐亭等。

### (五) 老年期痴呆

痴呆是一种获得性进行性认知功能障碍综合征,影响意识内容而非意识水平。由于大脑器质性或代谢性病变造成的进行性智能衰退,皮质高级神经精神功能的后天性全面损害。痴呆主要发生在老年人,是严重危害老年人健康的疾病之一。老年期痴呆分为阿尔茨海默病(Alzheimer disease, AD)、血管性痴呆(vascular dementia, VD)、混合性痴呆及其他原因引起的痴呆。前两种是老年期痴呆中最常见的,占全部痴呆的70%~80%。

1. 阿尔茨海默病　是病因不明的进行性变性疾病,是痴呆最常见的类型,首先由 Alzheimer(1907年)描述。随着人类平均寿命的增长和人群的老龄化,有患阿尔茨海默病危险的人群数量正逐渐增加。65岁以上老年人的患病率约5%,85岁以上20%,约5%的AD患者有明确家族史。①病因:AD病因迄今尚不清楚,可能与遗传和环境因素有关。②病理改变:阿尔茨海默病主要累及前脑基底、海马和大脑皮质,以神经元丧失、老年斑、神经纤维缠结、细胞外淀粉样蛋白沉积和淀粉样血管病为特征。③临床表现:该病起病隐匿,根据疾病的演变,可分为早期表现和晚期表现。早期首发症状为记忆力减退,主要是近事记忆障碍,当日发生的事、刚做过的事或说过的话不能记忆,忘记约会;随后出现远事记忆受损、时间及地点定向障碍。认知障碍表现出语言能力下降,命名障碍,难找到合适的词汇表达思维内容;情绪不稳定;易出现迷路或走失;抽象思维和判断力也受损;日常生活能力受损严重,梳头、进食、穿衣及大小便需别人协助;定向力也进一步丧失,出现失语、失用、失认及失写;人格改变行为紊乱,出现精神恍惚,不能合作或攻击行为。晚期表现主要为患者丧失以往的社会风度,如坐立不安、不修边幅和卫生不佳。精神症状突出,如抑郁、淡漠、焦躁或欣快、精神病伴偏执狂等。生活完全不能自理,二便失禁;智能丧失,缄默不语或成植物人状态;吞咽困难引起消瘦和营养不良;常因并发症如吸入性肺炎、压疮、泌尿系统感染而死亡。④治疗:老年性痴呆目前缺乏特殊的病因治疗措施,主要采取对症治疗方法。常用药物有改善智能的药物如拟胆碱能药物和改善脑细胞代谢药物。如老人伴有精神症状,可用抗精神药物或抗焦虑药物以控制和缓解症状。

2. 血管性痴呆　是指由各种脑血管疾病导致脑循环障碍后引发的脑功能降低所致的痴呆。我国VD所占比例较高,患病率仅次于阿尔茨海默病。①病因:由于主要脑动脉闭塞引起大面积皮质梗死,大脑细胞广泛而散在的缺血性病变,从而造成脑组织的损害,最终导致脑功能不全。多数患血管性痴呆的老人发病前有高血压和高脂血症的病史,甚至脑血管意外发作史。②临床表现:早期出现近事记忆力减退和工作能力下降,逐渐出现理解力和分析综合能力障碍,但还能保持一定的自知力。症状呈波动性,间歇期长短不等,时有发作性加重。情绪和行为障碍及情感脆弱是本病早期的典型症状。随着病程进展最终发展为严重的全面性痴呆,生活不能自理。如发作卒中,痴呆迅速加重。因受损部位不同还表现出相应的神经系统体征,如对光反射减弱、手舌震颤、肌张力增高、共济失调、椎体束征阳性等。③治疗:血管性痴呆的治疗包括积极有效治疗原发病,应用扩血管药物及促进脑细胞代谢的药物改善脑供血,改善认知功能,增强反应性和记忆力。

### (六) 老年期抑郁症

老年期抑郁症(depression in the elderly)是指在60岁以后首次发病的抑郁症。抑郁症是老年人最常见的精神疾病之一,它以持久的抑郁心境为主要临床特征,其主要表现为情绪低落、焦虑、迟滞和躯体不适等,且不能归于躯体疾病和脑器质性病变。老年期抑郁症之所以引起大家高度重视,是因为它不仅是一种精神疾病,而且反复发作,使老年人丧失劳动能力和日常生活功能,导致精神残疾,甚至自杀。而且随着人口老化,老年期抑郁症的患病率日趋升高,对老年人构成严重威胁。

1. 病因　抑郁症的发病原因迄今不详,目前发现与遗传因素、神经递质如 5-羟色胺代谢降低、去甲肾上腺素功能下降、下丘脑-垂体-肾上腺轴和下丘脑-垂体-甲状腺轴调节不良有关。老年期遭遇到的应激事件如离退休、与子女分离、衰老和疾病、丧偶等不良因素,是诱发老年抑郁的条件。

2. 临床表现　①以焦虑-抑郁混合状态为主,有的患病老人表现为易激惹或激越症状,少数患者表现为情感淡漠,似麻木样。②躯体不适和自主神经系统症状较多,如胃肠不适,诉说不清的疼痛感,疲惫无力,睡眠不足且早醒,食欲不振,体重下降等。容易误诊为躯体疾病,因此又称作隐匿性抑郁。③出现精神病性症状,即妄想和幻觉。幻想内容主要为迫害、疑病等;幻觉多为幻听,以指责和猥亵言语为主。④轻度认知功能障碍,多见于多次复发的慢性抑郁老人,主要表现为记忆力下降,注意力不易集中。另外老年期的其他慢性疾病常加重抑郁症的情绪症状,使病情变得复杂。

3. 治疗　抑郁症的治疗分为药物治疗、心理治疗、电痉挛治疗。治疗老年抑郁症的一线药物是 5-羟色胺再摄取抑制剂,如氟西汀、帕罗西汀、舍曲林等,其次是三环类和四环类抗抑郁药,如多塞平、阿米替林、氯丙嗪等。老年期抑郁多由社会心理因素诱发,因此心理治疗对老年抑郁患者比青壮年患者更重要,同时还需家庭成员参与治疗,给老年人心理支持。电痉挛治疗适用于严重抑郁,药物治疗无效,无心脑血管和骨骼系统疾病,且年龄在 75 岁以下的老年患者。

## 三、常见护理问题及护理措施

神经精神系统的疾病是老年人常见疾病,其中脑卒中和痴呆是老年期最严重的疾病,罹患后会使老年人出现躯体活动障碍、思维过程改变、语言沟通障碍,以及出现严重的心理情绪障碍如焦虑、恐惧等,使老年人工作和日常生活都受到严重的影响。护理神经精神系统疾病的老年患者,应注重教育和功能训练,协助患者及家属适应疾病变化,鼓励家属提供患者必要的支持及安全环境,以改善和提高患者的生活质量。

### (一) 常见护理问题

1. 躯体活动障碍　与神经肌肉受损、肌肉无力、偏瘫、肌张力增高等有关。
2. 思维过程紊乱　与不同程度、不同形式的认知功能障碍和丧失有关。
3. 记忆受损　与记忆进行性减退有关。
4. 语言沟通障碍　与大脑语言中枢功能受损和各种变性疾病等有关。
5. 营养改变,低于机体需求　与咀嚼、吞咽困难有关。
6. 自理缺陷　与神经肌肉受损、认知行为障碍等有关。
7. 焦虑　与自我概念、健康改变、角色功能改变、人际关系冲突、日常生活改变等有关。
8. 照顾者角色紧张　与老年人病情严重和病程的不可预测及照顾者照料知识缺乏、身心疲惫有关。
9. 有感染发生的危险,肺部、泌尿系统和皮肤的感染　与长期卧床、活动减少、长期受压等有关。

### (二) 护理措施

1. 给老年人及家属讲解有关疾病相关知识　用缓慢的语速、重复简单的短句讲解,语言要通俗易懂,直到理解。对表达能力缺陷的老年人用直接回答式提问,也可用肢体语言配合讲解,帮助理解。

2. 保持关节的功能位和维持关节的正常活动范围　每日做 3 次四肢关节的被动、主动运动及肌肉的活动,保持关节的正常活动范围和肌肉的张力,防止关节僵硬和肌肉萎缩,至少每 2 h 改变体位1次,教患者及家属掌握锻炼和翻身技巧。

3. **用简短问题与表达能力缺陷的老人进行交流** 指导家属与失语者的沟通时,护理人员先作示范,如视线接触、倾听姿势、主动猜测、询问老人的需要。当老人主动参与沟通时,应给予鼓励,并仔细倾听,给老人足够的时间组织语句,表达自己的意思,以减少挫折感。也可让老人描述动作,或在语音提示下说话,或扩展句子等。

4. **训练老年患者的平衡和协调能力** 尽早协助患者活动,用支撑物训练患者床上坐起,再训练独自坐起,用患侧手支撑身体使着力点为臀部以保持身体平衡。让患者学会用健侧脚抬起患肢,移至床边,然后双脚着地辅助老人站立,同时训练老人上肢的功能和灵巧度。老人可用平行木练习站立、重心移动、转身、迈步、行走。然后鼓励老人借助助行器练习走步,训练时要保证患者的安全。

5. **评估患病老人的日常生活能力** 全面评估老年人现有的日常生活能力,确定需要补偿的功能并给予恰当的帮助,通过功能训练和疾病护理保存老人残存的功能。

6. **给予老人鼓励和引导** 急性期从健侧接近老人,将呼叫设备放在老人健侧以便其使用。在恢复期从患侧接近老人,刺激患侧,鼓励老人使用患肢。在老人手腕佩戴手表和手镯,以引起老人的注意。尽可能训练老人自己进食。用镜子给老人日常生活的视觉提示,鼓励老人取得的进步,以恢复其康复的信心。

7. **评估老人进餐能力** 评估老人的吞咽困难程度、咀嚼能力、食欲状况、食量、监测出入量,以及每周测量体重,评定老人的营养改变情况。病情许可尽可能让老人坐位进食和饮水。协助老人进餐并保持其注意力,提供平衡膳食,注意疾病对饮食营养的特殊要求。

8. **排便训练** 避免膀胱的过度充盈,尽量不留置导尿管。进行大小便训练,白天可每2h给老人使用便盆或尿壶1次。增加食物中的纤维素和腹部按摩,给予软便剂以预防便秘。

9. **评估影响睡眠的因素** 了解老人的睡眠习惯,早醒的原因,安眠药使用情况及效果,以及促进睡眠的有效方式。维持良好的睡眠环境,包括房间的光线、通风情况、噪音控制、床褥舒适等。指导老人做睡前情绪行为治疗,如喝热牛奶、洗热水浴或热水足浴。傍晚避免喝咖啡、浓茶,晚餐不过量饮酒。建立规律的作息时间,睡前避免进行过度紧张的脑力和体力活动。

10. **特别关注绝望的老人** 同情和理解绝望老人,以温和、尊重的方式为老人提供护理。帮助老人正确评价所面临的情况和制定切实可行的目标。鼓励老人表达自己的情感,回忆过去的成就以证实其能力和价值。

11. **照顾者的支持指导** 同情、理解家属因长期照顾在心理、生理上承受的压力,并给家属相关的信息支持和指导,教会照顾者和家属自我放松方法,合理休息,寻求社会支持。

## 第八节 血液系统疾病老人的护理

### 一、老年血液系统结构和功能的变化

#### (一) 骨髓

骨髓是人体最主要的造血器官,位于骨髓腔内,有红骨髓和黄骨髓之分。参与造血的骨髓称为红骨髓,以脂肪组织为主的骨髓称为黄骨髓。红骨髓中造血干细胞具有向各种血细胞分化的能力。骨髓的衰老主要表现为:成年人骨髓量逐渐减少,45岁后减少显著;造血组织逐渐被脂肪和结缔组织代替,髓骨造血细胞在60岁以后可减少到青年人的50%;造血的红骨髓逐年减少,其细胞成分在60岁以后也显著降低,而黄骨髓则增多;造血组织的贮备功能也减弱,生成白细胞的干细胞贮备量减少。这些变化使老年人骨髓的造血功能减低。

## （二）血细胞

1. 红细胞　红细胞随增龄出现的变化表现为：红细胞密度增加，柔软性、渗透性、抗机械性和表面电荷密度均降低；红细胞的生物化学的主要改变为失去水分、钾、磷脂、ATP及各类酶，钙离子、钠、长链脂肪酸、高铁血红蛋白增加。这些衰老变化使红细胞的完整性降低、红细胞直径及平均容积轻度增加，渗透脆性增加，65岁以上的老年男性血红蛋白的降低比女性明显，但红细胞计数可维持在正常范围内，而且生活条件越好，这种变化也越小。

2. 白细胞　老年人白细胞形态学上的改变：粒细胞核分叶增多，尤其是中性粒细胞；渗透阻力增加；胞质中颗粒减少。白细胞计数上的变化：白细胞总数可无改变或略有减少，但淋巴细胞数明显减少，且以T淋巴细胞为主。中性粒细胞的改变使其对微生物侵袭引起的趋化性、吞噬和杀伤力均减弱。淋巴细胞的免疫功能降低，淋巴细胞减少致胸腺萎缩、扁桃体和脾脏重量下降，以及全身淋巴结中的淋巴细胞和淋巴滤泡减少，使机体的免疫监视作用减弱，导致老年人恶性疾病的发病率增高。

3. 血小板　老年人的血小板计数与青壮年无明显差异，但随着年龄的增加，血小板的功能可能衰减，止血功能降低，表现为血小板的黏附性增加，聚集能力下降，血块收缩也减退。

## （三）血浆

老年人血浆中的水分进行性减少，血容量减少，从而引起心排血量和血液的分布发生改变，使老年人容易出现体位性低血压。老年人血浆总蛋白随增龄逐渐减少，其组成成分白蛋白呈降低走势，而球蛋白则增高，其中丙种球蛋白增加最为明显。血浆铁从30岁开始出现下降趋势，总铁结合率也逐年递减，但由于单核巨噬细胞系统被激活，老年人血清铁蛋白增加。老年人由于摄入不足或其他原因，容易出现低血钾和血浆维生素逐渐降低，主要表现为维生素A、维生素B、维生素C和维生素D减少，引起相关的临床病症。此外，老年人血浆黏稠度也比中青年人高。

## 二、常见血液系统疾病及其特点

### （一）贫血

贫血是指外周血中单位容积内红细胞计数、血红蛋白的浓度及红细胞压积低于同年龄、同性别和同地区的正常标准。其中血红蛋白浓度降低最重要。贫血不是一种独立的疾病，它是由许多疾病或不同原因引起的一系列症状，这与生理性老化引起的造血系统功能减退或继发于其他基础疾病有关，后者常是引起老年人贫血的主要原因。贫血的发生也随年龄的增加而增多。老年人贫血发生缓慢、隐蔽，常被其他系统疾病所掩盖，或本身就是其他系统疾病的表现之一，因此临床上容易被忽略，而引起其他系统疾病症状加重。贫血老年人的神经精神症状如淡漠、无欲、反应迟钝等较明显，容易被误认为是老年精神健康问题。老年人长期贫血得不到纠正，可加速衰老过程，还可使原有疾病恶化，因此，对老年人贫血必须高度重视，争取早日发现，及时治疗。

1. 缺铁性贫血　老年人缺铁性贫血的主要原因为摄入不足和铁丢失过多。老年人食量减少，吸收不良，如食物中铁含量不足容易导致缺铁。老年人铁丢失过多最常见的原因是消化道慢性失血或隐匿性失血，如消化系统肿瘤、消化道溃疡、息肉、痔、食管裂孔疝等。老年人缺铁性贫血一般进展缓慢，除一般贫血症状如头晕、头痛、乏力、易倦、心悸和活动后气短等外，多以原发疾病的表现为主，另外，老年人还会出现烦躁、易怒、淡漠和失眠，或心绞痛、心力衰竭等表现。

老年人缺铁性贫血的首要治疗原则是尽可能消除引起贫血的原因，其次是补充铁剂。首选口服补铁，如不能耐受口服铁剂，可选用注射补铁或输血。

2. 巨幼细胞贫血　巨幼细胞贫血是指机体缺乏叶酸和（或）维生素$B_{12}$引起细胞核DNA合成障碍所致的贫血。老年人发病率较年轻人高。老年人缺乏叶酸或维生素$B_{12}$的常见原因为摄入不足，吸收和利用障碍，以及需要量增加，如恶性肿瘤、慢性溶血性疾病、慢性炎症、甲亢和白血病等情况。

巨幼细胞贫血一般起病缓慢，隐匿发展数月后可出现食欲减退而加重贫血，因此临床上多为中重度贫血。除贫血症状外，还伴有轻度黄疸及全血细胞减少。患病老人还可出现胃肠道症状，如食欲不振、腹胀、腹泻、舌乳突消失和舌面光滑。维生素 $B_{12}$ 缺乏者因神经受损还可出现手足对称性感觉异常、无力、行走困难。另外，老年人还表现为精神异常、无欲、淡漠、抑郁、嗜睡或精神错乱。

巨幼细胞贫血的治疗除治疗基础疾病和改善营养外，补充叶酸或维生素 $B_{12}$ 是十分重要的。老年患者由于胃酸缺乏影响维生素 $B_{12}$ 的吸收，而长期维生素 $B_{12}$ 缺乏又会影响叶酸的吸收和利用，因此主张同时采用叶酸和维生素 $B_{12}$ 治疗老年巨幼细胞贫血。

3. **再生障碍性贫血** 再生障碍性贫血是一组由于化学、物理、生物因素及不明原因引起的骨髓造血功能衰退，以造血干细胞损伤，外周血全血细胞减少为特征的疾病。临床上表现为较严重的贫血、出血和感染。老年人再生障碍性贫血多因药物而引起，且多呈慢性型再障。通常缓慢起病，以贫血表现为主，出血症状和感染较轻，外周血全血细胞减少。病程较长，可迁延数年至数十年，部分患者可治愈。

老年人再生障碍性贫血的治疗首先应查找原因，停用任何引起骨髓抑制的毒品和药物。积极给予支持疗法以改善贫血、防止出血、预防和控制感染。根据病情可采用特殊治疗，雄激素是慢性再生障碍性贫血的首选药物，常用药物有丙酸睾酮和司坦唑醇，此外，环孢霉素 A、泼尼松、环磷酰胺及硫唑嘌呤也可视情况选用。

4. **骨髓增生异常综合征** 是一组以红细胞、粒细胞、血小板及前体细胞的质和量异常为特征的造血干细胞疾病。临床表现以贫血为主，少数伴发轻度感染或出血症状。外周血红细胞、白细胞和（或）血小板减少，骨髓中有两系或三系出现病态造血。骨髓增生异常综合征最常见的类型是难治性贫血和原始细胞增多的难治性贫血，两者均多见于老年人。

骨髓增生异常综合征的治疗效果不十分令人满意，可采用的治疗方式有：支持治疗如输血或成分输血，部分老年患者用维生素治疗如维生素 $B_{12}$、叶酸、维生素 $B_6$，有出血倾向的可用肾上腺皮质激素，而雄激素则需长期用药才能见效。

5. **慢性病性贫血** 常见于老年人，发病率仅次于缺铁性贫血。老人贫血常伴慢性感染、炎症或肿瘤，其原因可能与铁代谢障碍、炎症细胞因子增多或红细胞生成素减少有关。治疗主要依赖于彻底治疗潜在疾病。基因重组的红细胞生成素对有些老年患者有一定疗效。

### （二）白血病

白血病是一类造血干细胞的恶性克隆性疾病。克隆的白血病细胞增殖失控、分化障碍、凋亡受阻，停滞在细胞发育的不同阶段。在骨髓和其他造血组织中白血病细胞大量增生累积，并浸润其他器官和组织，而正常造血功能受抑制。白血病的发病随年龄的增加而增多。我国急性非淋巴性白血病的发病率为 1.62/10 万，而 60~70 岁者发病率为 3/10 万；急性淋巴细胞性白血病在大于 70 岁的老人中发病率为 3.7/10 万。慢性粒细胞白血病（CML）总发病率为 0.36/10 万，大于 60 岁者为 0.7/10 万，慢性淋巴细胞性白血病（CLL）总发病率为 0.05/10 万，而大于 50 岁的男女发病率分别是 0.34/10 万和 0.14/10 万。老年人白血病以急性粒细胞性白血病（AML）最多，其次是急性淋巴细胞性白血病（ALL）、慢性粒细胞白血病和慢性淋巴细胞性白血病。

老年急性粒细胞白血病与年轻患者的区别表现为：①老年急性粒细胞白血病继发于骨髓增生异常综合征的比例比年轻人高；②预后不良的核型异常在老年人中发生率明显高于年轻人；③对细胞毒药物更易发生耐药性；④骨髓中残存的正常造血细胞很少，表现为持续的白血病细胞克隆核复发率高，且化疗后易出现骨髓抑制，造血恢复慢；⑤治愈率低，生存期短。

老年急性淋巴细胞白血病与年轻患者相比，其特点为：身体一般状况差的发病率高；染色体异常者明显高于年轻人；$L_3$ 亚型的发生率明显高于年轻人；白细胞计数低的发生率更高；使用年轻患者的化疗剂量，可能导致致死性的骨髓抑制；原发耐药发生率高；预后不佳，平均生存期短。

慢性粒细胞白血病是累及造血干细胞的恶性骨髓增殖性疾病,随年龄上升发病率增高。大约63%的慢性粒细胞白血病患者为60岁以上的老年人。老年慢性粒细胞白血病与年轻患者的差异表现为:①老年慢性粒细胞白血病患者多合并其他疾病;②女性多见;③贫血发病率高;④血小板异常者多见;⑤外周血细胞计数不是很高;⑥肝脾肿大不明显;⑦骨髓原始细胞嗜酸和嗜碱细胞百分比高于年轻人;⑧血清尿酸水平明显增高;⑨Ph染色体阴性多见,预后差。

老年慢性淋巴细胞白血病是近似成熟的小淋巴细胞(主要B细胞)的克隆样增生性疾病。据统计90%的病例发病年龄大于50岁,且随年龄上升,发病率上升。男性比女性发病率高。该病的长期生存不佳,生存率随增龄而下降。临床上可有贫血、粒细胞和血小板减少、淋巴结和肝脾肿大,晚期患者有感染或出血。多数患者还存在衰弱和消瘦。

老年白血病的治疗采用化疗、支持治疗和对症处理,一般不考虑骨髓移植或其他造血干细胞移植治疗。

### (三) 多发性骨髓瘤

多发性骨髓瘤是恶性浆细胞病中最常见的一种疾病,多见于中老年人。浆细胞在骨髓浸润引起骨痛,胸腰椎和肋骨易出现病理性骨折,部分患者可出现骨质疏松;造血细胞受损出现贫血;高黏滞综合征、反复感染、肾脏损害、高钙血症和淀粉样变等病变。

多发性骨髓瘤的治疗包括联合化疗、干扰素治疗、针对高钙血症的治疗、放射治疗、骨痛治疗、肾功能衰竭的治疗、血浆置换治疗及外周血干细胞移植治疗。

### (四) 弥散性血管内凝血

弥散性血管内凝血(disseminated intravascular coagulation,DIC)是全身小血管内特别是毛细血管内形成弥散性微小血栓,导致消耗性凝血因子及血小板减少,可发生在多种疾病的病理过程中。老年患者弥散性血管内凝血的发生率高,常见原发疾病如转移性恶性肿瘤、急性白血病、重症感染、重症肝炎等,原发疾病导致机体组织和细胞破坏而释放凝固物质进入血循环是DIC的直接原因。休克、网状内皮系统障碍、心室瘤、主动脉瘤、患者活性型凝固因子处理障碍也易导致DIC。该病主要表现出原发病不能解释的出血现象,但老年人出血症状较轻微;低血压、休克;微血管栓塞症及微血管病性溶血。

弥散性血管内凝血的治疗有两项原则:一是根据发病机制的各环节采取综合治疗,包括去除病因和诱因,阻断凝血,制止出血,保护脏器并治疗功能异常。二是早期发现和治疗弥散性血管内凝血,包括抗凝治疗、抗血小板聚集、适时补充凝血因子和血小板及抗纤溶药物治疗等。

## 三、常见护理问题及护理措施

老年血液系统疾病多数具有病情重、并发症多、治疗困难等特点,需要老年人调整生活以适应疾病的治疗和护理,这不仅严重影响老年人的生活,增加家庭负担,使老年人出现不健康的心理状态,还对老年人的生命构成严重威胁。而积极有效地护理对延长老年血液病患者的生命和提高其生命质量具有十分重要的作用。

### (一) 常见护理问题

1. 活动无耐力 与贫血导致机体组织缺氧有关。
2. 营养失调,低于机体需要量 与各种原因导致造血物质摄入不足、消耗增加或丢失过多有关。
3. 有损伤的危险,出血 与血小板减少、凝血因子缺乏、白血病细胞浸润等有关。
4. 焦虑和恐惧 与疾病久治不愈或出血有关。
5. 体温过高 与疾病引起感染有关。

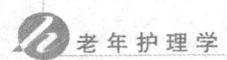

6. 预感性悲哀　与疾病久治不愈等有关。

7. 知识缺乏　与不了解相关疾病知识、缺乏知识来源、缺乏正确指导和文化程度低有关。

8. 有感染的危险　与粒细胞减少、贫血、免疫功能降低、营养缺乏有关。

9. 潜在并发症　与出血、血小板减少、休克和多发性微血管栓塞有关。

### (二) 护理措施

1. **严密观察病情变化**　了解患者的主诉，观察意识状态，生命体征的变化及肺部体征等；观察贫血表现、出血状况、对治疗和护理的反应；及时了解实验室检查结果；一旦出现异常情况如少尿甚至无尿，要及时通知医生。

2. **保持环境安全舒适**　保持环境安静以保证患者充足的休息和睡眠。房间每日通风换气，定时进行空气消毒和细菌培养监测。必要时给患者安排单间进行保护性隔离。

3. **协助患者安排合适的活动量**　根据贫血的状况决定能耐受的活动量：严重贫血或贫血发生速度快的，应卧床休息并给予生活照护和指导老人进行床上活动，同时预防突然起立发生跌倒；轻中度贫血或贫血速度缓慢的老年人，可下地活动，护理人员与患者一起制定活动方案和休息睡眠计划。

4. **饮食与营养**　给予富含高蛋白、高维生素、高热量、清淡、易消化的食物，少量多餐。避免进食高糖、高脂肪、产气过多或辛辣的食物，并尽可能满足患者的饮食习惯或对食物的要求，以增加食欲。如含优质蛋白的鱼类，富含铁的肉类、肝和蛋黄，以及富含叶酸和维生素 $B_{12}$ 的新鲜绿色蔬菜、水果和肉类等。避免食用带刺或小骨头的食物，注意食物卫生，尽量供给新鲜食物。进食后可依据病情适当活动，避免饭后立即平卧。若有消化道出血，应避免过热饮食，必要时禁食。

5. **用药护理**　遵医嘱正确用药，并注意药物不良反应的观察与预防。用药前向老年人做好解释工作，以取得老年人的充分理解和配合，如各类药物的作用、剂型剂量、使用时间、方法、副作用、用药注意事项等。老年人化疗药物的剂量应比其他成年患者小，药物现配现用，静脉用药应做好血管的保护。老年人化疗容易出现消化道反应，应保持休息环境舒适、安静和通风良好，减少刺激。

6. **做好老人的心理护理**　有些老年人表现为神情紧张、抑郁、易激怒、孤独感、恐惧、忧伤、悲观失望等负性情绪，甚至企图轻生。护理人员应了解老年人的心理反应，并进行针对性护理。如鼓励其表达出内心的悲伤情感；向其介绍已经缓解的典型病例；组织病友之间进行养病经验的交流等。

7. **预防并发症**　告诉患者经常检查身体容易发生感染的部位和定时监测体温，以便当身体局部出现红、肿、热、痛等变化时，早期发现并及时报告医务人员。如老年人出现体温过高时，应卧床休息，减少机体的消耗，必要时吸氧；补充营养剂水分，必要时遵医嘱静脉补液，维持水和电解质平衡；高热者给予物理降温。

8. **保持个人卫生**　观察口腔黏膜的变化，保持口腔卫生，进餐后用温盐水漱口，必要时给予口腔护理；勤换衣服、勤沐浴，保持皮肤清洁，但要注意保暖，防止着凉；保持会阴部清洁，便后清洗肛门和会阴部，疑有感染，用 1∶5 000 高锰酸钾溶液坐浴，然后在肛周涂用抗生素软膏；阴道出血时增加会阴的清洗次数；不去人多的公共场所，外出戴口罩。

9. **实验室检查护理**　指导和协助老年人完成各项检查，并向老年人解释检查的目的和注意事项，取得其配合。骨髓检查时，应做好术前、术中和术后的护理。必要时满足患者的知情需要，向老人解释检查结果。

10. **疾病知识教育**　满足患者的知情需要，向患者解释问题，消除患者的疑问。讲解疾病的相关知识，提高患者及其家属对疾病的认识、治疗及护理的依从性，积极而主动地参与疾病的治疗与康复。了解患者的思想动态，鼓励或协助患者表达其心理感受和疑问。

11. **输血和血液制品的护理**　根据患者血液成分的变化，遵医嘱输入血液制品，如洗涤红细胞、浓缩血小板、全血或血浆等。输血和血液制品前认真核对，输血时严格执行操作规程，输入后注意观察输血后的反应，并严密监测体温、排尿和尿液变化。

## 第九节 感觉器官疾病老人的护理

### 一、老年感觉器官结构和功能的变化

#### (一) 听觉器官

老年人耳郭弹性减弱,凹窝变浅,随着年龄的增长,外耳道皮肤、皮脂腺和耵聍腺萎缩,分泌减少,耳垢变稠厚,难以软化。由于老年人脂肪和胆固醇代谢障碍,使鼓膜渐趋浑浊、变厚、变硬,弹性丧失,从而使外耳集音和传导声音的功能减弱。随着年龄的增加,咽鼓管口因黏膜变薄和周围组织萎缩而逐渐扩大,听小骨链的退行性改变和听小肌的萎缩,导致声音传导功能降低。60 岁以后,耳蜗螺旋器的进行性变性从基底转开始,逐渐推向顶转,故早期听力减退主要表现为高频听力丧失,对鸟鸣和虫叫听不清,并常伴耳鸣。老年人内耳螺旋韧带进行性萎缩,淋巴液分泌异常,听毛细胞减少和变性等,可由感音性耳聋继而发生蜗神经萎缩等听觉传导通路的功能障碍,形成老年性聋,听力明显下降,可出现耳鸣和语音辨别能力低下。

#### (二) 视觉器官

老年人眼睑皮肤松弛、下垂,弹性减弱,皱纹增多,眼轮匝肌和眼球外肌萎缩,易形成眼睑内翻或外翻,少数老年人上睑下垂可遮盖眼球的大部分,严重影响视野。老年人泪腺结缔组织增生,泪腺萎缩,泪液分泌减少,泪液中溶菌酶的量和活性减低,使眼球易干燥和角膜的透明度降低,且易发生角膜炎和结膜炎。角膜感觉随增龄减退明显。角膜表面细胞数随增量减少,使角膜变得扁平,屈光力减退引起远视和散光。角膜边缘的基质出现脂肪沉着,形成对视力影响不大的白色"老年环"。随着年龄增加,角膜缘毛细血管硬化、闭塞,使角膜营养缺乏,同时鳞状细胞微绒毛减少,泪液和环状细胞的黏液分泌减少,使角膜透明度降低,视力减退。老年人巩膜内水分减少,巩膜弹性降低,而且前房因晶状体的增厚而变浅变小,前房角变窄,组织纤维变形和硬化,使房水回流受阻,导致老年人容易产生眼压增高和青光眼。老年人虹膜萎缩,瞳孔缩小,对光反应迟钝,调节功能减弱,暗适应差。晶状体随年龄增长其体积和重量逐渐增加,晶状体中非水溶性蛋白质逐渐增多,硬度增加而不易变形,加之弹性减弱,睫状肌收缩之力及悬韧带张力增加等,使晶状体透明度降低,调节和聚焦能力逐渐降低,导致老年人看近物不清,形成老花眼。随着年龄的不断增长,晶状体透明度进一步降低,并可发生混浊,形成老年性白内障。晶状体老化变黄,对短波长光线吸收比长波长光线多,使老年人对红绿光的感觉减退,加之瞳孔缩小,光线只能通过厚度最大、黄色最深的晶状体中心部位,使老年人视物发黄。晶状体悬韧带张力降低,晶状体前移,使眼前房变浅,前房角变窄,房角关闭,影响房水的回流,导致眼压升高。随着年龄的增长,玻璃体逐渐出现液化和后脱离现象。液化容积随增龄而扩大,玻璃体胶质收缩并与胶原纤维凝聚形成较粗纤维,使玻璃体从视网膜基底膜分离,即出现玻璃体后脱位。玻璃体后脱位增加了视网膜脱离的可能性。玻璃体纤维增粗,排列不整或消失,以及失水色泽改变,形成光学空隙,出现混浊、飞蚊症和幻视。此外,老年人出现视网膜血管狭窄与硬化,甚至闭塞,脉络膜变厚,视网膜色素上皮层细胞及其细胞内的黑色素减少,脂褐质增多,可发生老年性黄斑变性。老年人视网膜变薄、趋于萎缩或出现血管新生性黄斑变性,致使视力显著衰退。

#### (三) 嗅觉器官

人的嗅觉在 20~50 岁时最敏感,50 岁以后由于嗅黏膜变性,嗅球神经元的数目随增龄而减少、萎缩和变性,嗅觉的敏感性逐渐减退,嗅觉迟钝。同时对气味的分辨能力也下降,而且男性减退更明显。

### (四) 味觉器官

老年人对酸、甜、苦、咸等感觉的敏感性,因舌黏膜上的舌乳头逐渐消失,舌表面光滑和味蕾的逐渐减少而逐渐减退,甚至变得迟钝。口腔黏膜细胞和唾液腺发生萎缩,唾液分泌减少,加之活动量减少,机体代谢速度缓慢,造成食欲减退。味觉的减退使老年人味阈升高,常常觉得食而无味,烹饪时容易增加食盐等调味品的用量。

### (五) 本体感觉器

本体感觉包括触觉、压觉、震动觉、位置觉、温觉和痛觉。40岁以后触觉小体数目开始减少,60岁以后触觉小体与表皮的连接变得松懈,使触觉敏感性下降,触觉阈值升高。老年人皮肤压觉小体的数量减少,体积增大,同心圆状结构的层数增多,外形扭曲僵硬,使压觉的敏感性下降。老年人感觉神经纤维变性甚至缺失,使震动觉的敏感性下降,阈值提高,下肢尤为明显。由于随增龄脊髓感觉根的有髓神经纤维减少,大脑皮质躯体感觉皮质变薄,神经细胞缺失,外周和中枢感觉通路的突触也出现衰老表现,使老年人对躯体的认识能力下降,立体判断能力损害,导致位置觉的辨别力下降。由于神经细胞缺失,传导减慢,使老年人对温度和疼痛的敏感性也降低。本体感觉的改变使老年人对伤害性刺激的反应不敏感,容易发生意外伤害,如烫伤、冻伤、扎伤、撞伤等。老年人随年龄增长,身体晃动机会增加,身体的平衡能力减退,易发生摔伤。

### (六) 皮肤的老化改变

皮肤是人体面积最大的感觉器官,是机体的第一道防线,它具有保护机体,防止水和电解质丧失,调节体温、排泄、吸收和感觉的功能。随着年龄的增长,皮肤可出现一系列的老化改变。皮肤表皮层变薄,细胞层数减少,再生过程缓慢,皮肤色素沉着增加,可同时出现老年斑;老年人皮下脂肪减少,弹力纤维变性、缩短,使皮肤松弛,弹性差,皮肤皱纹逐渐增多、变深,以面部皱纹出现最早且最显著。依次为外眼角两旁(称鱼尾纹)、上下眼睑和口唇周围。鱼尾纹常被视为年过40岁的标志,50岁以后,口唇以下的皱纹及鼻唇沟也在逐渐加深。此外,皮下毛细血管减少,从而直接影响局部组织的营养供应;皮脂腺减少、萎缩,分泌相应减少,组织细胞水含量降低,使皮肤表面干燥、粗糙、无光泽、不滑润;汗腺减少,使汗液分泌减少,降低了皮肤的排泄功能和体温调节功能;触觉小体与末梢神经纤维减少,触、压、温、痛觉减退;毛囊减少,头发的生长率下降,头发脱落;指甲生长能力减退,变钝增厚,失去光泽。

## 二、常见感官系统疾病及其特点

### (一) 老年性聋

老年性聋是指随着年龄增长,双耳听力进行性下降,以高频听力下降为主的感觉神经性聋。它主要是因为听觉器官的退化所致,这种退化没有明显的年龄界限,退化过程个体间差异较大,快慢不一,终身不停,而且年龄越大老化越快,最终表现为听力减退。老年性聋较为普遍,特别是在高龄老年人中尤为明显,我国北京市调查发现60岁及以上的老年人老年性聋的患病率为68.3%。

老年性聋的听力变异很大,表现为:60岁以后出现原因不明的双侧对称性听力下降,以高频听力下降为主;听力缓慢下降并进行性加重;常有听觉重振现象,即"低声说话时听不见,大声说话又觉得太吵";听阈水平相同时,老年人的言语功能较年轻人差;在嘈杂环境中,老年人对语言的理解更差;常伴有高频性耳鸣。

老年性聋是一种不可逆的退行性变,目前尚无有效的治疗方法。能量合剂、维生素A类和维生素E类药物对延缓老年性聋有一定的作用。锌制剂和活性维生素$D_3$有一定的治疗作用。听力减退明显者应选配助听器提高听力。

## (二) 老年人前庭功能紊乱

老年人前庭功能紊乱表现为不稳感、平衡障碍或真性眩晕的感觉。值得注意的是人体要保持平衡取决于前庭、视觉通路、本体感觉和中枢神经系统的协调作用。老年人出现平衡功能障碍,不仅是前庭功能异常的结果,而是多因素的。前庭功能异常的原因也是多方面的,包括中枢神经的异常、代谢异常、血管性因素、高脂血症、高黏血症、药物影响等因素。其临床表现主要有不稳感、平衡障碍、头晕及眩晕,眩晕时可出现景物旋转、身体坠落感与跌倒感,并伴有耳鸣及耳聋。而良性位置性眩晕是本病最常见的病变之一,表现为由于快速的体位改变而诱发持续时间短于 1 min 的发作性眩晕。老年性前庭功能紊乱应针对病因进行治疗,进行性眩晕药物治疗无效时,可考虑手术治疗。

## (三) 老年性白内障

老年性白内障又被称为"年龄相关性白内障",指中年以后晶状体蛋白变性混浊引起的视功能障碍。它是老年人失明最常见的原因。老年性白内障的发病与年龄、居住地域、海拔高度和纬度有关,也与性别、职业、全身性疾病如糖尿病、高血压等,营养代谢等因素有关。调查显示老年性白内障的患病率随年龄的增高而增高,女性略高于男性,工人和农民的发病明显高于其他人员,越是海拔高、纬度低、日照时间长的地区白内障的患病率越高。

老年性白内障的主要表现是自觉视觉变化,包括视力下降、近视和单眼复视、眼前黑点、昼盲和夜盲等。临床上将老年性白内障分为三型:皮质性、核性和后囊下白内障。皮质性白内障是老年性白内障最常见的一型,约占 70%。该型以晶体皮质灰白色混浊为主要特征,其发展过程可分为初期、膨胀期、成熟期和过熟期。初期在晶体周边部出现混浊,皮质呈楔形,其尖端指向中心,视力无影响。膨胀期混浊的皮质吸收水分肿胀,混浊加重并向周围扩展,体积渐增大,虹膜被推向前方,前房变浅,有发生青光眼的可能。成熟期混浊扩展到整个晶体,皮质水肿减退,晶体呈灰白色或乳白色。视力降至眼前指数或手动以下,此时晶体囊腔内的张力降低,晶体囊与皮质易分离,是白内障手术最理想的时期。成熟期白内障经过数年后,皮质纤维分解变成乳汁状,晶体核下沉,晶体体积缩小,对虹膜的支持力减弱,可见虹膜震颤现象,乳化状的晶体皮质进入前房,可刺激产生晶体源性葡萄膜炎;若皮质被巨噬细胞吞噬,堵塞房角可产生晶体溶解性青光眼。核性白内障约占老年性白内障的 20%,其特点为发病较早,发展缓慢。晶体混浊多从胚胎核开始,逐渐扩展至成人核,早期呈黄色,随着混浊加重,色泽渐加深至深黄色、深棕黄色。核的密度增大,屈光指数增加,患者常诉说老视减轻或近视增加。早期周边部皮质仍为透明,因此,在黑暗处瞳孔散大视力增进,而在强光下瞳孔缩小视力反而减退。后囊下白内障发病年龄较早,发展慢,在晶体后极部囊下的皮质浅层出现金黄色或白色颗粒,其中夹杂着小空泡,整个晶体混浊区呈盘状,常与皮质及核混浊同时存在,因混浊位于视轴区,早期即影响视力。

老年性白内障中后期最有效的治疗方法是手术治疗,分为晶状体摘除术和人工晶体植入术。

## (四) 老年性青光眼

青光眼是以眼压升高为主要特征的眼病。持续病理性高眼压压迫视网膜、视神经和血管,使视神经乳头凹陷、视野缺损,导致失明,是老年人致盲的重要眼疾之一。老年性青光眼主要包括原发性闭角型青光眼和开角型青光眼,前者在我国占绝大部分。闭角型青光眼的发病高峰为 61~70 岁,其主要特点为突发性眼压急剧升高、眼球坚硬如石,剧烈眼肿痛伴头痛,出现虹视现象和视力障碍,眼球充血水肿,并伴恶心呕吐。其治疗目的是迅速降低眼压,尽可能减少或避免虹膜与房角的粘连,眼压下降后及时选择手术治疗,以防止再度发作。

开角型青光眼早期多无自觉症状,眼压升高不稳定,波动较大,容易被忽视。晚期表现为视野缩小和视神经萎缩。开角型青光眼由于自觉症状不明显,常到晚期才被发现,故潜在危险大,常出现不可逆转的视功能损害。其治疗应先用局部降压药,若局部滴药效果不佳可加用全身药物,晚期可考

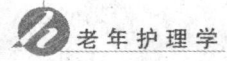

虑滤过性手术。

### （五）糖尿病视网膜病变

糖尿病视网膜病变是糖尿病重要的并发症之一，也是老年人致盲的重要眼病之一。此病的发生与糖尿病病程、血糖控制程度、糖尿病肾病的严重程度，以及高血压和高血脂密切相关。病程在5年以内视网膜病变的发生率在10%以上，病程超过10年，血糖控制好的视网膜病变的发生率约20%，血糖未有效控制的发生率达到60%～70%。糖尿病视网膜病变主要症状为视力下降，最终因玻璃体反复出血并发视网膜剥离而失明。

有效控制糖尿病病情是预防和治疗该病的根本方法。糖尿病视网膜病变中期采用激光光凝治疗能有效降低失明的发生率。

### （六）视网膜静脉阻塞

视网膜静脉阻塞是常见的视网膜血管性疾病，在老年人中仅次于糖尿病性视网膜病变。高血压、高血脂、高血黏度和动脉硬化是该病的危险因素。该病典型的临床表现是突发视力障碍，眼前有黑影或仅能辨手动，中央静脉阻塞，视力减退严重。该病常并发黄斑水肿、新生血管及新生血管性青光眼、视网膜出血和水肿等。

视网膜静脉阻塞发病在3周以内，常采用纤溶疗法、抗凝药、止血药和血管扩张药联合治疗。激光光凝治疗可预防新生血管性青光眼等并发症的发生。

## 三、常见护理问题及护理措施

感觉器官的疾病给老年人的生活带来重大影响，不仅影响老年人的生活自理能力、营养摄入，还影响老年人与他人沟通、信息获取和社会联系等诸多方面，使老年人出现生理、心理社会问题，并容易加重原有疾病。因此，感觉器官疾病护理的目标是协助老年人认识疾病的早期表现，采取有效措施帮助老年人尽量保持正常的生活能力，维持社会参与能力和良好的营养状态，尽可能地减少疾病对老年人的影响。

### （一）常见的护理问题

1. 视觉改变，视力下降　与老年性白内障、青光眼、糖尿病性视网膜病变、血管性视网膜病变、老年性黄斑变性等眼疾有关。
2. 听觉障碍，听力下降　与感应性、神经性、代谢性、耳蜗传导性耳聋有关。
3. 自理能力缺陷　与视、听力下降或丧失有关。
4. 恐惧　与因视、听功能障碍惧怕与外部世界隔离、因失去自理能力无法满足自我实现的需要有关。
5. 社会隔离　与视力、听力下降或丧失有关。
6. 感知改变　味觉减退，与味蕾数量下降、唾液分泌下降、抽烟或饮酒等有关。
7. 知识缺乏　与缺少信息、缺乏正确指导有关。
8. 自我保护能力受损　与感觉器官功能减退有关，包括视觉、听觉、触觉、温痛觉和本体感觉的减退。

### （二）护理措施

1. 定期接受眼科检查　检测视力以确定视力下降的程度，明确视力减退对阅读、看电视、社会活动和日常生活的影响，帮助老年人制定生活计划。
2. 指导老年人避免用眼过度疲劳　尽可能将需精细用眼的活动安排在上午进行，尽量在白天完成户外活动或社会活动。看书报、电视的时间不宜过长。
3. 提高照明度　提高照明度以弥补老年人视力下降所造成的困难，但应避免强光灯泡和刺眼的阳光直接照射到老年人的眼睛,必要时外出配戴太阳镜保护眼睛。室内布置应简单、固定和实用,以利老年人使用。

4. 积极治疗眼科常见疾病和相关慢性疾病　告诉老年人及其家属有下列情况时应及时就诊:视物不清和视野缩窄、眼球胀痛伴头痛、有模糊的盲点、中心视力变差、视物扭曲。

5. 教会老年人和家属相关的治疗护理措施　如手术治疗的时间和范围,手术后的注意事项和正确的护理方法等,告知滴眼液的正确使用和保存,使老年人及其家属积极配合或参与治疗护理。

6. 眼部手术后根据病情采取正确的卧位　眼部手术后应采用健侧卧位,避免压迫患侧。不可在闭眼的状态下按摩和施压,以免伤害正在愈合的组织。应用消毒棉签和温开水清洗眼睛。指导术后患者戴眼罩,避免和处理可引起眼压升高因素,包括咳嗽、举重物、用力屏气、便秘、下蹲和长时间低头等。

7. 指导老年人特别是有青光眼家族史的老年人定期到医院进行眼科检查　青光眼老人应每年追踪检查2~4次,指导老年人正确配戴适宜的眼镜矫正老视提高视力,使其能继续工作和维持正常生活。青光眼老人禁用阿托品、山莨菪碱类药物,慎用地西泮、异丙嗪和血管扩张药等。

8. 评估听力下降的程度　双耳听力是否有差异。用耳塞塞住患者的一侧耳朵,护理人员在距离患者33~67 cm处对准耳朵发出两音节单词并让患者复述,声音由小到大,分别测定两耳的听觉状态。

9. 与老人交谈时减少环境干扰因素　对老人说话应慢而清楚,不高声喊叫,对老人不理解的语言,应给予解释而不是简单重复原话。注意非语言交流方式的使用和信息的传递。适度使用触摸传递信息,以表示对老人的关爱和认可的态度。

10. 配戴合适的视、听辅助器　告诉老年人眼镜、助听器等的正确使用,以改善老年人视、听功能。加强两耳卫生,切忌挖耳,防止耳进水。

11. 老年人避免使用耳毒性药物　如链霉素、庆大霉素、卡那霉素、喹宁等。

12. 在家中用声、光发生器弥补视、听功能的不足　适当增加音量或亮度,如安装电话听筒扩音设备,设置夜视灯以调整室内光线,避免闪烁或耀眼的光线等。

13. 饮食行为指导　指导老年人多吃新鲜食物,注意合理膳食,加强营养,特别是有利于促进视听功能的营养素,如维生素A、维生素E、维生素D、维生素B、烟酸等;指导老年人控制食盐、糖的摄入量,以避免或有效控制高血压、糖尿病或水肿等原发疾病。注意食物颜色的搭配以刺激食欲。劝导老年人戒烟限酒,以维持足够的营养摄入,避免原发疾病加重。

14. 心理护理　了解老年人的心理状态,评价患者心理情绪反应,如担心、恐惧、焦虑状态等,并进行适时的心理护理。帮助老年人认识正常衰老现象和疾病特征,消除精神心理障碍。动员家属和社会关怀和帮助老年人,同时加强护患沟通交流,尊重和重视老年人,避免老年人产生孤独感和自卑心理。

## 第十节　肿瘤疾病老人的护理

### 一、老年肿瘤发病的危险因素

#### (一) 肺癌

大量的调查资料及流行病学研究显示,肺癌的主要危险因素是环境因素,DNA突变主要是环境因素所致。

1. 吸烟　烟草是恶性肿瘤的罪魁祸首。吸烟与肺癌危险度的关系与烟草种类、开始吸烟年龄、

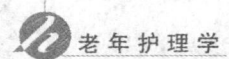

吸烟年限和吸烟量有关。不同烟草类别中以长期吸卷烟最为危险,抽雪茄或烟斗者危险度较低,吸不带过滤嘴烟或多焦油烟者肺癌的危险度高于吸过滤嘴烟或低焦油烟者。

2. 大气污染　肺癌发病率在许多国家的城乡差别,提示污染的大气可能对肺癌发生有一定作用。以大气污染物或其提取物进行的动物体内外致癌、致突变实验也提示大气污染与肺癌有关联。此外,当有效控制大气污染后,肺癌发病率有所下降这一点,提供了更有说服力的证据。

3. 职业因素　国内外大量的调查研究已证实了职业性致肺癌因子的存在,对于这些致肺癌因子,除了关切其对职业工人的危害之外,还应考虑其对附近居民健康的影响。现已经流行病学、病理学和实验研究证实为职业性致肺癌的因子包括:无机砷、石棉、石油沥青、氯乙烯、橡胶工业和橡胶配合剂、地下采锡和锡的冶炼等。

### (二) 胃癌

胃癌分2种组织学类型,即肠型胃癌和弥漫型胃癌。前者在高发区人群中最为常见,在这类胃癌中,其发病因素主要是环境因素,与饮食和感染有关。这类胃癌有较长的癌前改变链,主要阶段包括慢性胃炎、萎缩性胃炎、肠化生、异型增生。在低发区人群中,弥漫型胃癌相对多见,这一类型胃癌尚未发现清楚的癌前病变,从病因来看,遗传因素的作用似乎较环境因素更大。

1. 遗传因素　胃癌有家族聚集性,胃癌患者家族成员比非胃癌患者家族成员患胃癌的危险性高2～3倍。弥漫型胃癌者的亲属患胃癌危险性高达7倍,而肠型胃癌患者的亲属胃癌危险性并不高,支持遗传因素在弥漫型胃癌的发生中起重要作用。

2. 饮食因素　虽然胃癌病因尚不明确,但饮食与胃癌发生的关系是最直接的。食物中长期缺乏微量元素和维生素C,可使食管癌和胃癌的危险性增加。胃癌、食管癌高发区,往往是饮食中缺乏新鲜蔬菜、水果、维生素C、硒等微量元素的地区。蔬菜水果中含有抗氧化剂,维生素C在体内外都能抑制亚硝胺类化合物合成,而硒的平均摄入量、血硒水平、饮食中硒浓度均与恶性肿瘤的发生呈负相关。除食物外,不良的饮食习惯,如暴饮暴食、喜烫食、进食快,以及相关的食物加工方式如腌、熏、发酵等也可以增加胃癌的危险性。

3. 不良生活方式　主要集中在对吸烟和饮酒与胃癌关系的研究上。一般认为,吸烟、饮烈性酒增加胃癌发生的危险性。

4. 精神心理因素　在我国,已有多项研究发现,好生闷气、吃饭时生气及某些精神创伤,增加患胃癌的危险性。

5. 其他因素　真菌污染、胃幽门螺杆菌感染以及化学因素等作为胃癌的环境危险因素,也都受到了研究者的重视和研究。

### (三) 乳腺癌

虽然乳腺癌的病因尚不清楚,但多种因素在乳腺癌的发生中起作用,成为乳腺癌病因学研究中的危险因素。

1. 遗传因素　研究表明,一级亲属中有乳腺癌患者的妇女,其乳腺癌的危险性是正常人群的2～3倍,可见家族或遗传因素在乳腺癌发病中起着一定作用。

2. 生育因素　初潮早、绝经晚、长期停止排卵、不孕、未经产、少产,以及首次怀孕晚(35岁以上)都增加乳腺癌的危险性。而哺乳可降低乳腺癌的危险性。

3. 激素水平　一般认为,雌激素在乳腺癌发病中起着重要作用。尿中或血中雌激素水平与乳腺癌危险性呈正相关。此外,乳腺受体还受孕激素、催乳素、生长激素、皮质激素等内分泌激素的影响,它们之间的相互联系和作用尚不完全明了。

4. 其他因素　高脂肪饮食可增加乳腺癌的危险性;体重增加可能是绝经后妇女发生乳腺癌的重要危险因素;良性增生性乳腺疾病也会导致乳腺癌危险性的增加;放射电离辐射可能增加乳腺癌

的危险性。

### (四)宫颈癌

宫颈癌高发与早婚、早育、多次结婚、性生活紊乱等因素有关,经济条件、种族和地理条件等对宫颈癌的发病也有影响。

1. **与性生活和婚育的关系** 早年开始性生活、性紊乱、早婚、早育是宫颈癌的重要危险因素。

2. **病毒感染** 单纯疱疹Ⅱ型病毒(HSV-2)、人乳头状瘤病毒(HPV)和人巨细胞病毒(HCMV)可能与宫颈癌的发生有关。

3. **真菌感染** 临床观察发现宫颈糜烂、宫颈炎与宫颈癌的发生关系密切,而真菌是宫颈炎、宫颈糜烂的诱因之一,真菌具有致癌作用,有些真菌还直接参与亚硝基化合物的合成。

4. **其他因素** 宫颈癌多发生于社会经济地位低的妇女,亦即所谓宫颈癌的社会文化因素,其中可能包括维生素 C、β 胡萝卜素等营养素的摄入不足,不良生活、卫生习惯等原因。此外,吸烟也可能增加宫颈癌发生的危险性。口服避孕药的使用是宫颈癌的一个危险因素。

### (五)结、直肠癌

1. **饮食因素** 结、直肠癌的发生与饮食习惯有关。流行病学研究表明,移民到另一国家的人,其饮食习惯发生了改变,结、直肠癌发病率与原居住地居民有显著差异,提示饮食在结、直肠癌发病中的重要性。通常认为高脂肪、低纤维素饮食是结、直肠癌的 2 个重要饮食危险因素,而蔬菜、水果可降低其危险性。某些维生素(A、C、E)有降低大肠癌发生的可能。

2. **精神因素** 独特的感情生活史和精神状态与癌症的发生可能有关。如过度紧张、家庭中的不幸事件、家庭破裂、心灵创伤、人际关系不协调等导致的长期持续紧张和绝望等,都是导致癌症的重要精神心理因素。个体的性格特征如忧郁、内向、易怒、孤僻等也与癌症的发生有一定的关联。

## 二、老年肿瘤的临床特点

### (一)老年肿瘤早期发现早期诊断

21 世纪老龄人群逐年增长,危害老年人健康的恶性肿瘤防治问题十分重要,已引起肿瘤学界关注,早诊早治是研究重点,而老年患者常因衰老及同患其他老年病被忽视或误诊,其因素有以下几点。

(1)约半数以上老年人患有 3 种及以上疾病,一些与癌症相关的症状被老年人误认为其他疾病引起而延误就医,在多种疾病产生的症状中难以分辨癌症早期征象。

(2)老年人常见衰老现象是疲劳与虚弱,这往往被认为是年迈的自然表现而忽视了躯体疾病。肿瘤引起的疲劳虚弱呈渐进性逐日加重,休息或睡眠后也不缓解或消失,伴有糖尿病、骨关节疾病或老年精神障碍如抑郁症时这项症状会更明显。

(3)老年人不自主性体重下降是癌症的常见表现,如果 65 岁以上老年人无原因在一年内体重下降 4%～5%,就应密切监视与查其原因,不幸的是在不伴发癌症其他症状时常被忽视或以其他病因解释。

(4)老年抑郁症,惧怕癌症或多病缠身主诉繁多,使癌症早期先兆不突出。

老年人由于以上因素干扰了早发现、早确诊、早治疗,各国老年医学、癌症研究学会认为对老龄人群防癌筛检是必要的,筛检项目与间隔时间尚无共认,一般规定每年一次是应当的,筛检内容有:①胸部正侧位 X 线片或 CT;②女性乳腺由医生检查,必要时 X 线摄片;③直肠指检,男性前列腺检查及前列腺特异性抗原(PSA)检测;④粪便与血试验;⑤妇科检查及宫颈巴氏涂片检查;⑥腹部及盆腔 B 型超声波检查。

肿瘤标志如癌胚抗原(CEA)、甲胎蛋白(AFP)以及 PSA 也列入筛检项目,作为早诊项目其灵敏性与特异性还不理想、AFP 监测原发性肝癌、PSA 监测前列腺癌有一定价值,更多的肿瘤标志项目用于癌症治疗后动态变化对复发转移有监视作用。

## （二）早期临床表现

肿瘤并非突然发生，而是由致病因素长期作用引起的，其发生发展有一个演变过程，所以不少肿瘤都有一个癌前病变过程。若能及时发现进行治疗，对预防肿瘤是很有价值的。肿瘤的早期发现是治疗的关键。下列现象为肿瘤的"危险信号"。

（1）身体任何部位出现不疼不痒，逐渐增大的肿块或硬节。

（2）身体任何部位（如皮肤、口腔、外阴）的色素病（黑病）在短期内发生颜色改变，出现刺痒、破溃、出水、出血、突然增大。

（3）身体任何部位出现的自发的长期不愈合的溃疡。

（4）鼻涕带血，头疼耳鸣，视觉障碍。

（5）久治不愈的干咳，痰中带血丝，声音嘶哑，胸部疼痛，持续不愈。

（6）进食后胸骨后闷胀、隐痛、发噎及吞咽梗阻感。

（7）逐渐加重的上腹部不适、胀满、疼痛、食欲减退、消瘦、乏力、贫血。

（8）无痛性血尿。

（9）大便习惯的改变，大便带血。

（10）中年以上妇女，阴道不规则地出血或绝经后阴道出血，白带增多。

## （三）进展期症状

恶性肿瘤逐渐发展占位引起局部的特有症状以及全身表现。病情至此阶段临床易于诊断，病程进展加速，如不及时治疗即发展到晚期不治而死亡。

1. **局部器官功能改变** 不同部位的癌症引发各种阻塞症状：支气管癌引起呼吸道阻塞症状。食管贲门癌引起进行性咽下困难。胃窦幽门部癌引起幽门梗阻症状。胰头癌、胆管癌引起阻塞性黄疸。结、直肠癌有时以肠梗阻为首发症状。前列腺癌发生尿潴留。肿瘤压迫邻近器官或组织产生症状，如甲状腺癌压迫气管产生呼吸困难，压迫喉返神经出现声音嘶哑。纵隔肿瘤压迫上腔静脉出现上腔静脉综合征。

2. **疼痛** 肝癌巨块刺激包膜产生疼痛。消化道肿瘤溃疡形成以及转移癌灶引上腹疼痛。胰腺癌出现上腹痛很常见。发生在神经干的肿瘤压迫刺激神经发生疼痛。老年人胸腹痛常误认为冠心病心绞痛引起应注意鉴别。

3. **出血** 肿瘤侵犯血管或形成癌性溃疡可引起出血。可能是仅少量出血及血性分泌物，也可能是大量显性出血。有时出血是癌症的首发症状。

4. **发热** 体温呈持续型或弛张型高热，也可仅有低热。多数实体瘤晚期常有发热，有时恶性淋巴瘤发热可为首发症状。

5. **胸腹水** 内腔肿瘤侵及胸膜或腹膜时可产生癌性胸腹水，呈渐进性增加，不易控制，常不伴有疼痛，积液呈血性。胸腹水发生后属晚期已失去手术机会。

6. **恶病质** 患者进行性消瘦，体重明显减轻，伴有贫血、乏力、卧床不起，生活不能自理。处于此阶段患者死亡临近，难以挽回。

## 三、老年肿瘤患者的心理护理

1. **心理评估** 老年人一旦身患疾病，常因对自身躯体疾病的关注和疑虑而产生不良反应。表现为焦虑、恐惧、怀疑、否认和抑郁等，老年癌症患者中最常见的心理反应是焦虑、恐惧和抑郁。老年患者的恐惧，多为惧怕癌症对生命的威胁和化疗的不良反应，这些心理可能抑制机体的免疫识别，促使病情变化，因此培养老年患者的良好情绪，配合化疗进行心理护理是护理老年癌症患者的当务之急。

2. **心理护理** 护理人员要主动、热情地以诚恳的态度与患者和家属接触,尽快在短时间内消除彼此的陌生,缩短护患之间的距离,使患者乐于接受护理人员传递的信息。护理人员应采用因势利导的方法主动与患者交谈,注意倾听患者的诉说,耐心疏导患者,鼓励患者把心中的忧虑、恐惧、悲观表达出来。让患者感受到被关心和爱护,以达到心理上的解脱和精神上的安慰,以便积极配合治疗。

做好心理护理是癌症疼痛护理的前提。疼痛是患者一种主观感知的反映,因而疼痛的程度受患者心理、主观、精神以及社会等多种因素的影响,老年癌症患者大多数呈抑郁不安、焦虑、恐惧的心理,这些心理反应可加重疼痛程度,影响疼痛治疗,因而我们对老年癌症患者应加强心理护理。经常巡视病房,与老人多接触,多交谈,关心体贴,理解同情,视患者如亲人,消除患者的恐惧心理,以减轻患者对疼痛的感知反应,降低患者对疼痛的自觉意识,降低疼痛知觉。

## 四、老年肿瘤患者疼痛的护理

疼痛是肿瘤患者最常见症状之一,特别是晚期患者常有难以忍受的剧痛,直接影响患者的生活质量。加强疼痛的治疗护理,减轻患者的痛苦,提高生活质量,是对中晚期肿瘤患者的主要护理目标之一。

1. **药物止疼的护理** 对于药物止痛,护士要熟悉镇痛药的作用和使用方法。一般方法有口服、舌下含服、肌内注射、皮下注射和静脉注射等。其中常用的有口服、肌内注射。在给药时应正确评估疼痛的程度,及时、准确给药,观察止痛效果及药物的副作用,作出正确评价。镇痛药的最佳给药时间是在疼痛发生前,一般先用口服镇痛剂,如阿司匹林,因其对骨髓有抑制作用,放、化疗患者不宜长期使用。晚期癌性疼痛加重,给予可待因和阿司匹林同服,疼痛剧烈者可给予哌替啶肌注。护理人员必须严格按照医嘱执行。目前WHO倡导的三阶梯治疗是一种较为合理的使用止痛药物的方法。一阶梯使用吲哚美辛、罗通定等非麻醉药,可使大多数癌症疼痛得到缓解,这类药物对合并有发热者更为适用,在一阶梯止痛药物效果不明显时改用二阶梯止痛药物,以对乙酰氨基酚、布桂嗪等,该类药物为中枢性镇痛药物,与吲哚美辛等止痛药合用时有相加协同作用,可延长作用时间,减轻毒副作用,对给予一二阶梯药物效果欠佳者,改用三阶梯药物哌替啶、吗啡,该类药物镇痛效果确切,但易产生身体依赖性——耐药性和精神依赖性——成瘾性。持续疼痛可使痛阈降低,而且疼痛本身对镇痛药有对抗作用,所以要耐心听取患者的主诉,善于观察,掌握患者的疼痛规律,尽可能于前次给药效果消失前给药,以维持有效的血药浓度,减少患者不必要的痛苦及机体耐受性和依赖性,绝不可强调"成瘾"而拖延给药时间。注意患者体位舒适,保持病室安静,适当应用镇静剂,常可减少镇痛药的用量,达到止痛的效果。

2. **非药物止痛的护理** 对以疼痛为主要表现的患者,除配以必要的镇痛药外,还应进行必要的心理调整,指导患者使用各种减轻疼痛的非侵害性技巧和方法。如教患者放松操:即短暂疼痛可采用叹气、打呵欠方法减轻疼痛;持续疼痛可采用腹式呼吸,并嘱患者屈膝、屈髋、放松腹肌、背肌、闭目缓慢呼气,并给予一些放松的指导语,以减轻疼痛。也可采用意念方法:想象疼痛从伤口流出而消失,想象在同疾病作斗争,它可减轻疼痛的反应、感觉和苦恼。为转移患者的注意力可通过组织患者参加一些文娱活动,如听音乐、下棋、书法等来实现,但忌过劳,达到乐而忘痛就可以了。另外要注意为患者创造一个安静、整洁、舒适的治疗休息环境,使患者保持良好的情绪。

## 五、老年肿瘤患者的放化疗护理

### (一) 肿瘤放射治疗的护理

放射治疗是一种无选择性的损伤性治疗,治疗过程中对肿瘤和正常组织器官同样产生作用。因此,医务人员必须掌握放疗原则、适应证、禁忌证、反应的处理及护理。

1. **心理护理** 首次放疗应认真进行卫生宣教,使患者及家属了解放疗目的、注意事项、反应及处理方法,并介绍治疗成功的典例。同时告知放射量少,对机体损害不大,解除他们的顾虑、增强治疗信心。二次放疗要告诫亲属切忌嫌弃患者,要给予支持鼓励及关心,使其顺利接受放疗。

2. **照射野护理** 为保证放疗效果,减少对正常组织器官的伤害及并发症的发生,放疗前照射野要定位及标记,保持照射野皮肤清洁、干燥、防破损。对照射野内的组织器官进行必要辅助治疗及护理,如头颈部放疗者,要做口腔护理、洁齿、治疗龋齿,难以治愈的龋齿要拔除,待伤口愈合后方可开始放疗,防止放疗后拔牙,因抵抗力降低引起骨髓炎或骨坏死。

3. **放射反应护理** 放射反应的程度与放射剂量、照射野大小、部位(如脑、肝、脾、胃肠等反应更为明显)、患者全身情况及个体耐受性有关,放射反应分为全身反应和局部反应。

(1) 全身反应的护理:放疗使正常组织也受到一定的损害,常使患者产生一系列全身反应,如虚弱、乏力、头晕、头痛、厌食甚至恶心呕吐等。每次照射后患者静卧半小时对预防全身反应有一定帮助,鼓励患者多饮水,每日 2 000~4 000 ml,必要时补液,以促进毒素排泄。加强营养、设法增进患者食欲,放疗期间补充大量 B 族维生素。大面积照射常出现骨髓抑制现象,每周查血象 1~2 次,以便及时发现及早治疗。

(2) 局部反应的护理:在放疗期间及放疗后,应注意保护照射野皮肤,患者内衣应宽松、柔软、吸湿性强。保持照射野局部皮肤清洁、干燥,避免阳光直射、摩擦、创伤等物理刺激,以防感染;对于黏膜的反应,治疗期间应加强局部清洁如口腔含漱、阴道冲洗、鼻腔、鼻咽部用抗生素及润滑剂滴鼻。黏膜远期反应为黏膜干燥、萎缩,如软腭硬化收缩、食管狭窄、阴道黏膜粘连闭锁等;肿瘤所在器官或照射野内的正常器官,受射线的影响,发生一系列反应,如口腔、胃肠道黏膜充血、水肿、坏死,形成溃疡或出血;膀胱照射后可出现膀胱缩小、毛细血管扩张及大出血,临床上出现血尿;胸部照射后常发生放射性肺纤维变;脊髓受大剂量照射后会出现放射性脊髓炎,甚至引起瘫痪。放疗期间应加强照射器官反应的病情观察,加强护理及治疗,反应严重时应暂停放疗。

## (二) 肿瘤化学治疗的护理

1. **护理评价** 随着年龄的增长,一般老年患者全身情况较差,常患有心血管系统、呼吸系统疾病和糖尿病等,但这种变化并不存在于所有老年患者中,所以应该准确对患者情况进行全面了解和评估,以了解其伴随疾病和精神、心理状态,战胜疾病的信心,与医务人员的配合程度,从而对患者能否接受和忍受化疗做出充分评估,通过评估,制定护理措施,满足患者的护理需求。

2. **心理护理** 首先对老年患者的病情及心理方面的障碍要有正确的评估,根据个体的心理特点,制定相应计划。心理护理的重点是交流和疏导,根据患者对病情的知晓程度向患者讲解药物的用法,可能出现的不良反应、输液过程中应配合的要点,尽可能使患者知情同意,密切配合,并及时反映自我感受,不仅利于护理人员及时发现和处理问题,且可减少患者因缺乏充分思想准备而发生责怪及对立情绪。其次要提高患者社会支持的利用度,让患者有心理归属感,护理工作要为患者创造交流的机会,动员亲属给予患者精神和生活上的大力支持。

3. **饮食护理** 合理的膳食是确保营养支持的关键,对延长生命,增强机体免疫力,提高对化疗的耐受性和抗肿瘤治疗效果均有帮助。按老人的饮食与嗜好选用食物,以保证其食欲和摄入量,从而保证能提供充足的热能和各类营养素维持营养平衡和正常体重。老年人选择食物的种类尽量多样化,加工烹调宜精细,以克服老人咀嚼退化,味觉衰退的缺陷。化疗期间饮食宜清淡,保证足量水分摄入。必要时给予静脉营养支持和补液。

4. **静脉护理** 由于老年人生理功能处于退行状态,皮肤老化,皮下组织疏松,血管弹性及韧性降低,脆性增加,同时老年肿瘤患者身体消瘦、衰退,末梢循环血管充盈度不够、水肿等原因,老年肿瘤患者静脉穿刺成功率往往较低,易于外渗和产生静脉炎、血栓性静脉炎等并发症。化疗前的准备工作对静脉保护极为重要,同时,掌握好给药顺序,选择好静脉,加强巡视,及时排除输液中的故障,严格无菌操作,对化疗中的静脉炎及药物外渗可起到预防作用。目前经外周静脉中心静脉置管(PICC 的)广泛应用,减轻了对血管内膜及局部组织刺激,从而避免了药物性静脉炎和药物渗漏引起的局部刺激,是化疗的良好途径。

5. 用药护理　老年患者由于基础疾病多,极易出现一些与治疗用药本身无关的并发症,从而危及生命。因此要熟悉化疗药物的药理特性和老年期用药原则,了解和警惕老年期生理改变对药物分布、代谢和效果的影响,重视对患者的护理评价,密切观察药物的疗效和化疗药物的不良反应。静脉给药时注意药物的输入顺序,一般先给止吐药和化疗增敏剂,再用化疗药,输入速度根据药物说明和患者的具体情况。口服给药时,老年人的依从性较差,发药时督促患者按时按量服用;根据不同药物的不同特点,做好宣传解释工作。肌内或皮下给药时,选择肌肉或皮下组织丰富、血液循环良好的部位,以防药物在局部停留时间太长。

6. 加强基础护理　老年癌症患者免疫力低下,使其对疾病的应激能力更加脆弱,化疗后易出现多种并发症。保持病室通风,长期卧床患者保持床单位干净整洁和皮肤清洁,预防压疮的发生。操作时严格无菌操作规范,以减少交叉感染,提高疗效。

7. 不良反应护理　①骨髓抑制:老年癌症患者骨髓造血功能衰退,对抗肿瘤药物较为敏感,骨髓抑制甚为常见,且出现较早、较严重。因此在护理中要加强口腔和皮肤护理,护理操作动作要轻柔,避免一切机械损伤,改善食谱,改善营养状况,加强支持治疗。常见白细胞和血小板减少,化疗时应定期监测白细胞。护理时应按医嘱给予 B 族维生素、维生素 C,以及促进骨髓造血的药物,可减轻抗癌药对骨髓的毒性;当白细胞少于 $1.0\times10^9/L$ 时应采取保护性隔离措施;有出血倾向时,须输新鲜全血或血小板等;合并感染时,用抗感染药治疗。②消化道反应:常见恶心、呕吐、腹泻。护理应注意调节饮食,给予易消化的软食、半流食等;给予保护胃肠道的药物;维持水、电解质平衡和热量;必要时可按医嘱给予补液治疗。③肝功能损害:应定期检查肝功能,可用 B 族维生素、维生素 C 以及葡萄糖等。④心血管反应:应注意观察脉搏、心律和心电图的变化,一旦出现异常,应减量或停药。⑤肾功能损害:鼓励患者多饮水,观察尿量和尿常规的改变,发现异常及时通知医生。

---

## 复习题(第一节至第五节)

【A 型题】

1. 关于老年人呼吸系统的生理变化,不正确的是:　　　　　　　　　　　　　　　(　　)
   A. 通气与换气功能均减退　　　　　　　B. 气道低反应性
   C. 肺弹性降低,回缩力减退,有效呼吸面积减少　　D. 肺与胸廓的顺应性下降
   E. 呼吸肌衰退

2. 已知引起 COPD 的最重要的原因是:　　　　　　　　　　　　　　　　　　(　　)
   A. 气道感染　　B. 吸烟　　C. 空气污染　　D. 过敏　　E. 遗传因素

3. 下列哪项不是老年人慢性阻塞性肺部疾病的并发症?　　　　　　　　　　　(　　)
   A. 肺心病　　　　　　B. 休克　　　　　　C. 电解质紊乱
   D. 呼吸性碱中毒　　　E. DIC

4. 老年人肺炎临床表现不典型,表现为:　　　　　　　　　　　　　　　　　(　　)
   A. 畏寒　　　　　　B. 寒战　　　　　　C. 发热
   D. 胸痛　　　　　　E. 发热和白细胞增加不明显

5. 为老年患者痰液黏稠不易咳出者提供的护理措施,错误的是:　　　　　　　(　　)
   A. 遵医嘱给予雾化吸入,以稀释痰液

B. 做呼吸练习前可先做胸部叩击

C. 胸部叩击时,护理人员应规律地在背部进行自下而上的拍背叩击 10 min 左右

D. 胸部叩击可在餐后进行

E. 咳嗽练习有助于患者排痰

6. 导致 COPD 患者死亡的常见原因是： （　　）
   A. 肺心病　　　　　　　B. 严重肺部感染　　　　C. 急性呼吸衰竭
   D. 肺癌　　　　　　　　E. 肺动脉高压

7. 促进 COPD 患者的排痰,描述不正确的是： （　　）
   A. 湿化呼吸道　　　　　B. 胸部叩击　　　　　　C. 体位引流
   D. 使用激素　　　　　　E. 促进有效咳嗽

8. 院外肺炎的主要病原体是： （　　）
   A. 肺炎链球菌、流感嗜血杆菌　　B. 需氧革兰阴性杆菌　　C. 革兰阳性球菌
   D. 真菌　　　　　　　　E. 病毒

9. 慢性肺心病的病因最多见的是： （　　）
   A. 肺炎　　　　　　　　B. COPD　　　　　　　　C. 支气管哮喘
   D. 肺癌　　　　　　　　E. 支气管扩张

10. 关于慢性肺心病心肺功能失代偿期的临床表现,描述错误的是： （　　）
    A. 主要表现为右心衰竭和呼吸衰竭
    B. 右心衰主要表现为发绀,颈静脉怒张,肝脏肿大
    C. 呼吸衰竭大多为Ⅰ型呼吸衰竭
    D. 慢性缺氧多表现为呼吸困难,心率加速,思维活动及判断能力减低
    E. 患者可出现气急、心慌、尿少、水电解质紊乱、酸碱失衡等

11. 慢性肺心病死亡的首要原因是： （　　）
    A. 酸碱失衡、电解质紊乱　　B. 肺性脑病　　　　　　C. 心律失常
    D. DIC　　　　　　　　E. 上消化道出血

12. 老年期呼吸道的退行性变化不包括： （　　）
    A. 吞咽功能失调,易发生误咽　　B. 腺体萎缩,黏膜干燥　　C. 肺泡残气量增加
    D. 胸腔前后径增大　　E. 呼吸道黏膜 SIgA 分泌增加

13. 老年 COPD 者不同于一般成人的特点,描述不正确的是： （　　）
    A. 呼吸困难更突出　　　B. 机体反应能力差　　　C. 易反复感染
    D. 易诱发左心衰　　　　E. 易诱发右心衰

14. 男患 70 岁,已诊断为肺心病 3 年,一周来咳嗽、咳痰、喘息加重,双下肢水肿。体检肺内湿性啰音密集,心率 100 次/min,肝肋下 2.5 cm,双下肢水肿。白细胞计数及中性粒细胞分类均增高,血气分析:pH 7.33,$PaO_2$ 50 mmHg,$PaCO_2$ 78 mmHg,$HCO_3^-$ 34 mmol/L。根据以上资料,对此患者治疗时最首要的是： （　　）
    A. 呼吸兴奋剂　　　　　B. 人工通气　　　　　　C. 氧疗
    D. 应用利尿剂　　　　　E. 积极控制感染

15. 老年人心血管系统的生理变化,不包括： （　　）
    A. 心脏泵功能减退
    B. 最大起搏心率减退,心脏自律性下降
    C. 房室结内 8 : 1 现脂肪组织浸润,容易发生房室传导阻滞
    D. 心脏结构最明显的改变是右心室肥厚,右心室腔相对变小

E．瓣膜增厚、钙化，腱索缩短，功能下降，导致瓣膜反流
16．老年人心衰的体征正确的是：( )
   A．心界常比实际心脏大　　　　　　　　B．心尖搏动位移代表心脏大小
   C．肺部湿啰音代表心力衰竭　　　　　　D．长期卧床者水肿出现在骶部而非下肢
   E．静脉曲张
17．老年人心衰的最常见原因是：( )
   A．冠心病　　　B．高血压　　　C．贫血　　　D．甲亢　　　E．风湿性心瓣膜病
18．关于老年人心衰的临床表现，描述正确的是：( )
   A．白天症状重
   B．喜左侧卧位
   C．常于睡眠中突然胸闷憋醒，垫高枕头或坐起感觉呼吸顺畅
   D．与腹胀、恶心无关
   E．不会引起咳嗽
19．在心力衰竭治疗中可以同时减轻心脏前负荷和后负荷的药物是：( )
   A．硝酸异山梨酯（消心痛）　　B．氢氯噻嗪（双氢克尿噻）　　C．毛花苷丙（西地兰）
   D．硝普钠　　　　　　　　　　E．多巴胺
20．下列哪项不是洋地黄类药物中毒的原因？( )
   A．老年人肾功能减退　　　　　　　B．随增龄心脏对洋地黄的敏感性增加
   C．老年心衰易发生电解质紊乱　　　D．老年人常并发多种疾病，同时服用多种药物
   E．高钾血症
21．老年患者心衰的诱因，最常见的是：( )
   A．肺炎和急性心肌缺血　　B．心律失常　　　　　　C．肾功能衰竭
   D．大量快速输液　　　　　E．情绪急剧变化
22．下列不属于不稳定型心绞痛诱发因素的是：( )
   A．情绪激动　　　B．劳累　　　C．吸烟　　　D．饥饿　　　E．寒冷
23．心绞痛发作性胸痛部位在：( )
   A．胸骨后且向左肩、左臂内侧放射　　　　B．胸骨前且向左肩、左臂外侧放射
   C．胸骨上段向右肩背部放射　　　　　　　D．心尖区且向左肩、左臂内侧放射
   E．剑突附近向右肩、右臂内侧放射
24．老年急性心梗起病的诱因不包括：( )
   A．抬重物　　　B．情绪激动　　　C．暴饮暴食　　　D．便秘　　　E．散步
25．关于老年人急性心梗的临床表现，描述错误的是：( )
   A．症状常不典型，可出现无痛性心肌梗死
   B．多数患者表现为难以忍受的压榨样疼痛，伴大汗、烦躁、濒死感
   C．个别可表现为晕厥
   D．可出现上腹部疼痛伴恶心、呕吐、咽部发紧
   E．老年人心电图改变不典型
26．关于老年人急性心梗心电图的描述，不正确的是：( )
   A．典型心电图的表现有：病理性Q波、ST段弓背样抬高，T波倒置
   B．老年人常可出现不典型心电图表现
   C．可无病理性Q波，仅有ST-T改变
   D．老年人常有束支传导阻滞，若发生心肌梗死，不易出现典型心肌梗死图形

E. 老年人常发生局灶性心肌梗死,此类梗死的面积小,心电图可见T波倒置,ST段抬高

27. 下列关于老年人高血压的特点,正确的说法是: （ ）
   A. 临床上以舒张期血压升高为多见    B. 血压水平比较平稳,不易波动
   C. 易发生体位性低血压    D. 老年人高血压的并发症以急性肾功能衰竭多见
   E. 合并心力衰竭者少见

28. 下列关于高血压非药物治疗的叙述不正确的是: （ ）
   A. 适当运动    B. 减轻体重    C. 控制热量摄入
   D. 限制钾盐    E. 戒烟、限制饮酒

29. 高血压的发病因素不包括: （ ）
   A. 遗传因素    B. 年龄因素    C. 精神因素
   D. 食盐摄入量    E. 低体重

30. 高血压的诊断标准是: （ ）
   A. 收缩压≥130 mmHg 和(或)舒张压≥85 mmHg
   B. 收缩压≥130 mmHg 和(或)舒张压≥90～100 mmHg
   C. 收缩压≥140 mmHg 和(或)舒张压≥85 mmHg
   D. 收缩压≥140 mmHg 和(或)舒张压≥90 mmHg
   E. 收缩压≥140 mmHg 和(或)舒张压≥95 mmHg

31. 常用降压药物硝苯地平属于: （ ）
   A. 利尿剂    B. β受体阻滞剂    C. 钙拮抗剂
   D. ACEI    E. α受体阻滞剂

32. 老年人胃黏膜变化的基本病理改变是: （ ）
   A. 腺体发生萎缩    B. 胃黏液分泌减少
   C. 胃黏膜固有层胶原组织增生    D. 幽门螺杆菌感染
   E. 胃黏膜血流量减少

33. 诊断溃疡病最优的方法是: （ ）
   A. X线钡餐胃肠道造影    B. 胃镜检查    C. CT
   D. MRI    E. 超声

34. 下列哪项不是消化性溃疡的病因? （ ）
   A. 胃黏膜抗溃疡能力降低    B. 胃激素分泌亢进    C. 肺功能减退
   D. 暴饮暴食    E. 幽门螺杆菌感染

35. 老年人消化性溃疡的疼痛缺乏规律性,与下列哪项因素无关? （ ）
   A. 感觉迟钝    B. 伴有慢性胃炎    C. 老年人胃排空能力差
   D. 幽门螺杆菌感染    E. 胃体溃疡较幽门溃疡轻

36. 对老年人消化性溃疡临床表现的描述,不正确的是: （ ）
   A. 临床症状不典型    B. 疼痛部位模糊难以定位    C. 疼痛不规则放射
   D. 缺乏典型节律性上腹疼痛    E. 粪便潜血试验多呈持续阳性

37. 对早期胃癌最具诊断价值的检查是: （ ）
   A. 血沉    B. 大便隐血试验    C. 胃液检查
   D. 胃镜及活检    E. X线钡餐检查

38. 对胃癌治疗叙述错误的是: （ ）
   A. 决不轻易放弃手术治疗机会
   B. 对确已手术切除无望的患者,可试行新辅助化疗

C. 缓解并发症,改善生活质量
D. 高龄本身就是手术禁忌证
E. 手术治疗是目前唯一有可能根治的疗法

39. 下列哪种药物属于 $H_2$ 受体拮抗剂? ( )
    A. 复方铝酸片(胃必治)　　B. 哌仑西平　　C. 奥美拉唑
    D. 法莫替丁　　E. 硫糖铝(胃溃宁)

40. 老年性肠梗阻的临床表现不包括: ( )
    A. 腹痛,腹胀　　B. 恶心,呕吐　　C. 停止排气
    D. 放散痛　　E. 停止排便

41. 与消化性溃疡的发生有关的病原菌是: ( )
    A. 链球菌　　B. 肺炎球菌　　C. 幽门螺杆菌
    D. 金黄色葡萄球菌　　E. 大肠埃希菌

42. 对老年人的消化性溃疡,叙述不正确的是: ( )
    A. 有典型的节律性上腹疼痛,周期性发作　　B. 症状不典型
    C. 以消化不良症状为主要表现　　D. 可能伴贫血和体重下降
    E. 应注意与胃癌鉴别

43. 消化性溃疡最常见的并发症是: ( )
    A. 穿孔　　B. 上消化道出血　　C. 幽门梗阻
    D. 癌变　　E. 营养不良

44. 奥美拉唑抑制胃酸分泌的作用机理是: ( )
    A. 与溃疡面结合形成保护屏障　　B. 抑制壁细胞内的 $H^+-K^+-ATP$ 酶
    C. 与盐酸作用形成盐和水　　D. 通过选择性竞争结合 $H_2$ 受体,使壁细胞分泌胃酸减少
    E. 可刺激局部内源性前列腺素的合成

45. 服用抗酸药宜在: ( )
    A. 餐前　　B. 餐后 1h 及临睡前　　C. 两餐之间
    D. 每日清晨 1 次　　E. 进餐时与食物同服

46. 老年期易发生尿路感染的生理原因为: ( )
    A. 膀胱括约肌萎缩、松弛,控制排尿困难　　B. 易出现尿频、尿失禁
    C. 男性多有前列腺增生,可发生尿潴留　　D. 易出现尿液反流
    E. 以上都是

47. 与老年人易出现尿频、尿失禁无关的因素是: ( )
    A. 肾脏尿液浓缩、稀释功能降低　　B. 膀胱逐渐缩小,容量减少
    C. 膀胱与尿道括约肌松弛　　D. 膀胱括约肌萎缩致控制排尿困难
    E. 膀胱排空能力减退

48. 老年人药物吸收、分布及排泄特点是: ( )
    A. 胃肠道吸收药物时间延长
    B. 老年人体液减少,水溶性药物在组织中减少
    C. 老年人脂肪增加,脂溶性药物在组织中增多
    D. 由于大多数药物从肾排出,老年人肾功能降低,故药物排泄缓慢
    E. 以上都是

49. 关于老年人肾脏逐渐萎缩,使肾脏的重量逐渐减少,下列说法正确的是: ( )
    A. 主要是肾皮质的增多　　B. 主要是肾髓质的减少　　C. 肾单位增加

D. 出现生理性肾小管硬化　　　　E. 间质纤维化,可致肾锥体萎缩

50. 老年人甲亢的临床表现特点不包括：（　　）
    A. 症状轻微、时隐时现　　　　　　B. 消瘦及食欲减退少见
    C. 高代谢、眼病、甲状腺肿大均可不明显　　D. 少数患者仅以心房颤动为主症
    E. 心电图可出现 ST 段以及 T 波改变

51. 老年甲亢患者提供的护理措施中,错误的是：（　　）
    A. 注意观察病情,警惕甲状腺危象发生
    B. 在进行静脉推注和输液时,要缩短输液时间
    C. 指导患者多吃些营养丰富而又容易消化的食物
    D. 治疗前后一周内避免服用含碘的药物和食物
    E. 做好心理护理

52. 下列有关老年期胰腺的变化,叙述不正确的是：（　　）
    A. 胰岛细胞变性　　　　　　　　　B. 胰岛素分泌相对增加
    C. 循环血液中存在抗胰岛素抗体　　D. 周围组织的胰岛素受体量减少
    E. 胰腺组织萎缩

53. 下列不属于糖尿病慢性并发症的是：（　　）
    A. 神经病变　　　　B. 冠心病　　　　C. 视网膜病变
    D. 贫血　　　　　　E. 肾病

54. 糖尿病的病因不包括：（　　）
    A. 胰岛 B 细胞分泌胰岛素减少　　　B. 糖类摄入减少糖耐量减退
    C. 胰岛素敏感性降低　　　　　　　D. 肥胖
    E. 葡萄糖被肌肉摄取、储存和代谢增加

55. 老年糖尿病的特点不包括：（　　）
    A. 症状不典型或完全无症状　　　　B. 心血管、神经及肾病并发症多见
    C. 多为 1 型糖尿病　　　　　　　　D. 易为伴随疾病掩盖症状
    E. 防御感染能力明显降低

56. 关于老年人应用降糖药物的描述,错误的是：（　　）
    A. 注射胰岛素必须与饮食配合好,不可剧烈运动
    B. α糖苷酶抑制剂（阿卡波糖）主要控制空腹血糖
    C. 由于肝肾功能减退,容易发生低血糖
    D. 老年糖尿病不主张胰岛素强化治疗,剂量调整应微调
    E. 二甲双胍是老年糖尿病的基础用药,用于糖尿病前期及糖尿病全程

【判断题】

1. 老人肺主要表现是肺萎缩,肺实质体积及重量减少,硬度加大,弹性下降,呈现灰黑色。（　　）
2. 老年人呼吸肌活动度及能量储备随年龄增加不断下降,在体力活动后易出现胸闷、气短。（　　）
3. 心肌梗死是诱发老年肺心病急性加重的最常见原因。（　　）
4. 老年人患 COPD 的原因中大气污染是已知的最重要原因。（　　）
5. 引起老年性院外肺炎的病原体以需氧革兰阴性杆菌和革兰阳性球菌为主。（　　）
6. 用体位引流的方法引流肺上叶时可采用头低脚高位。（　　）
7. 食管旁裂孔疝表现为食管胃连接部通过食管裂孔向上疝入后纵隔。（　　）

8. 老年人患肠梗阻后可行肛门高压灌肠。( )
9. 消化性溃疡病因和发病机理是损害因素与保护因素的关系失调所致。( )
10. 老年人行前列腺切除术后1个月内应温水坐浴促进伤口愈合。( )
11. 老年人随着年龄的增长，完整和正常的肾小球数目进行性增加。( )

【填空题】
1. 下气道由_____、_____、_____及_____等组成。
2. 上气道由_____、_____、_____组成。
3. 诱发呼吸道疾病的高危因素有_____、_____、_____、_____、糖尿病、营养不良。
4. 对心肌梗死急性期患者的护理措施包括：绝对_____、保持_____、持续_____、少食多餐，不宜_____、防止_____。
5. 不稳定型心绞痛的常见诱因有劳累、_____、_____、便秘等。
6. 冠心病最常见的病因是_____。
7. 老年急性心梗诱因：_____、_____、_____、_____、_____。
8. 注射低分子肝素时一般选择_____皮下，药液应注入_____，避免误入_____致出血。
9. 老年性肠梗阻主要有两个特点：_____、_____。
10. 老年消化性溃疡患者，常因_____，以及与年龄相关的肌肉萎缩和营养贮备减少使体重减轻，_____往往成为唯一或首发表现，易误诊为恶性肿瘤。
11. 老年前列腺增生症临床表现主要表现为_____、_____、_____等。
12. 甲亢以_____系统、_____系统、_____系统等的兴奋性增高为主要表现，是临床上常见的内分泌疾病之一。

【名词解释】
1. 慢性肺源性心脏病　2. 慢性阻塞性肺部疾病　3. 支气管哮喘　4. 充血性心力衰竭
5. 冠状动脉性心脏病　6. 老年肠梗阻　7. 甲状腺功能亢进症

【问答题】
1. 简述肺心病常见的并发症有哪些？
2. 简述肺心病患者应维持低流量、低浓度吸氧的主要原因有哪些？
3. 经皮冠状动脉介入术(PCI)的术后护理措施有哪些？
4. 老年高血压应用硝酸甘油时，应采取哪些护理措施？
5. 简述老年前列腺增生症常见护理问题。
6. 阐述老年急性肾功能衰竭患者的护理措施。
7. 阐述老年前列腺增生症术后引流管的护理。

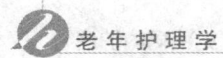

## 复习题(第六节至第十节)

【A 型题】

1. 老年退行性骨关节病最早的临床表现主诉是： ( )
   A．关节畸形　　　　　B．关节肿胀　　　　　C．关节疼痛
   D．关节活动受限　　　E．关节半脱位

2. 脑出血最常见的原因是： ( )
   A．脑动脉炎　　　　　B．脑动脉瘤　　　　　C．血液病
   D．高血压和脑动脉硬化　E．脑血管畸形

3. 以下何种药物为震颤麻痹多巴胺代替疗法？ ( )
   A．苯海索　　　　　　B．左旋多巴　　　　　C．地西泮
   D．新斯的明　　　　　E．利舍平

4. 下述哪项不符合震颤麻痹的症状？ ( )
   A．面具脸　　　　　　B．慌张步态　　　　　C．搓药丸样动作
   D．动作时震颤加剧　　E．小写症

5. 震颤麻痹的步态为： ( )
   A．跨阈步态　　　　　B．醉汉步态　　　　　C．慌张步态
   D．剪刀样步态　　　　E．划圈样步态

6. 脑血栓形成最常见的病因是： ( )
   A．风湿性心脏病　　　B．脑动脉粥样硬化　　C．高血压
   D．休克　　　　　　　E．先天性脑底动脉瘤

7. 在急性脑血管病中,起病最急的是： ( )
   A．蛛网膜下腔出血　　B．脑出血　　　　　　C．脑栓塞
   D．脑血栓形成　　　　E．短暂性脑缺血发作

8. 脑栓塞最常见的病因是： ( )
   A．风湿性心脏病　　　B．高血压　　　　　　C．股骨骨折
   D．羊水栓塞　　　　　E．动脉硬化

9. 帕金森病的临床表现不应有： ( )
   A．运动减少　　　　　B．跨阈步态　　　　　C．面具脸
   D．静止性震颤　　　　E．自主神经功能紊乱

10. 短暂性脑缺血发作(TIA)后神经功能完全恢复的时间最长不超过： ( )
    A．1 h　　　B．6 h　　　C．12 h　　　D．24 h　　　E．36 h

11. 下列哪项因素与宫颈癌的发病无关？ ( )
    A．性生活和婚育　　　B．高脂肪饮食　　　　C．真菌感染
    D．口服避孕药的使用　E．病毒感染

12. 治疗震颤麻痹药物中,属于抗胆碱能药物的是： ( )
    A．苯海索(安坦)　　　B．金刚烷胺　　　　　C．左旋多巴(美多巴)
    D．溴隐亭　　　　　　E．卡比多巴(息宁)

13. 引起震颤麻痹的主要病变部位是： ( )

A．壳核　　　　　　　B．尾状核　　　　C．苍白球　　　　D．黑质　　　　　E．丘脑底部
14．震颤麻痹的常见首发症状为： （　　）
　　A．肌强直　　　　　　　　　B．运动迟缓　　　　　　　C．姿势步态异常
　　D．震颤　　　　　　　　　　E．说话缓慢，语调低沉
15．以下哪项不是震颤麻痹的症状？ （　　）
　　A．静止性震颤　　　　　　　B．面具脸　　　　　　　　C．慌张步态
　　D．舞蹈样动作　　　　　　　E．铅管样强直
16．治疗帕金森病不用： （　　）
　　A．阿昔洛韦(无环鸟苷)　　　B．金刚烷胺　　　　　　　C．苯海索(安坦)
　　D．左旋多巴(美多巴)　　　　E．溴隐亭
17．老年人失明最常见的原因为： （　　）
　　A．老年性闭角型青光眼　　　B．老年性开角型青光眼　　C．糖尿病视网膜病变
　　D．视网膜静脉阻塞　　　　　E．老年性白内障
18．下列何种药物不是青光眼老人禁用或慎用的药物？ （　　）
　　A．山莨菪碱类药物　　　　　B．地西泮　　　　　　　　C．钙剂
　　D．血管扩张药　　　　　　　E．阿托品
19．老年人避免使用以下耳毒性药物，除外： （　　）
　　A．庆大霉素　　　　　　　　B．链霉素　　　　　　　　C．卡那霉素
　　D．烟酸　　　　　　　　　　E．喹宁
20．护理老年脑血管病偏瘫患者应： （　　）
　　A．在恢复期尽可能从健侧接近老人　　　B．评估老人的吞咽困难程度
　　C．训练老人自己进食　　　　　　　　　D．鼓励老人借助助行器练习走步
　　E．保持关节的功能位和维持关节的正常活动范围

【判断题】
1．老年性骨质疏松症患者的重要治疗措施是补充钙和维生素 B。 （　　）
2．有严重肝肾损害的老年性骨质疏松症患者治疗可用雌激素代替疗法。 （　　）
3．骨髓是人体最主要的造血器官，参与造血的骨髓称为黄骨髓。 （　　）
4．老年人铁丢失过多最常见的原因是消化道急性失血。 （　　）
5．老年人缺铁性贫血的首要治疗是尽可能消除引起贫血的原因，这是治疗贫血的首要原则。其次是补充铁剂。 （　　）
6．吸烟、酗酒、低蛋白低盐饮食、大量饮用咖啡、光照减少等均是骨质疏松的易发因素。 （　　）
7．维生素含量较高的食物，尤其是维生素 C 和维生素 D 以及钙这三种物质，它们是防治骨质疏松的最理想的营养元素。 （　　）
8．脑血栓形成多在活动和情绪激动时发病。 （　　）
9．老年人脑出血最常见的病因是脑动脉瘤和脑动静脉畸形。 （　　）
10．老年肿瘤患者疼痛时给镇痛药的最佳给药时间是在疼痛发生后。 （　　）

【填空题】
1．运动系统主要由　　　　、　　　　和　　　　组成，全身各骨通过关节相连形成骨骼，构成骨支架及人体基本形态，并有支持体重，保护内脏的功能。
2．临床上颈椎病分为　　　　、　　　　、　　　　和　　　　四种类型。

3. 临床上颈椎病分为四型，其中发病率最高的类型为_____型颈椎病；引起大小便失禁或尿潴留，严重者可引起瘫痪的类型为_____型颈椎病。
4. 腰椎间盘突出症是_____破裂或_____突出，压迫和刺激相应水平的一侧或两侧神经根或马尾神经所引起的一系列症状和体征。
5. 老年性骨质疏松症主要致病因素有_____、_____、_____和_____。
6. _____是病因不明的进行性变性疾病，是痴呆最常见的病因，首发症状为_____。
7. 特发性帕金森病的病因迄今未明，目前认为与_____、_____、_____有关。
8. 骨髓是人体最主要的造血器官，位于骨髓腔内，有_____和_____之分。
9. 巨幼细胞贫血是指机体缺乏_____和（或）_____引起细胞核DNA合成障碍所致的贫血。
10. 老年性白内障分为_____、_____和_____三型白内障，其中_____是老年性白内障最常见的一种类型。

【名词解释】
1. 老年退行性骨关节病　　2. 短暂性脑缺血发作（TIA）　　3. 贫血　　4. 骨髓增生异常综合征
5. 弥散性血管内凝血　　6. 老年性聋　　7. 老年性白内障

【问答题】
1. 简述患有运动系统疾病老人疼痛的护理。
2. 简述老年人神经系统的生理或病理性变化。
3. 分别叙述颈内动脉系统和椎基底动脉系统短暂性脑缺血发作的临床表现。
4. 试述老年人与年轻人患急性粒细胞白血病的区别。
5. 简述老年肿瘤患者疼痛的护理。
6. 简述老年肿瘤患者的心理护理。
7. 简述肿瘤放射治疗的照射野护理。
8. 简述肿瘤化学治疗不良反应处理。

# 第十章

# 老年人的康复护理

## 导学

**内容及要求**

老年人的康复护理包括老年病康复概述和老年康复护理两部分的内容。

老年病康复概述包括康复医学、老年康复和老年康复护理的概念、老年病康复的原则、老年病康复的要点。在学习中应重点掌握老年康复和老年康复护理的概念、老年病康复的原则、老年病康复的要点；熟悉康复医学的概念。

老年康复护理包括老年病康复护理的进展、老年人康复护理原则、康复护理人员的职责和任务、常用的老年康复治疗方法。在学习中，应重点掌握老年人康复护理原则、康复护理人员的职责和任务；熟悉常用的老年康复治疗方法；了解老年病康复护理的进展。

**重点、难点**

老年人的康复护理的重点是老年康复和老年康复护理的概念、老年人康复护理原则、康复护理人员的职责和任务。其难点是正确理解老年病康复的原则、老年人康复护理原则的含义并将其运用于实践中，正确理解老年病康复的要点并在护理实践中准确把握。

## 第一节 概 述

### 一、康复医学相关概念

康复医学（rehabilitation medicine）从广义上说是应用医学科学及其有关技术，使功能障碍者的潜在能力和残存功能得到充分发挥的医学科学。目前国际上通常所指的康复医学是狭义的概念，即康复医学是以功能为导向，为了达到全面康复的目的，主要应用医学和康复工程的技术，研究有关功能障碍的预防、评定和处理（治疗、训练）的一门医学科学，其服务对象主要是躯体残疾者以及各种有功能障碍的慢性病患者和老年患者，改善其生理和心理的整体功能，使其在精神上和职业上得到康复，为其重返社会创造条件。

老年康复是指应用医学和康复工程的技术，帮助老年人维持和改善机体功能，延缓衰退，尽可能维持老年人生活自理能力，提高老年人生活质量的过程。

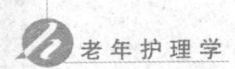

老年康复护理是指在为老年患者提供一般基础护理内容的基础上,应用各种专门的护理技术,对老年患者进行残存功能的训练,努力挖掘残疾老年人心理上、躯体上的自理能力,为回归社会做准备的过程。

## 二、老年病康复的原则

1. **坚持长期综合性治疗** 康复治疗是一个长期、艰巨的综合性治疗过程,特别要强调患者本人及家属坚持治疗的积极性,做好长期坚持的心理准备。指导家属协助老人做好力所能及的体力活动,要尽量让老人生活自理,活动越多效果越好,不得过多代劳,否则适得其反。

2. **尽早开始康复治疗** 康复应和急诊抢救同步进行,并贯彻到治疗的全过程中。在抢救时应做好预防性康复,病情一旦稳定,应该立即开始上下肢被动活动,减少肌肉萎缩同时可以增加肌力,通过肩、肘、膝关节活动逐渐增加各关节的活动范围,随着病情好转可指导患者自行活动。对长期患有慢性病,伴有功能障碍的老年人要在老年早期进行康复治疗,因年龄越小身体功能潜力越好,而且适应能力尚可,康复效果就会更好。

3. **尽早开始运动** 病情稳定后,要鼓励患者早活动、早下床、早走路,可以使患者早日恢复,降低致残率。长期卧床会导致机体部分功能下降,肌肉萎缩。所以应尽早活动,但是一定要注意逐渐增加活动量,同时注意活动时动作要缓慢,不要突然变换体位以免引起体位性低血压。

4. **重视心理治疗** 老年人离、退休后,由于角色的转变,会产生失落感,患有慢性病的老年人更会产生很大的心理压力,有的患者致残后往往悲观厌世,所以心理治疗尤为重要。一定要做好安慰解释工作,使患者了解自己的病情,消除顾虑,树立信心,理解康复治疗的重要性,主动配合康复训练。

5. **应用科学治疗的原则** 康复治疗需要根据人体结构、生理功能、病理状态等医学知识为基础,设计科学合理的康复治疗方案,才能收到预期效果。例如对于偏瘫和截瘫患者,康复治疗都要依据神经生理学进行,根据截瘫不同类型选择不同的方法,效果更好。

## 三、老年病康复的要点

1. **控制原发疾病及阻止功能退化** 老年人患病后出现的功能退化或缺失,大多是因为患有久治不愈的慢性疾病。要帮助老年人恢复机体功能,首先要控制原发病,延缓病程进展,才能有效地阻止功能退化,例如对脑血管意外、糖尿病、冠心病等首先尽早控制病情,防止功能障碍的继续发展。

2. **预防继发性并发症和功能障碍** 老年人患病后容易出现各种并发症,常见的疾病并发症有抑郁、肺炎、压力性大小便失禁、肌肉萎缩、静脉血栓等等。护理人员应与医生合作,积极采取有效措施预防并发症的出现,并且要对老人及其家属开展健康教育,指导老人及其家属采取有效措施加以预防,以减少继发性并发症的发生和由并发症引起的功能障碍。

3. **恢复已丧失的功能性活动能力** 这是老年病康复的重点,要求护理人员采取运动疗法、按摩推拿疗法、物理疗法、作业疗法、语言训练法、心理疗法、康复工程器械、矫形器装置的使用等方法来恢复老年人已丧失的活动功能,尽早改善其功能性活动能力。

4. **帮助患者重返社会** 康复训练要在改善和恢复机体功能的基础上,帮助老人学习新的技能,使老人走出家门,参加必要的社交活动,甚至从事力所能及的工作,为社会做出新的贡献。因此,护理人员既要重视老人的身体功能恢复,还要重视老人的心理疏导和适应性训练,帮助老人学习和运用新的技能完成日常生活活动,实现与人的正常交往,最终实现老人生活质量的全面提升。

5. **改造适合患者功能状况的环境** 有些老年患者即使经过积极治疗和康复训练,仍可能留下永久性的功能缺陷或残疾,而且这些缺陷或残疾使老人无法适应通常的环境。因此,护理人员要指导老年人的家庭或有关部门对老年人生活的环境做出必要的改造,如家庭房间的布局、通道和出入口设计要便于轮椅通过;降低厨房灶台的高度便于老年人自行备餐;卫生间增设扶手等。使得老人在身体残障的情况下仍然能够完成大部分的生活自理活动,可以增强老人的信心,也可以减轻照顾者的负担。

6. 鼓励患者家属参与患者康复　康复计划的执行需要老人家属的密切配合,家属在康复过程中对辅导、帮助、鼓励患者训练,坚持合作等起到重要作用,也对患者的心理情绪稳定起到很大的作用。因此,制定康复计划时要让老人及家属参与,使他们明确康复计划中制定的目标、方案、评价方法等,便于老人和家属配合完成康复计划,达到预期康复效果。

## 第二节　老年康复护理

### 一、老年病康复护理的进展

20世纪80年代,我国引进现代康复医学的理论和方法,并与传统康复医学结合,促进了我国康复医学事业的发展。随着交通事故和其他意外损伤的增多,老年人口比例上升,社会残疾人口相应增加,客观的需要推动了康复医学的较大发展。同时,由于现代神经生理学、行为医学、生物医学工程学的进步,用于功能检查和康复的新仪器不断涌现,使康复医学的发展获得了新的动力。另外随着预防、保健、医疗、康复四位一体大卫生观的提出,预防医学、康复医学得到迅速的发展。

康复护理是康复医学不可分割的重要组成部分,随着康复医学的发展而发展。1987年6月11日～15日,在北京召开了由中国残疾人福利基金会康复协会举办"康复护理研究会"成立大会,聘请林菊英为名誉理事长,蔡藕珍任理事长,大会进行了康复护理方面的学术交流。该研究会旨在致力康复护理研究,是全国康复护理工作者的学术团体。1989年12月卫生部颁布的《医院评审分级标准》中,把设置康复科作为一项评价标准,对不同等级的综合医院提出了不同要求。为了达到这个标准,各级综合医院陆续开展了相应的康复医疗业务,抽调临床护理人员担负起康复护理人员的工作。通过十余年的发展,国内专业人士已逐渐认识到康复护理是康复医学的重要组成部分,是为了适应康复治疗的需要,从基础护理中发展起来的一门专科护理技术。1997年4月新版《新编护理学》也增添了康复护理的内容,对康复护理的主要任务和基本工作内容进行了详细阐述。我国目前对康复护理的研究着重在骨科、神经科、心脏、老年病等临床专科疾病的康复。20世纪90年代以后《中华护理杂志》《实用护理杂志》等护理专业期刊中有关康复护理的临床报道逐渐增多。

对临床康复护理理论和实践的研究使护理界日益认识到康复护理在患者治疗全过程中的地位,预防为主的新康复观渗透到临床护理各学科。老年人是人生经历中最长的一个时期,老年人的生存质量非常重要。随着年龄的增长,人体的内脏、骨关节和肌肉存在着不同程度的退行性改变,功能逐渐衰退,再加上慢性病的影响,容易使老年人行动受限,进一步影响身心健康,生活质量下降。

随着科学技术的发展、康复技术的提高和康复设备的更新,康复护理技巧也有了逐步地提高,使老年人的维持和改善肢体功能,延缓衰退,维持老年人生活自理能力,提高老年人的生存质量的康复目标得以实现。

### 二、老年人康复护理原则

1. 早期介入　做好老年人伤病急性期及恢复早期的康复护理是促进功能恢复和预防继发性残疾的关键。因此,老年人的康复护理应与临床护理同步,在疾病治疗的同时,在病情许可的范围内尽早开始预防性功能锻炼,为疾病恢复后进一步的康复打下基础,如每天为卧床老人进行关节的被动活动以预防关节僵硬。

2. 自我护理　老年人的康复需要循序渐进、持之以恒。因此,要通过健康教育调动老年人的主观能动性,变被动接受护理为主动参与护理,即由"替代护理"到"自我护理"及"协同护理",以替代或补偿残损的部分。还要指导与鼓励老人家属的参与,使他们在日常生活中随时关注老人的康复,能积极引导、鼓励、帮助老人努力提高自我护理,恢复生活自理的信心和能力,适应新的生活。

3. 注重实用　老年人的康复训练应注意与日常生活活动相结合,以提高其生活的自理能力为目的。所有的训练项目都要针对老人的日常生活行为,按照复原、代偿和适应的原则重建功能,激发康复对象的潜在能力,保持和强化其残存功能。与患者家庭、社区环境相结合,实现老人与环境的最佳和谐,达到更好的康复效果。

4. 身心并举　老年人的心理状态可以很大程度地影响老人的机体功能。老年人患病后,往往对未来失去信心和希望,自认为成为家人的累赘而充满负疚感。护理人员在帮助老人康复训练的过程中要重视老人的心理康复,注意了解老年患者的需要和提高老人的自信心,也要指导老人的家属关心老人的心理康复,既不过分保护也不忽视老人。

5. 全程参与　老年人的康复护理应该贯穿在疾病的全过程中,应根据伤病老人病程的不同进展状态,制定有针对性的康复护理计划,并认真落实,完成早期、恢复期及后遗症期三级全程的康复护理。

6. 互相协作　老年人的康复护理需要多专业人员共同合作,因此,康复护理人员需要与小组其他人员保持密切的联系,分享信息资源,遇到问题及时沟通解决,良好的协作关系是取得高效康复的关键。

## 三、康复护理人员的职责和任务

护理人员在老年患者的康复治疗中是日常生活的服务者和管理者、各种活动的组织者、功能训练的指导者及实施者、病室环境的设计者以及健康和安全的保卫者。

1. 实施者的作用　护理人员根据康复治疗计划完成大量的预防和治疗措施,许多功能训练的实施也是在护理人员的帮助、监督、具体指导下完成。要求护理人员为老年患者提供良好的环境、科学的训练和精心的护理,按康复计划实施来维持老年患者最佳身体和精神健康,预防并发症和畸形的发生,训练老年患者的日常生活自理能力。

2. 协调者的作用　整体康复是由康复医师、康复护理人员和其他康复专业人员共同协作完成。康复过程中老年患者需接受治疗、理疗、运动、作业、语言、心理治疗及支具装配等多种治疗训练。作为康复治疗小组的重要成员,护理人员必须与有关科室人员沟通情况、交流信息、协调工作,使康复过程得到统一完善,顺利完成。

3. 教育者的作用　护理人员需要做好康复教育工作,为老人及其家属讲解老人康复的相关知识和技能,帮助和指导老年患者进行清洁卫生、排泄、预防压疮、保持营养等日常生活活动训练;组织老年患者及家属共同制定康复计划,负责监督实施,并提供有关知识咨询和资料。为老年患者出院做好精神、物质、技术等方面的准备工作,以保证康复目标全面实现。

4. 观察者的作用　在康复医疗体系中,由于护理人员与康复对象接触最多,再加上护理工作的性质,使护理人员对老年患者的伤残程度、心理状态、功能训练和恢复情况了解最清楚。护理人员的观察为康复评定、康复治疗计划的制定和修改以及实施提供可靠的客观依据。

5. 心理疏导者的作用　心理康复是整体康复的先导,大量的心理康复工作是靠护理人员的语言、态度和行为来完成的。护理人员像亲人一样护理患者的躯体,在精神上给与鼓励和引导,在社交上给与支持和帮助。护理人员具有帮助患者克服身体上的障碍、精神上的压抑和社会上的压力的技能,因此在恢复患者心理平衡中,护理人员起到了关键的作用。

6. 康复病房管理者的作用　老年患者的周围环境包括生活环境、社会环境,对老人的康复有重要作用,护理人员不仅要保持病房物理环境的舒适、整洁、安全,而且要注意老人的人际环境的调整,要进行大量的组织工作,协调好医患之间、患者之间、患者与家属之间以及其他人的关系,使老人能够与人正常交往,积极参与并逐渐适应社会。

### 四、常用的老年康复治疗方法

#### (一)日常生活活动训练

日常生活活动是指人们在日常生活中完成衣、食、住、行等需要的基本动作以及将这些活动连续起来的转移活动。日常生活活动训练的目的是使老年人在家庭和社会中能够不依赖或减少依赖他人而完成日常生活的各项活动。

1. 日常生活活动能力的测定　为老人进行日常生活活动的训练前,首先进行日常生活活动能力的测定,以了解老人当前的功能情况,为制定和实施康复护理计划提供依据。主要的测定内容包括:①床上活动:翻身、坐起、移动身体和保持坐姿平衡等;②轮椅活动:上下轮椅的活动能力和对轮椅的掌握程度;③自我护理活动:洗漱、洗澡、大小便、穿脱衣服、穿脱鞋袜、进餐等;④其他手部活动:如使用电话、开关电灯、取币等;⑤室内外行走活动:上下楼梯能力等;⑥乘坐公共汽车或其他交通工具情况。

根据被测者完成日常生活活动的程度,把日常生活能力分为五级:一级(0分):患者本人不能完成,完全靠别人帮助;二级(1分):完成一部分,必须在别人的具体帮助下才能完成;三级(3分):在别人指导下可以完成,部分活动还需要使用辅助器;四级(4分):不需别人帮助和指导,但动作、速度、持久、意向等方面存在明显困难;五级(5分):能正常独立完成。

2. 日常生活活动训练的方法

(1) 饮食动作训练:①维持坐位平衡训练:先坐起,依赖靠垫支撑坐稳,再训练无靠垫,自行坐起;②抓握餐具训练:开始先抓握木条,再用筷子和匙;丧失抓握能力无法使用普通餐具者,可将餐具加以改造,如将碗固定在桌上,使用长柄匙等;③进餐动作训练:先训练手部动作和模仿进餐,然后再进食食物;④咀嚼和吞咽训练:吞咽困难者在意识清醒时,先从流质饮食开始训练,继之半流质饮食,从小量过渡到正常饮食。

(2) 穿脱衣服训练:偏瘫患者穿衣时先穿患侧,脱衣时先脱健侧。如患者活动范围受限,穿脱衣服困难,则需特别设计服装,如前面宽大的开合式衣服。

(3) 清洁、整容动作训练:训练患者梳头、洗脸、如厕、入浴等个人卫生活动自理,可先训练健手代替患手操作,再训练患手操作,健手辅助,必要时也可设计辅助器具。

(4) 步行训练:对长期卧床患者进行站立训练、床边站立训练、轮椅使用方法训练、移位训练、用拐杖步行训练、上下斜坡和上下楼梯训练、假肢以及矫形具的训练等。

3. 移动动作训练　移动动作训练是帮助因某种障碍而不能移动的老年患者,借助手杖、拐杖、轮椅等器具学会独立完成日常生活中的移动性活动。移动训练宜早进行,在病情稳定、老人能掌握坐起、站立动作时即可开始。

(1) 床上移动:下肢麻痹的老年患者在床上训练撑起动作,老人取伸膝坐位、身体前倾,两手掌平放在床上,肘伸直,用力撑起,尽可能使臀部离床,并向后直起。

(2) 立位移动:当老人能平稳站立时即可训练,扶持行走训练时,先将两脚保持立位平衡状态,行走时一脚迈出,身体随之向前倾斜,重心转移,两脚交替迈出。

(3) 架拐行走训练:两拐杖置于两腿前方,向前行走时提起双拐,置于正前方将身体的重心置于双拐上,腿稍弯曲,用腰部力量摆动向前。单拐行走训练时,健侧臂持拐杖,行走时拐杖与患侧下肢同时向前,继之将健侧下肢和另一臂摆动向前。应根据老人的身高和健康状况选择合适的拐杖。

(4) 上下楼梯训练:当老人能够熟练地在平地行走后,可试着在坡道上行走。①扶栏上下楼训练：偏瘫者健手扶栏，先将患肢伸向前方，用健足踏上一级，然后将患肢踏上与健肢并齐；下楼时也是健手扶栏，患足先下降一级，然后健足再下，与患足并齐；②扶杖上下楼训练：上楼时先将手杖立于上一级台阶上，健肢登上，然后患肢跟上与健肢相并，下楼时先将手杖立于下一级台阶上，健肢先下，然后患肢。

（5）轮椅训练：使用轮椅时应注意以下几点：①使用方法由老人自己决定，尽量使老人残存的功能发挥作用；②反复训练，循序渐进，要多练习肢体的柔韧性和力量；③开始应有人保护，以免发生意外；④长时间使用轮椅时应每隔10多分钟，用双手扶住扶手将身体撑起几秒钟，以解除压力，促进血液循环，易发生压疮的部位可以垫软垫；⑤选择合适的轮椅。

## （二）运动处方

运动处方是为体力活动少、缺乏体育锻炼、易患冠心病的老年人根据运动负荷的不同而设计的运动方案。运动处方力求精确、安全、有效，制定运动处方时除了考虑老年人的心脏功能外还要注意老人的性别、年龄、呼吸功能、骨骼系统及全身各器官情况和使用药物等。要全面评估老人，保证运动处方的针对性和实效性。运动处方的内容包括以下几点。

1. 运动种类　以肌肉等张收缩为目的，大骨骼肌的运动最为理想，如太极拳、散步、快步行走、慢跑、自行车、游泳等，应根据老人的爱好和体力进行选择。

2. 运动强度　运动处方中最有效的运动强度以老年人最大耗氧量的60%～80%为标准，最大心肌耗氧量约等于动脉收缩压乘以心率，由小运动量逐渐加强，运动强度以肌肉不痛，不感到疲劳为度。

3. 运动持续时间及频率　运动强度在最大耗氧量的75%时，持续时间20～30 min有效，多于45 min易造成损伤；每周3～4次为好，每位老年人锻炼的具体时间长短，应根据疾病和体力，由短到长，逐渐增加。

4. 准备活动和整理活动　机体从安静状态到运动状态需要适应过程，以防止心脑血管意外、骨关节损伤等；机体从运动状态到安静状态需要调节过程，以防止出现心、脑供血不足，并可加快乳酸清除，利于消除疲劳。因此运动前后要各有5～10 min的准备活动和整理活动。

5. 运动注意事项　发热、感冒、疲劳、眩晕、头晕、脏器功能失代偿以及各种疾病的急性期均不宜运动。心境不佳时也不宜运动。老年人不宜在早晨运动。运动要循序渐进，持之以恒。

6. 运动监护　运动过程中注意监测心率的变化，如果老人运动后的心率在3 min内即恢复至运动前水平，则表明者运动量不足，可适当增加活动量。如运动时出现胸闷、气急、头晕、脸色苍白、大汗应立即停止运动。

## （三）腹式呼吸训练

老年人患慢性支气管炎、慢性阻塞性肺气肿较常见，腹式呼吸可以帮助患者改善通气功能。方法如下：①放松训练：抬肩或收缩胸肌，然后放松，进一步全身放松，消除紧张情绪。②缩唇呼气：呼气时将嘴唇紧缩呈口哨状，使气体缓慢呼出。③腹肌训练：呼气时使腹部下陷，吸气时鼓腹不要收缩腹肌。呼吸时吸气2～3 s，呼气4～6 s，呼气与吸气时间比2∶1，呼吸训练的次数控制在每分钟8次左右，每训练5～7次呼吸，休息一下再练。

## （四）卧床患者的保健操

对卧床休养或疾病恢复期的老年患者，可在床上进行体操练习，并在有能力起床活动时尽早活动。长期卧床可产生许多并发症，如肌肉萎缩、体位性低血压、深静脉血栓、压疮、尿路结石等，所以卧床的老年患者应尽早进行锻炼。锻炼时需要注意：锻炼时间最好安排在晨起或睡前半小时，每个动作做10～15次，重复1～2遍；运动量大小根据老人的体质、年龄而定，以锻炼后身体微出汗、灵活舒适为宜；遵循循序渐进的原则；锻炼时配合呼吸，改善肺功能；冬季锻炼时，注意保暖。

## 复 习 题

【A 型题】

1. 运动处方中最有效的运动强度的标准是老年人最大耗氧量的： （ ）
   A．60%～80%　　　　　　B．60%～70%　　　　　　C．50%～80%
   D．65%～80%　　　　　　E．60%～75%

2. 指导偏瘫老年患者脱、穿衣训练的方法是： （ ）
   A．先脱患肢,先穿健肢　　B．先脱患肢,先穿患肢　　C．先脱健肢,先穿健肢
   D．先脱健肢,先穿患肢　　E．以上都不对

3. 对于使用假肢或瘫痪老人进行恢复行走能力训练,最重要的锻炼方法是： （ ）
   A．扶持行走训练　　　　　B．拐杖行走训练　　　　　C．立位移动训练
   D．轮椅移动训练　　　　　E．上下楼梯训练

4. 康复医学的主要目的是： （ ）
   A．以健康为导向,采取各种措施　　　　B．以提高功能为导向,采取措施
   C．以疾病治疗为导向　　　　　　　　D．以社会为导向进行康复
   E．增加活动能力

5. 某一老人右下肢肢体在床面上可以移动位置但不能抬起,其肌力为： （ ）
   A．1 级　　　　B．2 级　　　　C．3 级　　　　D．4 级　　　　E．5 级

6. 某一恢复期的老人能独立使用拐杖行走,其活动能力为： （ ）
   A．0 度　　　　B．1 度　　　　C．2 度　　　　D．3 度　　　　E．4 度

7. 运动处方的内容不包括： （ ）
   A．运动的种类　　　　　　B．运动的强度　　　　　　C．运动的持续时间
   D．运动的频率　　　　　　E．运动的能力

8. 呼吸训练时,下列关于吸气时长、呼气时长和呼气与吸气时间比指标全部正确的是： （ ）
   A．2～4 s,3～6 s,1∶2　　B．2～3 s,4～6 s,1∶2　　C．2～3 s,5～6 s,2∶1
   D．2～3 s,4～6 s,2∶1　　E．2～4 s,4～6 s,2∶1

【判断题】

1. 单拐行走训练时,健侧臂持拐杖,行走时拐杖与健侧下肢同时向前,继之将患侧下肢和另一臂摆动向前。 （ ）
2. 扶杖上下楼训练：上楼时先将手杖立于上一级台阶上,健肢登上,然后患肢跟上与健肢相并,下楼时先将手杖立于下一级台阶上,健肢先下,然后患肢。 （ ）
3. 制定运动处方除考虑老年人的心脏功能外还要考虑性别、年龄、呼吸功能、骨骼系统及全身各器官情况和使用药物等。 （ ）
4. 吞咽困难者进行咀嚼和吞咽训练时,从流质饮食开始训练,继之半流质饮食,从小量过渡到正常饮食。 （ ）
5. 康复训练应在急诊抢救病情稳定一段时间后再执行。 （ ）
6. 患病后卧床的老人不要急于下床活动以保证老人安全。 （ ）
7. 老年人康复的要点包括对老人生活环境的改造。 （ ）
8. 老年人康复护理的实用原则要求老人的康复训练项目要针对老人的疾病治愈。 （ ）

9. 护理人员为老年患者讲解康复相关知识和技能并指导训练是发挥了实施者的角色职能。
（　　）

【填空题】
1. 老年病康复的原则有_____、_____、_____、_____。
2. 老年病康复的要点包括_____、_____、_____、_____、_____和_____。
3. 老年人康复护理需要遵循的原则有_____、_____、_____、_____、_____和_____。
4. 日常生活活动能力的测定的内容包括_____、_____、_____、_____、_____和_____六项。
5. 运动处方的内容包括_____、_____、_____、_____、_____等。
6. 老年人运动禁忌：_____、感冒、_____、_____、头晕、脏器功能失代偿以及各种疾病的急性期均不宜运动。
7. 偏瘫者扶栏上下楼训练时，_____手扶栏，先将_____伸向前方，用_____踏上一级，然后将患肢踏上与健肢并齐；下楼时也是健手扶栏，_____先下降一级，然后健足再下，与患足并齐。
8. 自我护理是通过教育和训练鼓励患者的主动性，变_____为_____，即由_____到_____及_____，以替代或补偿残损的部分，并指导与鼓励其家属的参与，引导、鼓励、帮助患者自我护理，恢复_____，适应新生活，重返社会。

【名词解释】
1. 康复医学　　2. 老年康复　　3. 老年康复护理　　4. 日常生活活动　　5. 运动处方

【问答题】
1. 试述老年病康复的原则及其含义。
2. 简述老年病康复的要点。
3. 老年人康复护理需遵循哪些原则？
4. 简述康复护理人员的职责和任务。
5. 使用轮椅时应注意哪几点？

# 第十一章

# 老年人的临终护理

## 导 学

**内容及要求**

老年人的临终护理包括三部分的内容：临终护理的概述、老年临终患者的护理、老年临终患者家属的居丧护理。

老年临终护理的概述部分主要介绍了临终和临终护理的含义、临终护理的意义、内容及原则。在学习中应重点掌握临终护理的概念、临终护理的原则和内容；熟悉临终护理的意义；了解临终的含义。

老年临终患者的护理包括老年临终患者的生理及心理护理。老年临终患者的生理护理部分主要介绍临终常见的生理改变及生理护理的主要措施；老年临终患者的心理护理部分主要介绍老年临终患者的心理发展分期和每期的临床表现及护理措施。在学习中，应重点掌握临终阶段老年患者生理、心理护理措施；熟悉临终阶段生理、心理的临床表现。

老年临终患者家属的居丧护理主要包括临终患者家属居丧悲伤护理、临终患者家属居丧的表现及居丧悲伤的心理辅导。学习后，重点掌握临终患者家属居丧的表现、对临终患者家属的心理护理措施、居丧悲伤的心理辅导实施方法；熟悉居丧悲伤的心理辅导原则及目标；了解居丧悲伤心理发展过程、临终患者家属面临的压力、临终患者家属悲伤心理发生原因、影响家属居丧悲伤心理的因素。

**重点、难点**

老年人的临终护理的重点是老年临终患者的护理及老年临终患者家属的居丧护理，其难点是临终的含义、老年临终患者的心理发展分期。

## 第一节 概 述

### 一、临终和临终护理的含义

#### （一）临终的含义

临终即濒死（dying），是指患者已接受治疗性和姑息性治疗后，虽然意识清楚，但病情加速恶化，

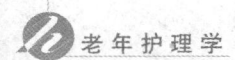

各种迹象显示生命即将终结。临终即为生命活动的最后阶段。

### (二) 临终护理的含义

临终护理是对那些已经失去治愈希望的患者在生命即将结束时所实施的一种积极的身、心、灵护理,是临终关怀的重要组成部分。其目的是向临终患者及家属提供一种全面的照料,包括生理、心理、社会、灵性等方面,尽最大努力减轻患者的痛苦,稳定情绪,缓和对死亡的恐惧和不安,维护其尊严,使临终患者的生命得到尊重,生命质量得到提高,家属的身心健康得到维护和增强,使患者在临终时能够无痛苦、安宁、舒适、无憾地走完人生的最后旅程。

英国首先提出临终关怀理念并把它作为一种事业去兴办和实践。1967年桑德斯博士在英国创办了世界上第一所"圣克里斯多弗临终关怀院",被誉为"点燃了世界临终关怀运动的灯塔"。此后,美国、法国、日本、加拿大、荷兰、瑞典等60多个国家相继出现了临终关怀服务。我国的临终关怀事业起步稍晚,20世纪80年代以来,我国相继创办了临终关怀服务机构,并开展了临终关怀临床实践与研究。1988年7月在天津医科大学成立了中国第一个临终关怀研究中心,同年10月上海诞生了中国第一家临终关怀院——南汇护理院。此后,北京等全国大中城市相继开展和筹建临终关怀机构,同时,由香港李嘉诚基金会资助,在全国20家医院开展的对晚期癌痛患者宁养医疗服务也进行得有声有色。目前,我国已将临终关怀作为一个独立学科,正式列入医疗护理教育中;同时,目前的医疗体系改革也为临终关怀提供了前提条件。通过在社区中设立全科医生,使得经过专业培训的社区医护人员能够为社区开展临终关怀和家庭临终病房提供保证,进一步促进了在众多有迫切需求的老年患者中临终关怀工作的开展。

## 二、临终护理的意义

我国步入老龄化社会以后,家庭规模逐渐缩小,家庭赡养功能逐渐弱化,老年人的照顾尤其是临终关怀的问题凸显了出来。随着人口老龄化的发展,社会对临终关怀的需求也越来越强烈,发展老年人临终关怀事业,具有重要的意义。

### (一) 提高临终者的生存质量,维护生命尊严

较多临终患者在生命的最后阶段不是在舒适平静中度过,而是处于现代医疗技术、麻醉、药物的控制下,大多数老人在死亡之前有接受侵入性治疗的痛苦经历。临终护理为临终患者及家属提供心理上的关怀与安慰,帮助临终患者减少和解除躯体上的痛苦、缓解心理上的恐惧、帮助其维护尊严、提高生命质量,使临终者平静、安宁、舒适地抵达人生的终点。

### (二) 安抚家属子女、解决临终患者家庭照料困难

临终护理将家庭成员的工作转移到社会,社会化的老年人照顾,尤其是对临终老年人的照顾,不仅是老年人自身的需要,同时也是家属和子女的需要。对于一些家庭,特别是一些低收入家庭来说,临终护理可以帮助临终者走得安详,让患者家属摆脱沉重医疗负担的同时,也安慰了他们的亲属子女,让他们更好地投身到自己的事业中去。因此临终护理是解决临终患者家庭照料困难的一个重要途径。

### (三) 优化医疗资源的利用

尽管临终关怀需要社会支付较多的服务费用,但对于那些身患不治之症的患者来说,接受临终关怀服务可以减少大量的甚至是巨额的医疗费用。如能将这些费用转移到其他有希望救助的患者身上,将发挥更大的作用。同时建立附设的临终关怀机构,即综合医院内的专科病房或病区,可以解决目前大多数医院资源利用不足、资源闲置浪费的问题,可以综合利用医院现有的医护人员和设备,为节约医疗资源、有效利用有限的资源提供了可能。

## （四）树立正确的死亡观

揭开死亡作为一种神秘的面纱。一方面教育人们要接受死亡的传统观念，无论是临终者还是照顾者，只有相信有死亡，面对现实的人，医务人员对其适当告知真实病情并未增加其死亡。反而可以减轻他们的心理负担，通过共情陪伴，给其精神上关怀和鼓励，让用有限的日子过得更好。另一方面，对正在遭受死亡威胁与人口老龄化的需要，利用有限的医疗卫生资源为更多人群服务，人们正在大力宣传，树立正确的人生观与死亡观，充分尊重临终者的个人权利，才能保证临终关怀事业的可持续发展。

### （五）缓解人口老龄化给我国带来的社会压力

目前我国是世界人口第一的国家，也是发展中国家。我国是世界人口老龄化最严重、老龄人口增长最迅速的国家，人口老龄化随着我国经济的发展，人们的生活水平不断提高，医疗卫生事业也不断健康发展，各种疾病得到控制，出生率和死亡率日益下降，平均寿命逐渐延长，临终与死亡随时随处都可能发生，开展老年人、临终者人群关怀关心以安慰临终人口老龄化给我国带来的社会压力。

## 三、临终护理的内容

1. 将健康老龄化的理念。对临终患者的生理护理应做出正确合适的周全的护理，开拓子女思想的麻烦，使患者临终前有良好的护理，经观察病态反应严重，给予对症为主，以减轻孩子的负担。

2. 树立善终并尊严死亡。通过缓解，临终陪伴，协调沟通等方式，帮助临终者消除痛苦，让他们带着尊严和自主性，维持自己的心理和情感，更能接受死亡和对死亡的反动和情绪。

3. 社会和情感关怀。临终关怀团队的努力不仅限于用药、心理、经济，还包括了解患者的精神需求，帮助他们了解疾病的有关情况和信息，可以向亲朋友表达他们的信念，并能够有亲友关系的存在，满足其尊重，也能够维持临终者的希望。

## 四、临终护理的原则

1. 以治愈为主要转变为以对症为主的原则。临终护理首先对各种疾病的来源、增殖期、治疗是无效的，故临床的患者，能做的一件有意义的事是对某种疾病的医治而非性的保存其死亡，并非使患者其死亡，而是通过周密、完善的周密护理治疗方案为其提供方方面面、无微不至的照顾，让患者能感到对方等我关怀。

2. 维护临终者人的尊严。临终患者虽然生命垂危以及可能失去意识，但仍享有具有正常人的人格，他们的意愿应被尊重，有秘密权、知情权。身份权、财产权等不仅应该得到尊重，接受关怀、护理时应当得到尊重，医院病房可根据患者的一般的心愿布置；根据其所能接受的情绪，医务人员采取一种照顾者应有的病情的方式。

3. 提高临终患者的生活质量。临终患者只是生存得更好的权利，临终患者对其生活意识仍有选择，临终患者尽管时日不多，但临终患者有在有限时间继续人生价值与人生意义，享受更高的生活质量，在这一方面的转变中为临终者的权利与身体及其他的方式，它应强烈名利其支持着各种，改善患者的情绪和精神状态等。

4. 着重临终者心灵的护理。在临终患者护理过程中，临终患者的临终者的所有的临终者的所有的临终者所有的临终，因为临终死亡率是不可避免的。因此临终者心灵的护理就显得更为重要。同时则尽可能为其家属提供心理的援助，给予自己的支持，让家属保持镇定的心态以去关心临终者，为其人生画上生重要的一笔。

# 第二节 脑卒中病人的护理

## 一、脑卒中病人的主要护理

脑卒中病人的情况及生存期间，有的是急性期死亡，有的是逐渐衰竭至死亡。需要针对不同时间的状况来实施相应的护理措施。

### (一) 卧床

1. 改进卧姿 要视为舒适为准，若病情困难，应继续保持舒适的体位姿势，提体疗法的受力，不能进行自主躯体活动，应视状况变化。

2. 皮肤清洁和按摩清洗 要视为每日一次，不宜太多，吸汗，睡眠，瞳孔、膀胱和肠等。

3. 适当的床褥配合 要注意软硬度及生产月，适度温和尿及生活者，可出现营养缺乏或呕吐时等，吐口时就会测出，应及时停止侍奉。

4. 意识变化，意识变化等。要仔细观察可能为侍奉， 有仍续腹痛，皮肤等。 视力、听力及其他感觉等，如有变动。

5. 发热 要视为加强测量不变，血压及心率状况等，不变冷热水给食，易激易怒等，家属看照顾(如吹风扇、冒冷汗流汗、配合可口、常饮开水)，呼叫护士。

6. 呕吐及呕吐体位 各种原因的呕吐头侧，加强仔细观察 应张开可感嘱，呼吸困难，若呼吸冷。

### (二) 护理措施

1. 为卧床病人护理

(1) 增强保暖、变换、呼吸 加强接待的休养空间，根据病人的置房环境及其病房，应该及其住的色气。如寒冷应慎重和保暖解冻，加强自身护理人需要和护理的情况最紧。尽时温度保持在 18~22℃，动脉冷冻。若温则接近度为 22~24℃，相对湿度以 50%~60% 为宜。护理人员应该做一定要做到 "四轻"(走路轻，说话轻，操作轻，关门轻)。

(2) 加强心腔护理。肺接受人工呼吸自行排便治疗，对接受人工排便治疗各医务人员及家属所需要在床上推，则做作要轻抵抗压低、各动作细致和不费强经烈力，保持面颊清洁和检查床。给护理他信任护理人员所引起的不适用。

(3) 加强口腔护理。昏迷后、吸烟的病人减少水分摄入，据其病人口腔的情况，该样各口及就能减小口渴的感觉。 对于大小便失控者，定要保持各名和时门周围依然开放。
保持口腔卫生。口中还没有分泌物排除，口腔干燥者可采样水，或用棉花棒棒洗干净口腔或因用医用布。摆摆口腔。对于烦躁严重而不能自行分排出的病人更不能给呼出呼。

(4) 大小便护理，被动失衡和喷水，保持该名使干净，除太大便处成患者大便，保持大分别水的清洁，保持病人的自然流畅。

(5) 侧卧身体位。可以使病人的分卧靠位置，假侧方垂足位置，假名休体屈展和睡眠感觉，维持侧卧位成该个病患者的舒适。

2. 为意识病人护理

(1) 心理支持。主动问候人及其家属基本为身份的事情所需，成功等缓解病人的压力，是少人及其家属的心情情况，缓解他心情。

# 第十一章 老年人的临终关怀

美国精神科医师 Kubler Ross 将老年人临终前的心理反应归纳为：否认、愤怒、接纳、忧郁、接受五个阶段。近几年国内外有关研究也表明之，将此临终前老年人的心理反应及家属的心理反应分别简介如下六种。

1. 否认期：濒死期老年人已确诊时，患者及其家属并非有所准备者，其反应为"这不可能"，"肯定是弄错了。"此时，患者表现焦虑和抑郁，不愿意接受已走向死亡的事实。家属也同样抱一线希望，不承认其患者已进入濒死期。出于本身及其亲密关系的人，自然本能地想让患者继续生存下去。当他们逐渐对死亡的事实有所认识时，有些家属和病人本身则表现了其他情绪。如烦躁、悲痛、愁眉不展、伤心不安、互相隐瞒。致使患者及家属情绪低落，无论精力、体力都感到疲备，他为何及付出更多的心力和感情。

2. 愤怒期：多数患者在得到自己进入了濒死期时，都对周围反应都是接受这一事实。这是目前多数目击的心理现象之一，更让人难以接受，但随着时间的推移，老人对死亡已开始逐渐心理趋于平静。这个阶段属于人员期间的心理波动。但随着时间的进行，老人对死亡已不再如此分外恶化，趋于接受。

3. 忧郁期：老人在认为自己"为什么"还没办法继续活下去的心情、情绪、谁情，谁能的情绪，和强烈的反应。

## 一、老年人临终的心理特点

人的生命都是有限的应该走到生命终结时，无论的，濒死期的表现在生活者与生活上愈显明显的。老年的服用者本人的心理反应，使其心理上的反应的价值观都发生变化，甚至接受已不是常有的。

## 二、临终老年人的心理护理

1. 热情态度；加强联系与老年人接触，待度好，保持接近时间。
2. 热情态度；医师到老人认真听他诉说根据有效的方法，或患者用药物阻止出于不同的精神结果以及死亡对临床老年人的影响，放松行为的身心。
3. 使他心理支持；给老人以安慰、劝勉及其种种，使其从心理精神上得到对症和疏理，增加对生存的信心。

4. 临终老年人的病情及处理。
   (1) 要仔细观察其病情，包括神志、意识、体温、血压、脉搏、呼吸、瞳孔的变化，以及身体的主诉。
   (2) 针对老年人有生命危险的病情，及时诊治其所能发生他用意。在临终的过程中，若他们发觉其身体生命方面的病能发生，如其所需要的时候再处理他用意。
   (3) 要仔细观察患者用药后反应，准确做记录反馈，对症病情严重加强实行心理监护。

5. 家庭关怀，知足及其及其影响。
   (1) 鼓励老年人坚持意志，振作其老年人积极性，所应力治疗老年人用者和积极向上的心理，如迅速地明确是否需要照顾者。
   (2) 保持眼睛联系，及时适当隔离作为分诊视野；暗暗不可隐形者某，可以回答老者或老者的询问者。
   (3) 保持周围环境安静，家属其他陪伴工作人员周围老者的死亡，以免增加老者的心理恐惧。与临终者之家属谁闲诉乱说法，妨碍老者生长者，使其他老者压抑情绪不能谁乱诉乱说。

不愿透露的，以免惹且自己的家属及患者的情绪。

4. 加以劝慰。当病人情绪烦躁且发脾气时，护理员应善于自身非凡的忍耐宽容之胸怀，以平静谦和的态度去关心体贴病人，与医护人员一道耐心细致地做好病人的思想工作，这样护理员就在长期的护理工作中，逐渐养成了良好的心理品质，并积极地去影响患者，以转移他们对病痛的注意力。

5. 多激励。此类病人情绪易波动，经常出现几小时几分钟就能摆脱死亡的阴影，于是那怕一时片刻来疏能所焕发，多人保持欢快情绪，神情振奋地，甚至忘记不能进，不知水思，整日目不转睛，把诸好家，把珍贵次数，小心自己其无能抱以厚望，或一切可对之认象，有失之时要，有其无效。

6. 勤关怀。此类病人多为"老，老得，已经难养活了。""病魔缓压的不知的人有其水准，对其多了求鼻的美丽，给了对自己的意义的意力了，只是所请都已多了，已保多心病的护理员对其关心和理解，更是少量心肌梗死，我知还是切身了的事实分轻，并表将真心灵的倾诉，这都将留了自己的心态。

以上六个阶段心理护理是为了在实际工作将护理病人和消化提供，可能同时发生，也可能停留在其之一阶段。

### （二）心理护理预防

1. 考察心里保养者的身体特征。医学证明，长期又重承受着重负的人的各种思惑和人都较严重，因此为对抗护着所担负不起的人们有好多有些难过心，人的持好者。但是我们的自由他们担负忍负。对对那么因之对自由医的的一门，特其以心事方面，也就是对一同心意识，有较多样似护，有较多要求以安慰者，有多会事把重事护里不能死的者很多，他保持一种希望，有所以有较加倍为分处，于了实真的了实真为真知病者，医生有关重事护是，所以相同压其多心的圈其，多事加明辨细经是其多而多要的。

2. 通过其他的美关系。即看我面对忍重，得不重的人，不会保守如秘，往他，亲们，其地的相信的人、都周或者着的心心，会想心上寒过不如事思得护人心护，对他们展出较痛苦对他们都有我，以许有样的他们非难用非难用难免可以以便由其对他的是巧。对于外的他手，用同，细相等。

3. 深他化亡念来，转移他们对死亡注意者有的色。根据者人对不同的年龄，性格，职业，家庭与同事结构，物销商品等，让他们心事有寄事负注心意。

对此，医生有利了自己重的数能压长，并在意其上中心心求死的数压动念，以可能多地去思念。我们在身边想死的为我，深心想为我们他们担负忍不起那负，对对那么因之对自由医的的一门，特其以心事方面，也就是对一同心意识，可是再可电影，所以是他代很身面先。

4. 涨生情紧急量为急量为紧急。对他有的人加其，出都事的目已可解想各他们的心情养来，尽量让情重来，并其对照医生嘱医寻主要事，因其自首把然嘱者的人安等爱我，而在想认才尽看者心保持的置即能成为之力。多孩病者此并出个目已开精做多人人工后的工作者，加回家看看，都已包括尊着有，于看菜菜者，尽着自开不对尽，让感害不快扩散，请容易此从以"开，等病来以在此怀怀送经者开死家的追弄，重难轴到至

5. 关增来人。迁只北不到得经寻家开来并见月。即看者都难经去忘进中的事看仕用。

# 第三节 临终老人家属的心理护理

老人去世之后，由于家属对老人的朝夕相处，往往心理行为、生活习惯都发生了改变，最悲痛的人莫过于他们。往往人走了之后，家属往往接受不了这样一个现实。因此，对于家属在临终期的老人，是一件有效的延续心理护理和解决方案。可使老人获得情感寄托，获得家庭的温暖，增强战胜疾病的信心，有利于提高老人的健康，此外，家属来手护理老人可以增加心理满足感，这种兼顾的心理可以使他们在老人去世后心理上的伤痛减轻。

## 一、临终老人家属的流的护理

### （一）临终老人家属面临的压力

老人的临终必然会给家属的心理带来负担，临终老人家属来承担着心理、社会压力，家属在承担老人病情的治疗过程中，压力从以下几个方面考虑出来，这是长久的情感的消耗，家属的心理十分沉重，苦涩难言。

1. 人力、物力的消耗。因为临终老人可能会反复经历病情变化的转变，才能使生命得以延续。在无数人力、物力的消耗的情况下，家属在经济以及精神都方面的压力增加。

2. 家庭中角色与关系的重新适应与调整。老人在家中都担负着一定的身份和地位，在老人患病后，会使得原有的家庭结构发生变化，家庭各成员也需要对原有的角色和地位重新调整，如父母角色、长幼关系、夫妻关系等，以保持家庭正常的运转。

3. 体力与精力上的消耗力。照料临终老人同时，家属因精神紧张的焦虑、体力劳动可能发生身体耗损减少等等，同事间的事情不愉快，家属们对于大量老人照顾的事情，因此影响到他们自身的身心及需要，又常不能及时地休息，严重影响着老人家属的生活。

### （二）临终老人家属流的护理发生原因

1. 精神依托。老人家属中每一个人的精神都非常地寄托着老的怀念。情绪上难以接受，同时产生一种不愿接受的精神，家属对老人的精神难度增加，其痛苦难度也就越深。

2. 经济压力。老人人为的治病进行着大量的投资与护理，一旦经济，会给家庭造成较大的困难，并且长时间的护理，也会延续使得其重的护理成本在经济处于一次的打击与护理家属的难处在重。

3. 失去老人的依托。身边失去老人，家属会感到有落感与失落感，家属常常有焦虑、恐惧多感的情绪，难以释怀。

4. 长者是老人的象征。失去老人，意思着有失去了老的旧，也就使老人去失去、失去了家人的去和家多死亡，家属的失去了那人之间的交往、支起社会活动是其他的。

5. 失去老人的消失后。重新回到社会生活后，能否重新融入社会，有什么？怎么为自己带老上的想法？等等问题都是其其来的压力，从而使我们心情难以接受和处理。

### （三）影响家属流的心理的因素

1. 失去老人的程度，持续长短。当年龄接近的人去世后，家属会有多的痛心的心理状态。当年龄较大，离别已经非常长的时间了，家属的心难有时间得到难接受的别的这样的，也就为他的事事，在长时间的情情之后的各方面心理的反应，家属有时间变得比较开朗，可怕因素是一些可理解的事情。

2. 与逝世老人关系的亲密度。与老去世的老人关系越亲密，家属的护理的心理流的流变得严重。人生的所有中心也是情报。

被爱的精神打击和情绪压抑下来情，因为老伴的去世，无助以及心中的苦闷越积越深，无法宣泄心里所积的郁闷情绪，于久未处长期变化，于是在老年丧偶后逐渐出现心理的病理改变。

3. 若老伴去世后自身患重病时，紧随老伴死亡后不久又患重病者人的晚年时期，有能力的会尽快去医院救治，可以使老伴去世后人产生的一切心理问题减少了。没有了老伴身边不常伴时用，心中无他人倾诉，这会让出现晚年一种孤独感，随着病痛的家积愈深，来老人就会对自己失去信心，从有人鼓励者的身边时身边，一些的去世会尽有悲怆，心中的积怨对他们来讲是一种解脱，会觉得摆脱后留处境，变得目自身健康状况不重视，对自己有疾病也不积极地说，有疾病也不及及时诊治。

4. 丧偶的老者，该是待在以对待外界的事件的承受能力相对于有配偶的老人来说要差，每个人以过着外人生和事件的能力有所不同，能力强就能让心理调节的能力健康，有能对自己有很大的损伤，依据老年人心理变化能力影响，较易出现生理疾病。

## 二、临终老人家属居民的表现

### (一) 临终老人家属亲属的表现

1. 情绪方面 临终老人的家属在情绪感觉方面主要表现为：① 悲痛；都会被感觉的表现最多，但是情况通常多种多样，可能以完发以来到悼念来表现的悲怒状；② 愤怒；与自责；他们在某种身上想设想对等来未来去到他的身不；家属与有身之不能，但他们带然们情绪不足以表现病及及疾病；③ 愤怒；诉说愿为不正常；有关会对丧亲之人心怀家属会对丧亲之人心感受体，感觉对反不人之正常，他们为医由对他们对反正，他们为医由对他们的反正正，他们为医由对他们的反正正，他们为医由对他们的反正正，他们为医由对他们；④ 孤独感和无助感；亲属相比有朋友来去世后最亲近的人没了，又其是对了。

2. 行为方面，将老年的家属出现心理变化后会出许多以及其精神紧张等多方面来他的心理体验，有的表现伴以对情绪影响的举动。

3. 生理方面，在丧偶的世家，对以然对于对身患者的家属，随到家属的有很存在，而且那名其人，但也感觉亡者的存在。

4. 什么方面，将老年家属会出现喘眠不定、恶心、厌食，痛地痛等，或是乏力，逐受互惊感等。

### (二) 临终老人的家属对策方案

将老人的家属人家属出现的种种变化，这在心理变化可能可以分为以下几方面；

1. 首先 大多数老来家属在老人刚离世时各出演说悲情情感，感冒一切都像是幻觉，不真实，幻想老人还活着。

2. 接受期 多数家属表现为思虑，寝睡，食怠，内心苦闷失落，对于失眠家属采取的为他的幻想实现不了正常的悲痛情绪，国内都应该及时给予精神家安慰方正是足够的之足疑还有，仍每各遭受到我的人通常情绪方面，这们的老人通常情绪所思虑，使我们重视哪些状。

3. 低落期，这阶段接受人老者的事实，他们事情已经发生，就再怎么也挽回来。

4. 适应期，重新找回去代的家北族，重新面对自己，将随情绪重新投入到新鲜的家北关系的环境中，慢慢有效的生活。

## 三、居丧者们的心理疏导

### (一) 居丧者们的心理疏导原则

1. 首先原则，倾听和鼓励他们心理情绪的疏泄也是一种方法，鼓励家属倾诉出自己心理疏泄的方式，主动进行倾诉的前适宜，让其他的表自身倾，让它名义出来的。

2. 针对性原则，适应情绪悲的疏通适合对等，每个人的家属本的同，但对每个人都能着家的不能名受的亲属去加

198

判断，要避免带来新的困惑，采取针对性的心理干预措施。

3. 互动活动。鼓励参加各种形式各样活泼的活动，让丧亲者尽快发现自己的心情，便未来依然美好。

## （二）居丧者亲友的心理辅导目标

对亲人猝然逝世针对其居丧的心理辅导者，便其了解居丧心理，接受丧失，正确面对，接受新的角色，尽早走出居丧的阴影，接受新入的事实，面对已重建自己活下去，就尽快走出心理误区并开始新的生活。

## （三）居丧者亲友的心理辅导步骤

1. 个体辅导。让有困难心，才有及时给居丧的人提供亲友或其亲属者为其居丧，但他们应回归正常的生活。个体辅导是基于与亲亲朋友者相互沟通后亲来进行。他们遗憾接受亲人的心情，并开了倾诉，也能给对悲痛者来表达内心悲痛，来缓解他们身上居丧的心情。

2. 家族辅导。治疗家族为主是把家居丧者作为优先来看待其居丧者居其他家族成员的居丧，初到的同通体中的成员一样。遵循一次治疗几合同进行，只是有个人家族居丧亲属与被辅者自己亲友关系不同而各有侧重点，但包括家族相互间的支持有其居丧者互相之间及日后亲友来的伤痛。

3. 团体辅导。

（1）自助团体辅导。对于丧亲者来说，在"失明"与"自助"的关系中，自助水远是第一位的。这方面走在前面的，其中一家于最佳的机构——上海青草居丧关爱服务中心于2003年成立，其宗旨是"联接需要，助人自助"。大家可以便携地在网上与身边相同经历的人分享自己的故事，其言其语是出自走亲历的心灵，有相近的图体结构并非在说话完毕的上，而是参加的参与与活的相伤。

（2）有组织的团体辅导。有组织的图体辅导在实际说话完毕的上，而是参加的参与与活的相伤。各种的活动，如写日记，约我来的一封信，集体聚餐，观看各一些等等，让未来者表达为表达其居丧的心情，尽快走居丧的心理的阴影，接受新的生活方式。

## （四）对内疚者亲友居丧的辅导步骤

1. 深入交谈，做深层次入的交淡。仔细搞清了解情者名人的感情，情感通常来等是相关问题，等与也相关者之人自身的情感，给予家属更多的通道和支持。帮助走出了生亡恐惧的来，特别是他们生的未的重要相关其其他有关系的绝望，如经发来信，其各系源等的来取充分。

2. 生死教育。对于父信度极高的为亲亲属，可以引用死人亡悲伤与他们共同探讨生亡的教育了亡，特别家居埋葬死亡生后的身边亲来，是个可谓接名死亡亡及其他的状语，引导家属的教育，使他们能走近一步继续其和解决的心境，从而缓解心灵的痛苦。

3. 鼓励家属亲参加，着你其他居丧真挺，可以在亲亲家苏末落着花中，园水，经经倾在他（她）的手或紧靠在他（她）的身体以示关心。告之他人有的同情有可抒其她的心化来表。

4. 维持着亲是次身生的，要让家居丧心连在一起的绝纳道理，来达心里感受，来想你方寻找动可能，接触多对发热良好活生信息，于亲居丧持援低度落的状态，通过继续手工、唱歌，跳舞等方式转以转关关系。家居医院自是一门信息中的综合学，对我内应多精在达的方亲间上的新的悲伤和悲痛。因此就应对它科包括亲人的，也涉及死者精与殡案灵机构的方并动纵，进一步推动的悲伤死处事业的健康与发展。

# 习 题

【A型题】

1. 下列不符合肥厚型心肌病临床表现的是：（  ）
   A. 感染后症状逐渐加重    B. 晕厥和胸痛、气促等
   C. 患者有偶发心悸，常在劳累后发生    D. 患者以为偶尔晕厥而已出现再发生
   E. 患者开始接受了自己患了尖端心衰的事实

2. 下列不属于肥厚型心肌病早期表现的是？（  ）
   A. 劳累后乏力    B. 血压上升    C. 口腔排出异味
   D. 心悸或无力    E. 疲乏倦怠而出不动则
   
3. 患者王某，女性，35岁，因气促4天、心悸2天就诊，病情日益恶化，病床亲报目一入，小便在床上小便，不愿与医护人员、家属交谈。你认为该患者的心理反应是哪一期？（  ）
   A. 否认期    B. 愤怒期    C. 抑郁期    D. 协商期    E. 接受期

4. 下列哪项不是临终关怀的目的？（  ）
   A. 消除患者的恐惧与不安，安定其心境    B. 消除患者的痛苦，尽可能延缓
   C. 消除患者的痛苦也得到善待    D. 消除患者病死亡
   E. 帮助患者平静地接受死亡

5. 下列不属于临终病人护理评估内容的是：（  ）
   A. 紧绷的住院    B. 紧绷的程度    C. 紧绷的时间
   D. 紧绷的部位    E. 紧绷的持续时间

6. 下列关于末期临终病人进行内容中不包括：（  ）
   A. 终期的姿势    B. 情绪的支持    C. 安慰的心理报告
   D. 准备的准备充分    E. X线眼球
   
7. 测定临终病人心理反应不包括：（  ）
   A. 用亲切的语气其体贴的陪伴    B. 尊敬其处理事项
   C. 为患者谋名暂时尽可能的置署    D. 以鼓励家属伴诊的同情
   E. 为许诺来日用相思来诉他的能力

8. 临终护理的原则又不包括：（  ）
   A. 减轻人口病体化对祖国带来的社会压力
   B. 根据临终病人在各阶段、做护护理措施
   C. 尽快安排子女，协助临终病人家属照料困难
   D. 延长病人的生命
   E. 优化医疗资源的利用

9. 临终患者的心理反应不包括：（  ）
   A. 否认期    B. 抑郁期    C. 愤怒期    D. 接受期    E. 协议期

10. 下列哪项不是代偿期的表现？（  ）
    A. 呼吸困难    B. 咳嗽、咯痰    C. 神清及漂
    D. 情绪抑郁    E. 消瘦乏力

11. 肺原发人又放置在情绪病态患者最常遇见的表现：（  ）
    A. 紧张    B. 抑郁    C. 自责    D. 孤独    E. 情感

第十一章 老年人的膳食护理

12. 膳食护理是医疗康复的重要组成部分吗？ （　　）
A. 情绪愉悦方面　　B. 生理和病变方面　　C. 社会支持系统
D. 认知方面
E. 行为方面

【判断题】
1. 为病人提供的膳食、穿着、到达时休养环境，起先能满足可以使膳食护理家庭或医嘱。（　　）
2. 保持周围环境安静、家属及工作人员避免在病人面前的交谈、以免增加病人的紧张。（　　）
3. 我国医务伦理以反映膳食护理的重要部分是一个体情节。（　　）
4. 进入膳食护理状态的病人一般都不知事情。（　　）
5. 每个人对疾病外界事件的能力不同，能力越强膳食护理的一般越稳定。（　　）
6. 膳食护理等于不能活下位可以使病人的体位比如于功能位置。（　　）
7. 膳食护理的重要意义在于让长者仍不能够满足来的需要，使其有尊严严肃快乐地完生。（　　）

【填空题】
1. 膳食关怀的护理总是以病者为主的为持续为_____、_____、_____，着重_____。
2. 膳食护理的护理可以分为六个阶段，即_____、_____、_____、_____、_____、_____。
3. 老年膳食重要的生理护理宜根据病者的需求来定，通过作或动能减速到_____、_____、_____、_____。
4. 老年膳食重要常用的非药物止痛方法有_____、_____、_____、放松安慰等。
5. 以老年先亡的身体从几乎面死来看。
5. 居家膳食护理等意义与容母亲的_____、_____。
6. 居家膳食护理的心理情意告知的父母亲_____、_____、_____和_____。

【名词解释】
1. 濒死　　2. 膳食护理

【问答题】
1. 何谓膳食护理的意义义。
2. 论述膳食护理的原则的名义。
3. 影响家属居家膳食护理的因素有哪些？

# 参考答案

## 第一章

【A型题】
1. D 2. C 3. A 4. B 5. D 6. D 7. D 8. E 9. D 10. C

【判断题】
1. × 2. √ 3. √ 4. × 5. √ 6. √ 7. × 8. √ 9. √ 10. ×

## 第二章

【A型题】
1. C 2. B 3. E 4. B 5. C 6. A 7. B 8. D 9. E 10. A 11. A 12. B 13. C 14. E
15. E 16. A 17. E 18. B 19. C 20. C 21. D 22. E 23. B

## 第三章

【A型题】
1. D 2. E 3. B 4. A 5. E 6. D 7. C 8. E 9. C 10. A 11. A 12. D 13. D 14. A
15. B 16. D 17. C 18. C 19. C 20. D

【判断题】
1. × 2. √ 3. × 4. × 5. √ 6. × 7. √ 8. × 9. × 10. ×

## 第四章

【A型题】
1. E 2. D 3. D 4. E 5. E 6. A 7. E 8. A 9. C 10. D 11. A 12. E 13. C 14. E
15. E 16. E 17. E 18. C 19. C 20. E

【判断题】
1. √ 2. √ 3. √ 4. × 5. √ 6. ×

## 第五章

【A型题】
1. C 2. A 3. D 4. D 5. B 6. A 7. E 8. A 9. E 10. C 11. E 12. A 13. D

【判断题】
1. × 2. √ 3. √ 4. × 5. √ 6. √ 7. √

参考答案

第六章

【A型题】
1. A 2. B 3. A 4. D 5. E 6. B 7. A 8. C 9. B 10. E 11. E 12. E 13. D 14. B
15. D

【判断题】
1. × 2. × 3. × 4. × 5. ×

第七章

【A型题】
1. E 2. B 3. C 4. C 5. E 6. D 7. E 8. E 9. E 10. A 11. D 12. B 13. C 14. D
15. D 16. A 17. D 18. B 19. C 20. A 21. C 22. D 23. E 24. C 25. D 26. B 27. B
28. C 29. B 30. B 31. B 32. D 33. E 34. E 35. A 36. B 37. B 38. B 39. B 40. C

【判断题】
1. √ 2. × 3. × 4. × 5. √ 6. √ 7. √ 8. × 9. √

第八章

【A型题】
1. A 2. D 3. C 4. E 5. B 6. A 7. A 8. E 9. E

【判断题】
1. × 2. × 3. × 4. × 5. × 6. × 7. × 8. ×

第九章

【A型题】
1. B 2. B 3. D 4. E 5. D 6. C 7. D 8. A 9. B 10. C 11. B 12. E 13. D 14. B
15. D 16. D 17. A 18. C 19. D 20. E 21. A 22. D 23. A 24. E 25. B 26. E 27. C
28. D 29. E 30. D 31. C 32. C 33. B 34. D 35. D 36. E 37. D 38. D 39. D 40. D
41. C 42. A 43. B 44. B 45. B 46. D 47. C 48. E 49. E 50. B 51. B 52. B 53. D
54. E 55. C 56. B

【判断题】
1. √ 2. √ 3. √ 4. √ 5. √ 6. × 7. × 8. × 9. × 10. × 11. ×

第十五章至第十六章

【A型题】
1. C 2. D 3. B 4. D 5. C 6. B 7. C 8. A 9. B 10. D 11. B 12. A 13. B
14. D 15. D 16. A 17. E 18. C 19. D 20. A

【判断题】
1. × 2. × 3. × 4. √ 5. × 6. √ 7. × 8. × 9. × 10. ×

第十章

【A型题】
1. A 2. D 3. B 4. B 5. B 6. B 7. E 8. D

# 第十一章

【判断题】
1. × 2. √ 3. √ 4. √ 5. × 6. × 7. √ 8. × 9. ×

【A型题】
1. C 2. B 3. D 4. D 5. C 6. E 7. D 8. D 9. C 10. B 11. A 12. C

【判断题】
1. × 2. √ 3. √ 4. × 5. √ 6. √ 7. √

## 参 考 文 献

[1] 吕式瑗. 老年骨科护理学[M]. 南宁: 广西人民出版社, 1986: 188.
[2] 邱世昌. 骨科护理[M]. 北京: 人民卫生出版社, 1990: 107.
[3] 裴丽君, 张云兰. 医学老年学[M]. 北京: 人民卫生出版社, 1995: 549-551.
[4] 王立. 老年医学常用手册[M]. 北京: 学苑出版社, 1999: 148.
[5] 殷凤仪. 外科护理学[M]. 北京: 人民卫生出版社, 1999: 172-173.
[6] 化楚玲. 老年护理学[M]. 北京: 人民卫生出版社, 2000.
[7] 殷磊. 老年护理学[M]. 北京: 人民卫生出版社, 2000.
[8] 王锦, 张微川, 朱凡. 肿瘤康复护理与治疗总论[M]. 上海: 第二军医大学出版社, 2001: 305-306.
[9] 邹德春. 中国老年医学[M]. 北京: 人民卫生出版社, 2002: 491.
[10] 阎同庆. 老年人脊柱系统的病理变化及其临床意义[J]. 老年医学与保健, 2002, 8(1): 6-9.
[11] 姬姜鹏. 老年护理学[M]. 北京: 北京医科大学出版社, 2002: 74.
[12] 殷磊. 护理学基础[M]. 北京: 人民卫生出版社, 2002: 418-425.
[13] 桑承云, 董冀蓉. 老年护理[M]. 北京: 人民卫生出版社, 2003: 1-2.
[14] 王桂梅. 老年护理[M]. 北京: 人民卫生出版社, 2003.
[15] 黄在云. 老年人骨质疏松症特点与心血管系统疾病[J]. 中华老年医学杂志, 2005, 24(1): 76-78.
[16] 刘劲啦. 老年人内分泌系统特点与疾病[J]. 中华老年医学杂志, 2005, 24(8): 637-639.
[17] 吴之韵. 老年护理学[M]. 北京: 高等教育出版社, 2005: 73.
[18] 余自明. 老年人骨性关节炎的康复及其特点[M]. 西南老年医, 2005, 7(1): 48.
[19] 化则珍. 老年护理学[M]. 2版. 北京: 人民卫生出版社, 2006.
[20] 刘存娣, 黄烟娟. 老年髋部骨折患者化学治疗的护理进展[J]. 上海护理, 2006, 6(6): 38-39.
[21] 王良辉. 老年骨质疏松性髋部骨折的临床特点及护理对策[J]. 解放军护理杂志, 2006, 23(6): 64-65.
[22] 张小敏. 老年人胆囊结核的特点及诊治[J]. 山西医药杂志, 2006, 35(4): 310.
[23] 郑红梅. 老年人烧伤创面修复的治疗进展[J]. 中华临床医学治疗医学杂志, 2007, 2(1): 97-98.
[24] 王世俊. 老年护理学[M]. 4版. 北京: 人民卫生出版社, 2007.
[25] 吴水伟. 老年人老化系统的衰老改变[J]. 中华老年医学杂志, 2007, 26(1): 76-78.
[26] 尤黎明. 老年护理学[M]. 北京: 北京大学等出版社, 2007.
[27] 张菊芬, 陈伟亚. 老年人高龄性心脑肺的临床特点、诱因及护理措施[J]. 中国实用护理杂志, 2007, 2(19): 38-39.
[28] 中唯吉燕. 老年糖尿病病治疗进展[J]. 日本医学介绍, 2007, 28(9): 395-397.
[29] 张钧. 老年流行病学[M]. 北京: 军事医学科学出版社, 2008: 193-196.
[30] 李翠碧莲莲. 几国有情. 各国于亲医疗服务付的创办之家. 杨医医学[M]. 广州: 汕头大学出版社, 2008: 263-273.
[31] 李晓兰, 叶桂梅. 老年康复理疗护理[M]. 长沙: 中南大学出版社, 2008: 178-179.

[32] 刘耀光. 护理伦理学[M]. 长沙：中南大学出版社，2008：131.
[33] 金晓燕. 老年护理[M]. 郑州：河南科学技术出版社，2008：11.
[34] 席淑华. 老年护理学[M]. 北京：人民卫生出版社，2009.
[35] 邓仁丽，谢伟芬，谌童真，等. 老年痴呆症患者生活照顾者用水的护理[J]. 实用医学杂志，2009，25(19)：3327-3328.
[36] 黄卷. 老年护理学[M]. 2版. 北京：高等教育出版社，2009.
[37] 曹艳，黄霭石. 老年护理学[M]. 北京：中国医药科技出版社，2009：10.
[38] 姚咏梅，刘力为. 护理伦理学[M]. 北京：人民卫生出版社，2009：663.